（第二版）

常见病
名医秘验良方

刘俊 主编

化学工业出版社
·北京·

内容简介

本书将全国名老中医多年临床检验有效的部分效方,按照现代医学疾病名称进行了整理,内容涉及内科、外科、骨科、妇产科、儿科、男科、五官科、皮肤科。所选的方子以临床实用性为原则,既有效方的组成、功效主治、处方分析及加减法,也有医案举例或疗效分析,便于读者学习、利用。

本书适合中医、中西医结合的临床工作者及中医爱好者阅读参考。

图书在版编目(CIP)数据

常见病名医秘验良方/刘俊主编 . —2 版 . —北京:化学工业出版社,2022.7

ISBN 978-7-122-41124-2

Ⅰ.①常… Ⅱ.①刘… Ⅲ.①常见病-验方-汇编 Ⅳ.①R289.5

中国版本图书馆 CIP 数据核字(2022)第 055501 号

责任编辑:邱飞婵　　　　　　　文字编辑:李　平
责任校对:田睿涵　　　　　　　装帧设计:关　飞

出版发行:化学工业出版社
　　　　　(北京市东城区青年湖南街 13 号　邮政编码 100011)
印　　装:三河市延风印装有限公司
850mm×1168mm　1/32　印张 11¾　字数 329 千字
2022 年 8 月北京第 2 版第 1 次印刷

购书咨询:010-64518888　　　　　售后服务:010-64518899
网　　址:http://www.cip.com.cn

凡购买本书,如有缺损质量问题,本社销售中心负责调换。

定　　价:49.80 元　　　　　　　　　版权所有　违者必究

编写人员名单

主　编　刘　俊

副主编　潘芳香　刘旭红

编　者　（以姓氏笔画为序）

邓叔华　刘　俊　刘旭红　杜中华

侯公瑾　曹丕钢　温　维　潘芳香

《 前 言 》

　　或许有人会问："你们中医不是讲究辨证论治吗？为什么还会有常见病名医秘验良方呢？"中医确实是讲究辨证论治，不同的人同样的疾病会有不同的治疗方法。但中医治病同样有一个基本方，在这个基本方的基础上，再根据每个人不同的表现，增减几味中药，有些单独的疾病甚至无药物增减，直接用原方（比如现在的中成药）。但起决定作用的是这个基本方，这个基本方是从中医病因、病机中总结分析出的一个治疗的大体方向。中医的生命力在于临床，医者要想提高临床水平，除了要有扎实的理论基础，更重要的是学习前辈们的临床经验。本书所选的秘验良方均出自临床上颇有建树的名家，这些当代名老中医在长期的临床实践过程中，形成了独到的学术思想和学术风格，他们的秘验方传承经典，是才华与智慧的结晶，有着很高的学术价值和实用价值，怎能会没有效果呢？

　　为此，我们特将全国名老中医多年临床检验有效而且经得起重复的部分效方，按照现代医学疾病名称进行整理，内容涉及内科、外科、骨科、妇产科、儿科、男科、五官科、皮肤科。所选的方子带有专病专方性质，不需详细复杂的辨证。我们在整理过程中以临床实用性为原则，既有效方的组成、功效主治、处方分析及加减法，也有医案实录或疗效分析，便于读者学习、利用。

刘　俊

2022 年 2 月

〖 目 录 〗

第一章　内科病症秘验良方 / 001

第二章　外科病症秘验良方 / 189

第三章　骨科疾病秘验良方　/ 211

第四章　妇产科疾病秘验良方 / 227

第五章　儿科疾病秘验良方 / 245

第六章　男科疾病秘验良方 / 269

第七章　五官科疾病秘验良方 / 281

第八章　皮肤科疾病秘验良方 / 303

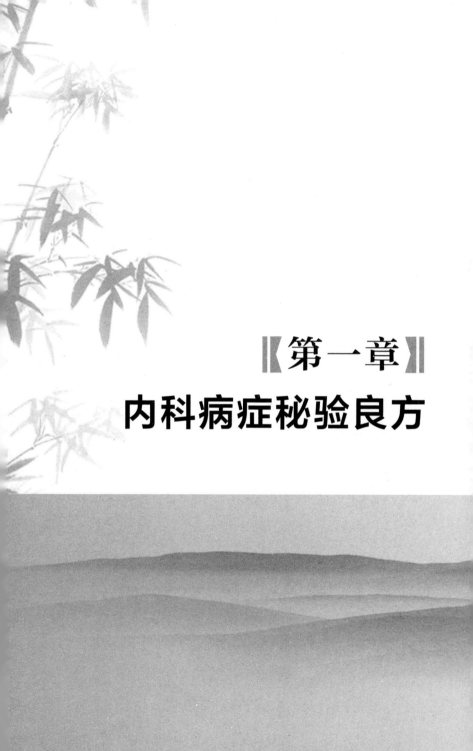

《第一章》

内科病症秘验良方

第一节　心血管系统疾病秘验良方

高血压病

高血压病是指在未用抗高血压药的情况下，收缩压≥140mmHg和（或）舒张压≥90mmHg，按血压水平将高血压分为1、2、3级。收缩压≥140mmHg和舒张压＜90mmHg单列为单纯性收缩期高血压。患者既往有高血压史，目前正在用抗高血压药，血压虽然低于140/90mmHg，亦应该诊断为高血压。

● 钩芍平肝降压汤（湖南名医张崇泉方）

【组成】钩藤25g（后下），生白芍20g，干地龙6g，生地黄20g，葛根20g，川牛膝10g，泽泻10g，甘草5g。水煎服，每日1剂，分2次或3次温服。

【功效主治】滋阴平肝，通络潜阳。主治中老年轻中度高血压病，属阴虚阳亢型。症见头晕目眩，面部烘热，颈项强痛，小便黄，舌质暗红或紫暗苔薄，脉细弦。

【方解】高血压病根据其临床表现归属于中医"眩晕""风眩"等病证范畴。其主要病机为阴虚阳亢。由于本病起病缓慢，病程较长，久病入络，病久多瘀，故中老年高血压病的主要病机是阴虚阳亢，兼脉络瘀滞。方中用钩藤平肝潜阳；生白芍滋阴平肝；生地黄、葛根养阴舒筋；干地龙、川牛膝通络化瘀；泽泻利湿降浊；甘草调和诸药。各药配伍，共奏滋阴潜阳、通络化瘀、平肝降压之功效。现代药理研究表明，上述诸药可通过多方面影响循环系统和中枢神经系统而达到降压效果。

【加减】眩晕较重，面红目赤者，加夏枯草15g、天麻10g、杭菊10g；胸闷胸痛者，加丹参15g、瓜蒌15g、郁金10g；心悸失眠者，加炒酸枣仁15g、首乌藤20g；肢体麻木者，加豨莶草15g、秦艽15g；腰膝酸痛者，加杜仲15g、桑寄生15g；血脂升高者，加制何首乌15g、山楂15g；大便干结者，加决明子10g、大黄6g；

气虚疲乏者，加生黄芪 30g。

【验案】危某某，男，71 岁，2003 年 11 月 15 日就诊。患者头晕、胸痛、心悸 6 年，发作 1 周。就诊时头晕眼胀，面部烘热，劳累后胸闷胸痛，心悸，上楼气喘，疲倦乏力，睡眠不好，大便干结，舌质暗红，舌苔中心黄腻，脉弦细。查血压：21.3/12.0kPa（160/90mmHg），心电图：ST-T 改变，频发室性早搏。西医诊断：高血压病，冠心病心绞痛，心律失常。中医辨证：阴虚阳亢，心气不足，心血瘀阻。处方：天麻 10g，夏枯草 10g，钩藤 25g（后下），生黄芪 30g，生白芍 20g，丹参 20g，红花 6g，瓜蒌壳 15g，郁金 10g，炒酸枣仁 20g，生地黄 20g，生龙齿 15g，决明子 15g，甘草 5g，首乌藤 20g。每日 1 剂，分 2 次水煎服，服药 7 剂后，头晕、面热减轻，胸闷胸痛好转，仍感心悸、气促、疲乏无力，去夏枯草、红花，加白参 6g、麦冬 12g、葛根 20g，调理月余，血压 17.3/10.7kPa（130/80mmHg），心电图改善，诸症缓解。

● 通脉降压汤 （新疆名医王多让方）

【组成】丹参 30g，川芎 15g，益母草 30g，牛藤 15g，桑寄生 30g，泽泻 15g，夏枯草 30g，菊花 15g，蝉蜕 12g，决明子 15g，珍珠母 30g（先煎），木香 10g。水煎服，每日 1 剂，分 2 次或 3 次温服。

【功效主治】活血通脉，降压除眩。主治高血压病，症见血压升高，眩晕目花，头脑胀痛，肢体麻木，舌质紫暗，脉弦紧或涩。

【方解】本方川芎、丹参、益母草有较强的通行血脉之力，可调整全身血脉的运行，祛除瘀阻；配夏枯草、决明子、菊花、蝉蜕等清热平肝，主治头脑眩晕胀痛；牛藤、桑寄生活血通脉；同时牛藤、泽泻可引血下行而降压；"气行则血行""气为血之帅"，故在活血通脉药中佐以行气之木香；配珍珠母镇静安神。诸药合用治疗高血压病，效果卓著。

【加减】若头痛明显者可加全蝎 6g、地龙 12g；耳鸣者加磁石 30g（先煎）；若痰浊偏重者加半夏 10g、白术 12g；夜寝不安可加首乌藤 30g、酸枣仁 30g；手足心热、腰膝酸软者加玄参 30g、生地黄 12g、知母 12g、黄柏 12g；肢体麻木明显者加乌梢蛇 30g、威灵仙 12g。

【验案】张某，男。28岁。所遇不遂，半年后经常头晕、头胀痛，烦躁失眠，去医院就诊，诊断为高血压病。近日头晕脑胀痛，心烦不能眠，口干。查：面色红，巩膜轻微充血，舌质红，苔薄微黄，脉弦数，测血压180/100mmHg，证属心肝火旺、郁火上炎，用通脉降压汤加黄芩12g、钩藤15g、竹叶12g、灯心草3g、朱砂3g（冲服）、首乌藤15g。服2剂自觉见好，4剂后血压开始下降，服10余剂血压接近正常，症状基本消失，服20余剂，血压稳定，症状消失近3个月，未见反复。

按：肝乃风木之脏，喜条达，恶抑郁。肝气郁结，失去条达之性，气机不畅，肝郁化火，火性炎上，夹气血上塞于脑，故致头晕头痛、脑胀、心烦易怒、寐差、口干等。故治予通脉降压汤理气活血通脉，佐以潜阳清心安神。加入钩藤意在平肝潜阳，使上逆之气血下行；黄芩、竹叶、灯心草清心降火；朱砂、首乌藤安神以除烦躁。

◎ 活络蠲痹汤（湖南名医郭振球方）

【组成】天麻10g，钩藤20g，木瓜10g，萆薢15g，当归15g，白芍15g，续断12g，黄芪15g，牛膝10g，僵蚕12g，松节15g，威灵仙15g。水煎服，每日1剂，分2次或3次温服。

【功效主治】息风蠲痹，养血活络。主治高血压病，中风半身不遂，手足不能举动，麻木不仁，关节酸痛或咳吐痰涎者。

【方解】方中天麻、钩藤祛风，僵蚕因风而僵反能治风。续断能续能补，威灵仙通络中之气；当归、白芍、松节和血络而利关节；萆薢、木瓜舒筋除痹；黄芪益气以助血行，可收"血行风自灭"之效。配入牛膝领诸药上出下行，左右逢源，各不相悖，使风痰湿都得蠲除，而血脉偏虚正气即可恢复。

【加减】若五心烦热等，加知母10g、黄柏10g、牡丹皮10g清内热；若为失眠、多梦、健忘等，加酸枣仁20g、桑椹15g、柏子仁15g宁心安神；心烦易怒等肝火甚者加牡丹皮10g、栀子10g、黄芩10g清肝泻火。

◎ 附：高血压头痛方——夏栀泻肝汤（湖南名医张崇泉方）

【组成】夏枯草10g，炒栀子6g，白蒺藜20g，黄芩6g，生白芍 20g，生地黄 15g，泽泻 10g，生石决明 20g，甘草 5g。水煎服，每日 1 剂，分 2 次或 3 次温服。

【功效主治】清肝泻火，平肝潜阳。主治高血压头痛、血管神经性头痛之肝火亢盛型。症见头痛头胀，面红目赤，急躁易怒，小便短黄，舌质红苔黄，脉弦数。

【方解】方中夏枯草、炒栀子、黄芩清肝泻火；生白芍、生地黄滋阴柔肝；白蒺藜、生石决明平肝潜阳；泽泻、甘草利湿泻火调中。诸药合用，共奏清肝泻火、平肝潜阳之功。

【加减】头痛较重者，加羚羊角粉 2g（冲兑）；颈项胀痛或强硬者，加葛根 20g；痰多呕恶者，加法半夏 10g、陈皮 10g、竹茹 10g；胸闷胸痛者，加丹参 15g、瓜蒌壳 15g；大便秘结者，加大黄 6g、决明子 12g。

【验案】肖某某，女，61 岁。2003 年 9 月 13 日就诊。主诉头痛反复发作 3 年，西医诊断为高血压病，2 天前因与人争吵后，血压升高。现头痛、头胀，右侧头部更甚，颈胀，眼睛充血，胸闷，烦躁易怒，出汗，口苦，尿黄，舌质暗红苔薄黄，脉细弦数。血压：21.3/12.0kPa（160/90mmHg）。中医辨证为肝火上炎。治法：清肝泻火。处方：自拟夏栀泻肝汤加减，药用夏枯草 10g，白蒺藜 20g，焦栀子 6g，葛根 20g，杭菊 10g（后下），黄芩 6g，生白芍 20g，生地黄 15g，煅牡蛎 30g，浮小麦 20g，羚羊角粉 2g（冲兑），泽泻 10g，甘草 5g。每日 1 剂，分 2 次水煎服。服药 1 周后复查：头痛明显缓解，颈胀、烦躁、胸闷减轻，汗出止，小便转清，仍口苦，膝关节疼痛，乏力，舌脉同前，血压：17.3/10.9kPa（130/82 mmHg），仍治以滋阴清肝潜阳法，前方去羚羊角、焦栀子、浮小麦，加怀牛膝 10g，秦艽、杜仲各 15g。再服 10 剂，诸症均缓解，血压稳定。

冠 心 病

冠心病是一种由冠状动脉器质性（动脉粥样硬化或动力性血管痉挛）狭窄或阻塞引起的心肌缺血缺氧（心绞痛）或心肌坏死（心肌梗死）的心脏病，亦称缺血性心脏病。

● 温胆汤加减 （广东名医邓铁涛方）

【组成】法半夏9g，云茯苓12g，橘红4.5g，枳壳4.5g，甘草4.5g，竹茹9g，党参15g，丹参12g。水煎服，每日1剂，分2次或3次温服。

【功效主治】补气，化痰，通瘀。主治气虚、痰瘀痹阻型冠心病，症见胸闷、心痛、心悸、气短、肢麻、眩晕，舌苔腻或舌有瘀点瘀斑，脉细涩或促、结、代。

【方解】方中用党参补气扶正，丹参活血通瘀，温胆汤除痰利气、条达气机。

【加减】如心痛明显，可合失笑散3g或三七粉3g冲服；如脾气虚弱合四君汤；兼阴虚不足者合生脉散；兼高血压加决明子10g、珍珠母15g；兼高脂血症加山楂15g、制何首乌10g、麦芽10g；兼肾虚者加淫羊藿10g；兼血虚者加黄精10g、桑寄生10g。

【验案】

例1：宋某某，男，59岁，干部，住院号13155。8年前开始头晕眼花，并发现高血压，血压波动在（170～200）/（110～136）mmHg，伴心悸、气短、胸闷、肢麻、乏力，近两周来症状加重而入院。3年前患者在某医院普查心电图二级梯双倍运动试验阳性，诊为冠心病。入院时检查：神清，一般情况尚可，体形肥胖高大，血压230/136mmHg，心律规则，$A_2 > P_2$，舌嫩红稍暗，苔腻，脉弦滑。X线胸部透视：主动脉段增宽、伸长、纡曲。心电图检查：心肌劳损、左室电压稍高。二级梯双倍运动试验阳性。眼底动脉硬化Ⅰ°～Ⅱ°。西医诊断为冠心病，高血压病；中医诊断为胸痹、眩晕。认为本病由心气不足，痰瘀阻滞，肝阳偏盛所致。治疗从补气化痰、活血通瘀、平肝潜阳立法。处方：党参18g，云茯苓18g，枳壳4.5g，橘红4.5g，竹茹12g，赤芍15g，代赭石30g（先煎），牛膝15g，决明子30g，玉米须30g。

有时方中用北芪30g以降压。经上方随症加减治疗，患者头晕、眼花、心悸、气短等症状大为减轻，胸闷消失。血压稳定维持在（160～170）/（100～110）mmHg。复查心电图：运动前为慢性冠状动脉供血不足；二级梯运动试验阴性。其住院88天，自觉症状明显改善，于 1976 年 6 月 17 日出院。出院后继续门诊治疗，病情稳定（本例患者于血压较高时曾配合用过少量降压药）。

例 2：陈某某，男，47 岁，工人。心悸怔忡间歇发作已两年余。常感胸闷，气短，心前区膺闷，间有疼痛，痛彻肩背，容易出汗，面红，夜睡不宁，食纳不甘，大便干结，两日一解。曾在某市某医院诊为冠心病，心律失常。服西药效果不明显。于 1975 年 7 月来院门诊治疗。初诊时唇红，舌红嫩，舌苔白嫩黄，脉弦滑、时结。听诊：心律失常，呈心房纤颤。心电图检查：心房纤颤，心动过速（心率 110～150 次/分），室性早搏。中医辨证：病由营卫不调，心气心阴不足，痰湿阻滞，致使心失所养，胸阳不宣，脉络瘀塞所致。宜从调和营卫、益气养阴、除痰通瘀为治，用温胆汤合生脉散加减。服药后自觉心悸减轻，睡眠好，但有时仍胸闷不适，口干，大便干结，舌嫩红，苔薄黄，脉缓，偶结。继续服以下方药：党参 15g，麦冬 9g，五味子 6g，玉竹 30g，天花粉 12g，白芍 12g，橘红 4.5g，云茯苓 12g，炙甘草 4.5g，丹参 12g。

经 4 个多月治疗，诸症好转，心电图复查正常。但仍间有胸痛阵阵，有时则在上方合用失笑散，现病者一般情况良好，能坚持半天或全天工作。

● 曹氏冠心病经验方 （河南名医曹健生方）

【组成】黄芪 30g，党参 20g，黄精 20g，当归 15g，赤芍 15g，红花 10g，丹参 20g，水蛭 6g，三七粉 3g，檀香 20g。水煎服，每日 1 剂，分 2 次或 3 次温服。

【功效主治】益气活血。主治冠心病，症见胸部疼痛、全身乏力、心悸胸闷等。

【方解】方中黄芪、黄精、党参意在补益心气，勃发心气运血之力，以解血滞经脉留而不行之阻。再伍用活血化瘀之品，使心气布而瘀滞活，经脉通而血运复，此无一不是"补""通"之效。用活血化瘀之法，以达到积滞去而正气自伸，即以通为补，然以通为补其来也渐，其力也薄，对于胸痹这样的急病重病，恐难奏其效，舍参芪类补气之品不足以当此重任。益气活血之法，增活血化瘀以通为补之不足，其妙处而在于此。其中水蛭行血化瘀之力较强且有小毒，许多人望而生畏。其实用之得当，尚属安全。水蛭行血破瘀之力专，三七在脉内则行血，在脉外则止血，行止兼顾，两者为伍，可免除出血之虞。

【加减】寒凝心脉：症见天冷时心痛易发作或加剧，形寒肢冷，手足不温，冷汗出，心痛彻背，背痛彻心，脉紧，舌质淡苔白，可加桂枝10g、细辛3g，以宣痹通阳。

痰浊痹阻：症见阴雨天易作，胸闷重而痛不甚，咳吐痰涎，纳呆恶心，倦怠乏力，脉滑，舌质淡红，舌苔白腻，可加瓜蒌15g、薤白10g，以温化痰浊。

肾阳虚弱头晕目眩，面色㿠白，精神不振，腰膝酸软，胸痛彻背，连及腰腹，脉沉细，舌质淡紫，苔薄白，加淫羊藿15g、菟丝子20g，以补肾益精。

津液被耗者兼见汗出不止，口渴咽干，烦躁气粗，小便黄赤，大便硬结，脉细数，舌质红，苔黄燥，可加麦冬20g、五味子10g，以生津敛阴。

【验案】张某某，男，68岁，退休工人。

胸闷气促，心前区阵痛，汗出已两年许。患者两年前劳累过度后，突然出现左侧前胸部剧烈疼痛，汗出气短，即到当地医院急诊，经心电图检查示心肌缺血性改变，经治疗后疼痛缓解。此后近两年来不断发作。每在劳累及情志改变后即发生前胸部疼痛，全身乏力，伴有心悸、心慌、胸闷等，近来发作更加频繁。心电图提示：心肌呈缺血性改变。诊断：胸痹，气虚血瘀（冠心病心绞痛）。方拟：黄芪20g，黄精20g，当归15g，赤芍15g，红花10g，水蛭6g，延胡索15g，檀香15g，三七粉3g，甘草3g。

上方连服26剂，疼痛逐渐减轻而最终停止。近一年来随访未再发作，多次复查心电图均无异常。

心力衰竭

心力衰竭是由心肌梗死、心肌病、血流动力学负荷过重、炎症等原因引起的心肌损伤，造成心肌结构和功能的变化，最后导致心室泵血或充盈功能低下。临床主要表现为呼吸困难、乏力和水肿等。

● 心力衰竭方 （上海名医严世芸方）

【组成】生黄芪 30g，桃仁 12g，川芎 10g，当归 12g，红花 6g，地龙 12g，制附片 12g（先煎），猪苓 15g，茯苓 15g，白术 15g，白芍 15g，桂枝 12g，泽泻 12g，车前子 18g，车前草 18g。水煎服，每日 1 剂，分 2 次或 3 次温服。

【功效主治】温阳，益气，化瘀。主治各种原因引起的心力衰竭。

【方解】该方以补阳还五汤、真武汤合五苓散为基础方加减化裁而来，方中真武汤温阳利水，补阳还五汤益气化瘀，五苓散利水渗湿、通阳化气，加车前子、车前草加强行水消肿之功，全方合奏温阳利水、益气化瘀之效，切中心力衰竭之病机，故收效甚捷。方中制附片、黄芪、桃仁、川芎、当归、红花均有强心作用，可明显增强心肌收缩力，并兼有扩张血管及改善微循环与抗凝作用。生黄芪、猪苓、茯苓、泽泻、车前子、车前草利水消肿。中药强心利尿药作用温和持久，不易引起体内电解质紊乱，这正是中医抗心力衰竭的特色。

【加减】如患者症见夜寐不安、惊悸怔忡，于基本方中加酸枣仁 20g、知母 10g、首乌藤 15g、远志 10g 以养心安神；症见胸闷不舒加瓜蒌皮 15g、薤白 10g、半夏 10g 以宽胸散结；症见咳喘者当辨虚实，咳嗽喘满，痰多黄稠不易咯出者，多为痰热壅肺，宜加黄芩 15g、天竺黄 10g、桑白皮 15g 以清热泻肺涤痰；喘甚咳微、气不得续，汗出肢冷为肺肾两虚，宜加淫羊藿 10g、鹿角片 10g、补骨脂 10g 以补肾纳气；纳差呕恶者加姜半夏 10g、黄连 5g、干姜 5g。

● 益气强心汤 （山西名医原明忠方）

【组成】党参 30～50g，麦冬 10～20g，丹参 30g，葶苈子 15～20g，茯苓 30g，泽泻 20g，猪苓 20g，黄芪 30g，白术 15g，肉桂 6g。水煎服，每日 1 剂，分 2 次或 3 次温服。

【功效主治】益气固脱，利水消肿。主治慢性心力衰竭临床伴有浮肿少尿、气短心悸、头晕乏力等症的心气虚损证。

【方解】方中党参、麦冬益气阴强心力，黄芪补气利水为君；葶苈子化痰利水、通降肺气定喘为臣；茯苓、猪苓、泽泻、白术健脾利水；丹参活血祛瘀，能增强疏通心之脉络作用，肉桂温中化水共为佐使。全方共奏益气强心、活血利水之功。

【加减】气虚甚加人参6～10g（另煎），抢救时用人参15～20g单煎，打碎浸泡2h再煎；平时易上火的，用人参口干、鼻燥甚至鼻出血的，试用西洋参或白人参。阳虚的另煎附子，阳虚甚，加制附子10～15g（先煎）；若制附子超过15g，需先煎1h，再与他药共煎30min即可；水肿明显加黄芪30g补气利水消肿；心包积液，肝瘀血明显，加川芎10g、赤芍12g；腹胀加木香9g、大腹皮10g，或加厚朴15g；心慌失眠加炒酸枣仁20g、首乌藤15g，或加柏子仁15g、远志10g；恶心呕吐加半夏9g、生姜3片；虚烦作呕加竹茹10g；咳嗽痰多加紫菀、百部各10g；舌上少苔加石斛10g；尿少浮肿可加金匮肾气丸；腰痛加川续断10g、补骨脂9g。疗程一般2～3周。若属久病者，见效后再服1～2个疗程。

【验案】患者，男，64岁，2002年2月16日初诊。患者主因"冠脉搭桥术（即冠状动脉旁路移植术）后2年反复胸闷气短、双下肢浮肿半年"入院。患者入院2年前在北京阜外医院因冠心病行冠脉搭桥手术，术后一般情况平稳，近半年来胸闷气短反复出现，活动后气喘加重，且双下肢浮肿明显，按之凹陷。中医诊断为喘证，辨证为心肺气衰，脾虚湿盛，饮邪内停，兼有血瘀。西医诊断：冠心病冠脉搭桥术后，心房纤颤，慢性心功能衰竭。中医治法：益气强心，利水平喘。方予益气强心汤加减：党参15g，麦冬15g，五味子30g，丹参30g，川芎10g，赤芍10g，猪苓10g，茯苓10g，泽泻10g，桂枝10g，炒白术10g，车前子15g。6剂，水煎服。配合西医常规治疗。

二诊（2002年2月22日）：患者双下肢浮肿减轻，胸闷、气短仍存，党参加至30g，余药同前，继服6剂。

三诊（2002年2月28日）：患者双下肢浮肿消退，活动后气喘明显减轻，偶有胸闷气短，精神、食欲佳。原方去猪苓，改五味子15g，加陈皮12g，继服6剂。

四诊（2002年3月6日）：诸症明显减轻，胸闷、气短均减轻，呈偶发，活动后气短气喘消失，继服上方6剂后临床痊愈出院。随访半年病情稳定。

按：原老考虑患者冠心病冠脉搭桥术后2年，气虚血瘀兼有脾虚湿盛，处方以益气强心汤治疗。重用五味子30g益气生津，取酸能入肝，木旺可生火，此母生子之意，补益肺肾。去葶苈子减少泻肺利水之力，去其苦、辛、大寒易伤脾阳之弊。三诊五味子减半量，加陈皮达到气行血行之目的。

心律失常

心律失常是由于窦房结激动异常或激动产生于窦房结以外，激动传导缓慢、阻滞或经异常通道传导，即心脏活动的起源和（或）传导障碍导致心脏搏动的频率和（或）节律异常。心律失常是心血管疾病中重要的一组疾病。它可单独发病，亦可与心血管疾病伴发。

● 宁心定悸汤 （湖南名医王行宽方）

【组成】白参8g，麦冬15g，五味子5g，柴胡10g，黄芩10g，枳实10g，竹茹10g，陈皮10g，茯苓10g，法半夏10g，丹参10g，郁金10g，全瓜蒌10g，炙远志6g，紫石英15g，炙甘草10g。水煎服，每日1剂，分2次或3次温服。

【功效主治】补气豁痰化瘀，疏肝解郁安神。主治心律失常，以室性、室上性期前收缩，或心房颤动为主，属气阴两虚，痰热内蕴证。症见心悸气短，神疲乏力，胸闷胀满，纳呆，口苦口干，夜寐不安，舌淡暗红，苔薄，脉弦细兼结代脉，或参伍不调。

【方解】宁心定悸汤系生脉散和柴芩温胆汤化裁而成。方中生脉散大补心气，兼滋心营；柴芩温胆汤既可以化痰清胆和胃，又可疏肝宁心，有肝胆并治，一举两得之功；妙在瓜蒌，一为润燥开结，荡热涤痰，二为疏肝郁，润肝燥，平肝逆，缓肝急，冀"肝气通则心气和"；丹参清心活血，使补而不滞；郁金既可助柴胡疏肝行气解郁，又可伍丹参增强其活血化瘀之功；紫石英镇心定惊；远志养心安神。全方通补兼施，标本兼顾，通而不伤其正，补而不碍其邪。

【加减】伴见肝郁化火之证者，可加栀子10g、川黄连5g；若伴见善惊易恐者，可加珍珠母15g、牡蛎15g、龙骨10g等重镇安神之品。

【验案】患者郭某，女，68岁患者因反复心慌发作10年，加重7天，于2002年5月27日就诊。就诊时症见心悸发作，发则心中悸动，嗳气频作，无胸闷痛及气短之象，夜寐梦扰不谧，纳食不多，晨起口苦唇干，二便自调，舌质暗苔薄，脉参伍不调，形如雀啄之状。24h动态心电图示：室上性期前收缩，阵发性心房颤动，不纯性心房扑动等。治拟补气豁痰化瘀、疏肝解郁安神为法，处方：柴胡10g，白芍10g，黄芩10g，珍珠母20g，白参10g，麦冬15g，五味子5g，紫石英15g，法半夏10g，陈皮10g，竹茹10g，枳实10g，丹参10g，鸡血藤15g，姜黄10g。水煎服上方7剂后，心悸、嗳气明显改善。此后续以此方加减调理2个月，患者病情稳定，心悸甚少发作，复查心房颤动、心房扑动未发。

● 齐心饮 (上海名医严世芸方)

【组成】炙甘草12g，生晒参7g，桂枝12g，麦冬12g，生地黄20g，阿胶（烊）9g，生黄芪30g，桃仁12g，川芎12g，附子12g，茯苓15g，白芍15g，桑寄生30g，茶树根15g，苦参30g。水煎服，每日1剂，分2次或3次温服。

【功效主治】益气温阳，滋阴养血，利水化瘀。适用于快速心律失常和早搏。

【方解】方中生晒参、黄芪、炙甘草益气补中养心；生地黄、阿胶、麦冬、白芍滋阴补血，以养心阴、充血脉；桂枝、附子温阳通脉；茯苓健脾利水；桃仁、川芎活血化瘀；苦参、桑寄生是严世芸常用抗心律失常中药；茶树根能够对抗早搏。诸药合用，心血足、血脉充，心气足则心阳通，水去瘀除，脉复如常，共达益气温阳、滋阴养血、利水化瘀之能。

【加减】心房颤动患者可加入三棱 10g、莪术 10g、蜈蚣 1 条，或者打粉装胶囊吞服。

【验案】蒋某，男，73 岁，患阵发性心房颤动、脑梗死（左额颞叶、岛叶）、颈椎病史 1 年，心电图示：2∶1 心房扑动，房率 300 次/分，室率 140 次/分。心脏彩超示：①左房增大；②主动脉瓣钙化伴轻度关闭不全；③轻度肺动脉高压；④左室舒张功能不全。1 年来阵发性心房颤动、心房扑动发作频繁，平均每月发作 3～4 次，心悸胸闷，登三楼稍气急，说话偏慢，夜寐浅，舌淡红，苔薄，脉弦。严世芸以齐心饮加减治疗半年余，患者心房颤动平均 3 个月发作 1 次，每次 4～5h，自行转律，发作时间和发作次数明显减少，疗效令人满意。

● 温阳复脉饮 （上海名医严世芸方）

【组成】制附子 12g（先煎），桂枝 12g，细辛 9g，麻黄 12g，生黄芪 30g，桃仁 12g，川芎 12g，猪苓 15g，茯苓 15g，白术 15g，白芍 15g，甘草 9g，鹿角片 9g。水煎服，每日 1 剂，分 2 次或 3 次温服。

【功效主治】温阳活血，利水复脉。适用于缓慢型心律失常，如窦性心动过缓、病态窦房结综合征等。

【方解】方中附子温补命门真火，桂枝温补心阳，两药合用温补心肾之火；细辛温经散寒通脉；麻黄发汗散寒；鹿角片补肾温阳；生黄芪益气补中；桃仁、川芎活血化瘀；茯苓、猪苓、白术健脾利水燥湿，补土制水；白芍利水缓急，使阳有所敛，同时制约上述温药辛燥之性；甘草调和诸药。

【加减】头晕耳鸣、腰膝酸软者，酌情加入淫羊藿 10g、补骨脂 10g 等温补肾阳之品；伴失眠烦躁者，加黄连 5g、肉桂 3g 以交通心肾；心虚胆怯者，加入琥珀粉（装胶囊，3g 吞服，日 2 次）、珍珠母 15g、生龙骨 10g、生牡蛎 15g 以镇惊安神；四肢逆冷者，加入当归 15g、通草 6g 以温阳补血散寒；口干舌红者，说明阳损及阴，加入生地黄 10g、麦冬 10g 以滋养阴液。

【验案】严世芸治疗一位 60 岁女性患者，冠心病史 3 年，心功能Ⅱ级，窦性心动过缓 3 年，高血压病史 3 年，2 型糖尿病史 5

年。24h 动态心电图示：总心搏 73038 次/24h，平均心率 51 次/分，最慢 34 次/分，最快 98 次/分，室早 1 次，室上性早搏 7524次。结论：窦性心动过缓，窦性心律失常，房早，偶见室早，ST-T 改变。2 年来胸闷心悸时作，登楼稍有气短，纳可，寐安，便调。舌淡红，苔薄，脉缓。严世芸投温阳复脉饮加味，温阳活血、利水复脉。服药 3 个月，白天平均心率达到 60 次/分。

病毒性心肌炎

病毒性心肌炎是一种与病毒感染有关的局限性或弥漫性炎症性心肌疾病，是最常见的感染性心肌炎。近年来随着检测技术的提高，发现多种病毒可引起心肌炎，其发病率呈逐年增高趋势，是遍及全球的常见病和多发病。

● 郭氏经验方 （黑龙江名医郭文勤方）

【组成】黄芪 30g，金银花、连翘、白芍、麦冬、党参、当归、五味子各 12g，炙甘草 10g。水煎服，每日 1 剂，分 2 次或 3 次温服。

【功效主治】益气养阴，兼以清热解毒。主治病毒性心肌炎。症见心悸，胸闷，气短乏力，心律失常，手足心烦热，舌红苔薄黄，脉细数。

【方解】方中党参补元气、益心气、补脾益肺安神；黄芪入脾、肺之经，补中益气，为补气之要药；金银花、连翘清热解毒；炙甘草补脾气；麦冬、白芍益胃生津，润肠通便，防止辛燥伤阴；五味子益气生津，补肾养心，收敛耗散之气。

【加减】胸痛者加鸡血藤 30g，郁金、延胡索各 10g；口渴咽干，手足心烦热者加牡丹皮、生地黄、知母各 10g；气短明显者加大党参、黄芪用量；心悸心慌者加生龙骨、生牡蛎各 20g；脉数者加黄连 3g、苦参 10g；畏寒肢冷，脉迟者加桂枝 5g、制附子（先煎）12g、麻黄 10g；心悸脉结代，频发早搏者加青礞石 12g；头晕者加川芎 12g，葛根 30g；舌苔黄厚而腻者加苦参 8g；舌苔白厚者加扁豆、苍术各 12g；胃脘胀满者加柴胡、枳壳各 6g；食少消化不良者加鸡内金、炒山楂、炒麦芽、炒神曲各 10g；咽红而痛者加牛蒡子、山豆根、蒲公英、板蓝根各 10g；少寐多梦者加柏子仁、远志各 12g。

【验案】黄某，女，12 岁，学生。主诉：心慌、胸闷、气短、乏力 2 个月。活动后气短明显。诊断为病毒性心肌炎，住院治疗月余，效果不佳。现见心慌心悸，胸闷，时感心前隐痛，气短，乏力，活动后明显加重，形体消瘦，面色少华，夜睡不安，心烦易惊，手足心热，食少，舌质淡红，苔薄白，脉细数而结，心率 116 次/分，节律不齐，早搏 8～10 次/分。中医辨证属气阴两虚，治以益气养阴。处方：黄芪 30g，生龙骨、生牡蛎各 20g，党参、炙甘草、麦冬、五味子、白芍、金银花、连翘、远志各 12g，鸡内金、青礞石、当归、生姜各 10g，大枣 3 枚。服上方 14 剂，心悸心慌已消失，无胸闷胸痛，体力渐复，气稍短，夜寐安宁，食欲大增，面色红润，早搏偶发，脉沉有力。前方去青礞石加茯苓 15g，续服 14 剂，诸症皆平，心电图正常，随访半年，病已痊愈。

扩张型心肌病

扩张型心肌病是一种原因未明的原发性心肌疾病。本病的特征为左心室或右心室或双侧心室扩大，并伴有心室收缩功能减退，伴或不伴充血性心力衰竭。室性或房性心律失常多见。

● 养心通络汤 （湖北名医崔金涛方）

【组成】西洋参 15g，炙黄芪 20g，南沙参、北沙参各 15g，丹参 10g，玄参 15g，苦参 10g，赤芍、白芍各 10g，三七 10g，川芎 10g，降香 10g，全瓜蒌 10g，炙甘草 8g。水煎服，每日 1 剂，分 2 次或 3 次温服。

【功效主治】益气养阴，解毒散瘀、养心通络。主治扩张型心肌病。

【方解】方中西洋参益气养阴、清热生津，黄芪补肺健脾，两药相配，滋养五脏，气和而生，心脉贯通，血运不息，滋而不燥，补而不腻，共为君药。南沙参、北沙参养阴清肺、益气化痰，玄参滋阴清热凉血、泻火解毒，三药共用助君药西洋参、黄芪补益肺气，使心脉贯通、血运不息，共为臣药。赤芍清热凉血、散瘀止痛，三七活血散瘀、消肿定痛，丹参活血凉血、养心安神，降香行气活血、散瘀止痛，诸药相配，行气活血、散瘀正痛、养心安神，使血脉贯通，共为佐药。苦参清热燥湿、利尿消肿，炙甘草补脾和胃、益气复脉、调和诸药，以此两味药为使药。以上诸药合用，共奏益气养阴、解毒散瘀、养心通络之功效。全方集扶正祛邪于一身，气阴双补，养心而不滋腻，解毒散瘀通络而不伤正，使心脉贯通、五脏滋养、血运不息，从而有效地防治扩张型心肌病。

【加减】如以心慌为主要临床表现者加酸枣仁 15g、远志 10g、龙骨 10g、牡蛎 15g；以胸闷、胸痛为主要临床表现者加桃仁 10g、红花 6g、薤白 10g；以咳嗽、喘息为主要临床表现者加陈皮 10g、半夏 10g、杏仁 10g、五味子 10g；以水肿为主要临床表现者加猪苓 10g、茯苓 20g、泽泻 10g。

第二节　呼吸系统疾病秘验良方

感　冒

感冒俗称"伤风"，多由鼻病毒引起，其次为冠状病毒、副流感病毒、呼吸道合胞病毒、埃可病毒、柯萨奇病毒等引起。主要表现为鼻部症状，如打喷嚏、鼻塞、流清水样鼻涕，也可表现为咳嗽、咽干、咽痒或灼热感，甚至鼻后滴漏感。发病同时或数小时后可有喷嚏、鼻塞、流清水样鼻涕等症状。2～3 天后鼻涕变稠，常伴咽痛、流泪、味觉减退、呼吸不畅、声嘶等。

● **温凉汤**（湖南名医胡毓恒方）

【组成】桑叶 8g，白菊花 8g，麻黄 5g，杏仁 10g，连翘 10g，桔梗 10g，芦根 12g，薄荷 4g，甘草 4g。水煎服，每日 1 剂，分 2 次或 3 次温服。

【功效主治】疏散风热，宣肺止咳。主治感冒之初畏寒、无汗、头痛、身痛等症状明显者。

【方解】方中麻黄配杏仁宣肺止咳，解表散寒；桑叶、白菊花清疏肺卫风热；连翘、薄荷散热解表；桔梗、甘草止咳利气；芦根清肺胃，生津止渴。

【加减】咳稠痰加川贝母 6g；呕逆加法半夏 10g、枇杷叶 10g；高热口渴加石膏 30g、知母 10g；咽喉疼痛加金银花 10g、板蓝根 10g、牛蒡子 10g；干咳痰少加玉竹 10g、麦冬 10g。

流行性感冒

流行性感冒（简称流感）是流感病毒引起的急性呼吸道感染，也是一种传染性强、传播速度快的疾病。其主要通过空气中的飞沫、人与人之间的接触或与被污染物品的接触传播。典型的临床症状是：急起高热、全身疼痛、显著乏力和轻度呼吸道症状。

● 流感方 （贵州名医陈清维方）

【组成】金银花 15g，连翘 15g，荆芥 9g，防风 6g，牛蒡子 9g，板蓝根 20g，黄芩 10g，大青叶 10g，川贝母 10g，陈皮 9g，甘草 6g。水煎服，每日 1 剂，分 2 次或 3 次温服。

【功效主治】辛凉解表。主治流行性感冒。症见恶寒、头痛、肩背及腰酸困疼痛，咽干肿痛，咳嗽、咳吐黄痰，舌红，苔黄，脉浮滑而数。

【方解】方中金银花、连翘疏散风热，荆芥、防风解表散寒，温凉配合；牛蒡子、板蓝根、大青叶、黄芩清热解毒利咽，川贝母、陈皮入肺止咳化痰，甘草调和诸药。

【加减】发热者加柴胡 20g，石膏 30g，知母 10g；头痛明显加川芎 10g，藁本 10g；恶心、呕吐加藿香 10g，佩兰 10g。

急性支气管炎

急性支气管炎是由生物、物理、化学刺激或过敏等因素引起的气管-支气管黏膜的急性炎症。起病较急，通常全身症状较轻，可有发热。初为干咳或有少量黏液痰，随后痰量增多，咳嗽加剧，偶伴血痰。咳嗽、咳痰可延续 2～3 周，如迁延不愈，可演变成慢性支气管炎。伴支气管痉挛时，可出现程度不等的胸闷气促。

● 施氏经验方 （北京名医施今墨方）

【组成】炙前胡、炙白前各 5g，黄芩 10g，蔓荆子 6g，海浮石 10g，旋覆花 5g（布包），炙甘草 3g，炙麻绒 3g，桑叶 6g，桑白皮 5g，桂枝 3g，杭白芍 10g，苦桔梗 5g，炒杏仁 6g，瓜蒌根、瓜蒌皮各 6g，广陈皮 5g。水煎服，每日 1 剂，分 2 次或 3 次温服。

【功效主治】宣肺止咳。主治外感后咳嗽。症见畏寒发热，咽痒欲咳，咳嗽、吐痰或干咳，晚间则咳重，胸闷不舒，头痛，全身骨节酸楚等。

【方解】方中麻黄汤解风寒，用黄芩清里热，七解三清为法。桑白皮辛散苦降，泻肺平喘，利水消肿；桑叶辛凉，轻清疏散，清热祛风，清肺止咳。桑白皮以降气平喘为主，桑叶以宣肺平喘为要，两药伍用，一宣一降，宣降合法，清热平喘止咳甚妙。海浮石清肺降火、润肺化痰，侧重一个"化"字；旋覆花辛温开肺，突出一个"宣"字。两药参合，一化一宣，痰可去，咳可宁。

【验案】白某，女，35 岁，病历号 521305，昨日天气酷寒，晨起外出，旋即发冷发热，继而咽痒欲咳，晚间则咳重，但无痰，头痛如裂，全身骨节酸楚，舌苔薄白，脉浮紧。方予以经验方宣肺止咳：炙前胡、炙白前各 5g，黄芩 10g，蔓荆子 6g，海浮石 10g，旋覆花 5g（布包），炙甘草 3g，炙麻绒 3g，桑叶 6g，桑白皮 5g，桂枝 3g，杭白芍 10g，苦桔梗 5g，炒杏仁 6g，瓜蒌根、瓜蒌皮各 6g，广陈皮 5g。水煎服，每日 1 剂，分 3 次温服。3 剂而愈。

● 宣肺止咳汤 （江苏名医周仲瑛方）

【组成】炙麻黄 5g，桔梗 6g，杏仁 10g，制半夏 10g，前胡 10g，浙贝母 10g，炙款冬花 10g，旋覆花 12g（包），生甘草 3g。水煎服，每日 1 剂，分 2 次或 3 次温服。

【功效主治】祛邪利肺，止咳化痰。主治急性支气管炎属风寒犯肺者，症见畏寒、咳嗽，咳白色痰液，胸闷不适，咽痒欲咳等。

【方解】本方由三拗汤、桔梗汤化裁而来。方中三拗汤为宣肺止咳汤主方，其中炙麻黄既可开宣肺气，宣散肺经风寒而止咳，又可开腠理，透毛窍，辛温散邪，邪祛则肺气自不上逆，为君药；肺气郁闭，宣降失常，故以杏仁为臣，助麻黄以利肺下气止咳，两者相伍，一宣一降，与肺气宣降之性相合，有利于恢复其升降之职；甘草为佐使，既调和药性，又缓肺气上逆，甘草合桔梗，即为桔梗汤，一能宣肺止咳祛痰排脓，二可清利咽喉。喉为肺之门户，故外邪犯肺所致咳嗽常兼有咽喉病变，为此宣肺常需利咽。同时配伍前胡、贝母清肃肺气。诸药相配，温中有清，温而不燥，降中寓升，升降互济，俾风寒得散，肺气得宣，气逆得降，咽喉得利，共奏祛邪利肺、止咳化痰之效。

【加减】咳嗽痰黏或痰黄，咽痛明显加黄芩 10g、桑白皮 10g、鱼腥草 15g 以清热化痰；咽干明显加南沙参、北沙参各 12g；痰多加陈皮 6g、竹茹 6g。

【验案】虞某，男，51 岁。患者 10 天前受凉后出现咳嗽、咳痰、胸闷、怕冷等症状，查胸部 CT：考虑急性气管-支气管炎可能。曾多次服抗生素、静脉输液未起效。目前咳嗽加重，咳痰不多，质黏色白，咳吐不利，咽干，口有异味，大便日一行，苔薄黄质暗红，脉细弦滑。证属风邪上受，肺虚痰壅，肺热内蕴，肺气不宣。处方：炙麻黄 5g，杏仁 10g，桔梗 6g，生甘草 3g，法半夏 10g，浙贝母 10g，前胡 10g，炙款冬花 10g，旋覆花 12g，炒黄芩 10g，桑白皮 10g，南沙参、北沙参各 12g，鱼腥草 15g，陈皮 6g，竹茹 6g，佩兰 10g。7 剂咳嗽基本向愈，晨起有一两声咳嗽，痰不多，余症均消。

咳　嗽

咳嗽是中医病名，指以咳嗽、咳痰为主要临床表现的疾患，现代医学的上呼吸道感染、急性支气管炎、慢性支气管炎等属于"咳嗽"范畴。

● 前胡止嗽散 (山东名医郭永来方)

【组成】荆芥 10g，前胡 15g，桔梗 10g，杏仁 10g，甘草 5g，白前 10g，紫菀 15g，枇杷叶 10g，陈皮 10g，贝母 15g，芦根 20g，天竺黄 20g，全瓜蒌 20g。水煎服，每日 1 剂，分 2 次或 3 次温服。

【功效主治】滋阴平肝，通络潜阳。主治感冒初起之咳嗽，而且适用于迁延性咳嗽（顽固性咳嗽）。症见咳嗽剧烈，痰多，喉间痰声漉漉，听诊双肺啰音长久不消，可有低热或午后低热，体温一般在 38℃ 以下，病程大都在十几天至 1～2 个月，用过多种抗生素（尤其是静滴药物）和止咳药无效者。或因失治误治而致长期咳嗽不愈，或伴低热不退者，小儿患者尤宜。但此方对干咳的效果不太理想，对有痰的外感咳嗽疗效优佳。

【方解】方中止嗽散疏风止咳化痰，加入天竺黄、芦根、瓜蒌清热化痰，枇杷叶、陈皮止咳化痰，全方共奏宣肺化痰止咳之效。

【加减】咳嗽兼喘（喘不甚重者宜，重者非本方所治）者，以麻黄易荆芥；午后低热不退，加桑白皮 15g、地骨皮 10g、白薇 10g；外感风邪较重加防风 10g。

【验案】王某，女，28 岁，受凉后脓涕多、鼻塞，咳嗽、痰多黄、咽痒，身痛 3 天。诊为上呼吸道感染。处方（前胡止嗽汤加味）：荆芥 10g，前胡 15g，桔梗 10，杏仁 10g，甘草 6g，白前 10g，紫菀 15g，枇杷叶 10g，橘红 15g，浙贝母 30g，芦根 15g，天竺黄 20g，全瓜蒌 20g，桑枝 30g。服药 4 剂，脓涕、鼻塞、咳嗽、痰多黄、咽痒等症状有所减轻，身痛消失。患者不想再服中药，要求西药治疗。后西药治疗 3 天，治愈。

● 金沸草散 (四川名医江尔逊方)

【组成】旋覆花 10g（包煎），白芍 12g，生甘草 5g，荆芥 15g，紫苏叶 10g，前胡 10g，法半夏 10g，杏仁 10g，白芥子 10g，桔梗 10g。水煎服，每日 1 剂，分 2～3 次温服。

【功效主治】疏散风寒，宣肺止咳。主治风寒咳嗽，加减后亦可用于其他外感咳嗽，以风寒咳嗽疗效最为显著。

【方解】本方是江氏自身体验出的经验方，方中旋覆花、前胡与荆芥、紫苏叶相配，解表化痰止咳；白芍、生甘草为芍药甘草汤，酸甘化阴，能滋养肺津、舒缓肺气，现代药理研究证实其能缓解支气管平滑肌痉挛，加上旋覆花降肺气，为本方的三味核心药物；法半夏燥湿化痰；杏仁、白芥子、桔梗为化痰、止咳妙药。诸药合用，能疏散风寒、宣肺止咳。

【加减】若为风寒咳嗽，无论新久，均可用本方原方；若乍寒乍热，加柴胡、黄芩（小柴胡汤意）；高热气喘，加麻黄、生石膏（麻杏石甘汤意）；发热咽痛，加金银花、连翘、射干（银翘散意）；痰多稠黏，加浙贝母、瓜蒌仁（贝母瓜蒌散意）；哮喘痰鸣，加紫苏子、葶苈子（葶苈大枣泻肺汤意）；发热恶风、自汗，加桂枝、厚朴（桂枝加厚朴杏子汤意）；久咳不止，加紫菀、百部、枇杷叶（止嗽散意）；体虚易感冒，加黄芪、白术、防风（玉屏风散意）；脾虚食少或便溏，加党参、白术（六君子汤意）；痰涎清稀，头眩，心下满，加桂枝、白术（苓桂术甘汤意）。

【验案】一女患者，26 岁，1992 年 10 月 13 日初诊。患者 3 个月前淋雨受凉，鼻塞流清涕，恶寒，周身酸痛，咳嗽痰多。服荆防败毒散合杏苏散 2 剂，诸症显著减轻，唯咳嗽不减。因图速效，改用西药，口服病毒灵（吗啉胍）、氯化铵合剂、麦迪霉素，肌注青霉素 3 天，不效；又配合输液 7 天，亦少效。不得已服用中药，先后换医 4 人，服药 20 余剂，大多为止咳化痰之品，并配服中成药如祛痰止咳冲剂、蛇胆川贝液、痰咳净、鲜竹沥等，仍然咳嗽不止。

现症：咽喉发痒，咳嗽频频，早晚尤甚，痰少难咳，稍感气紧，时而呛咳；舌质偏淡，苔白（中根部略厚），脉细带滑。查血、胸透及拍片均未见异常。证属风邪恋肺、肺失宣肃，治宜疏散风寒、宣肃肺气，方用金沸草散：旋覆花 10g（包煎），白芍 12g，生甘草 5g，荆芥 15g，紫苏叶 10g，前胡 10g，法半夏 10g，杏仁 10g，白芥子 10g，桔梗 10g。2 剂。

二诊：咽痒消失，咳嗽大减，咳痰爽利。上方合止嗽散加减：旋覆花 10g（包煎），白芍 12g，生甘草 5g，荆芥 10g，桔梗 10g，炙紫菀 15g，炙百部 10g，前胡 10g，杏仁 10g，仙鹤草 30g。3 剂。

三诊：白天已不咳嗽，唯夜间偶尔咳几声。转用民间验方"止咳十一味"善后：当归、川芎、法半夏、茯苓、陈皮、生甘草、桑皮、青皮、杏仁、五味子（捣碎）、川贝母（轧细吞服）。2剂，未服完而咳止。

【按】本例咽痒则咳，气紧呛咳，痰少难咳，苔白，脉细带滑等，是"风邪恋肺，肺失宣肃"之象。另外，临床上金沸草散化裁治疗外感咳嗽的治愈率大约在80%以上。据临床观察，服本方疗效欠佳者，约有三种情形：一是旋覆花的药味苦涩难咽，有的患者服后易呕逆，因惧呕而不能竟剂；二是有的患者愈后几天又复咳（症状较轻）；三是有的患者总是遗留一个咳嗽"尾巴"偶尔咳嗽几声，如本例便属之。若遗留咳嗽"尾巴"者，则继服"止咳十一味"（本案三诊方），此方流传在民间，原治肺结核咳嗽，临床作为外感咳嗽的"扫尾方"来使用，有很好的疗效。

肺　炎

肺炎是指气道、肺泡和肺间质的炎症，可由细菌、病毒、真菌、寄生虫等致病微生物，以及放射线、吸入性异物等理化因素引起。临床主要症状为发热、咳嗽、咳痰、痰中带血，可伴胸痛或呼吸困难等。

● 清肺治咳汤（黑龙江名医陈景河方）

【组成】紫菀15g，款冬花20g，杏仁10g，桑叶30g，桔梗20g，炙枇杷叶20g，前胡20g，橘红20g，鱼腥草30g，白花蛇舌草20g，天冬20g，白薇15g，党参20g，细辛5g。水煎服，每日1剂，分2次或3次温服。

【功效主治】清肺化痰，降气止咳。主治肺炎。临床症见发热、咳嗽、咳痰，咳铁锈色痰或黄色黏稠痰，舌红苔黄，脉洪大。

【方解】紫菀与款冬花均有润肺下气、消痰止咳之功，且温润不燥，两者合用，为润肺化痰止咳之良药；杏仁、桑叶、桔梗宣肺利气，止咳化痰平喘兼能疏散风热；炙枇杷叶、前胡、橘红清肺热，降气祛痰兼治咳嗽；鱼腥草、白花蛇舌草、天冬、白薇均可清肺热，润肺止咳；细辛芳香走窜，善宣肺气而通鼻窍，为止咳之良药；党参补气，方中应用细辛、党参为防寒凉药物过凉，并有顾护正气之意。

【加减】体质较强者可去党参；发热、咳痰明显者鱼腥草可加量。

【验案】王某，男，15岁，2002年11月诊治；咳嗽，咳黄痰，不易咳出2月余；2个月前曾感冒发热，经胸片诊断为肺炎，用西药静滴半个月，热退，但咳嗽未能痊愈，并伴胸闷乏力，晨起有疲劳感，食少，大便较干。证属肺中郁热未尽解，肺气上逆所致咳嗽。处方：紫菀15g，款冬花20g，杏仁10g，桑叶30g，桔梗20g，炙枇杷叶20g，前胡20g，橘红20g，鱼腥草50g，白花蛇舌草20g，天冬20g，白薇15g。每日1剂，分2次水煎服，服药2周后，诸症得解。

● 麻杏石甘汤加减 （山西名医畅平方）

【组成】麻黄9g，杏仁9g，炙甘草6g，石膏18g，芦根30g。水煎服，每日1剂，分2次或3次温服。

【功效主治】宣肺化痰，清泄肺热。主治肺炎，属痰热蕴肺型。症见高热、咳嗽、咳痰，痰黄黏稠，较难咳出，舌红苔黄，脉弦实有力。

【方解】麻黄辛甘而温，宣肺平喘，解表散邪。石膏辛甘大寒，清泄肺热以生津。两药相伍，一以宣肺为主，二以清肺为主，合而用之，既宣散肺中风热，又清宣肺中风热，又清宣肺中郁热，共为君药。芦根清热解毒排脓，杏仁苦温，宣利肺气以平喘咳，为臣药。炙甘草既能益气和中，又防石膏寒凉伤中，更能调和于寒温宣降之间，为佐使药。

【加减】痰多色黄者加鱼腥草30g、桑白皮15g、黄芩10g，芦根可加量至90g；大便干结者加瓜蒌仁20g；饮食欠佳者加麦芽15g。

【验案】王某某，男，19岁，学生，1979年3月15日就诊。

5日前起病，初见恶寒发热，头痛，无汗，微咳，以感冒治疗3日，效果不明显，且于昨日下午始热势加剧，体温高达39.5℃。咳嗽亦增重，吐黄痰，呼吸急促，右上胸部痛，咳嗽时加重。口干喜冷饮，小便黄，稍烦躁，大便尚通。X线片提示右肺大叶性肺炎。因对多种西药有过敏史，故欲以中药治疗。

查患者舌红苔黄略厚，脉滑数。一般状况尚可，面红赤，额上汗出不断，略显烦躁不安，咳嗽声重息粗，痰色黄稠。

观是证，表邪已解，入里化热，热壅于肺，肺失清肃。治当清热宣肺，止咳平喘。予以麻杏石甘汤化裁，方如下：麻黄 6g，杏仁 9g，生石膏 45g，生甘草 6g，桑白皮 15g，瓜蒌仁 20g，桔梗 9g，芦根 30g。水煎即服，约次日再诊。

服药后是夜虽仍发热，但热势稍减，呼吸亦较前平稳，咳嗽及吐痰症状也稍见缓解，既已见效，则仍本前法，加芦根至 90g，生甘草加至 15g，另加黄芩 10g、鱼腥草 20g。再进 2 剂。且嘱家属让患者多饮水。

三诊时患者体温已经恢复正常，咳喘也大有缓解，痰色已由黄色转为白色，不过量仍多，虽不烦躁，但患者显见神疲乏力，口仍干渴，舌红减，苔转白，脉之滑象顿减，而见缓和。热已退，阴未复，依竹叶石膏汤意处下方：沙参 15g，麦冬 10g，生石膏 15g，生甘草 9g，芦根 20g，竹叶 9g，橘红 6g，小麦 30g。3 剂，水煎服。

3 日后再诊，体温平稳，咳嗽、吐痰等症已完全消失，精神也明显好转，食欲渐见恢复，上方去生石膏加生谷芽、生麦芽各 12g，继进 3 剂，再诊时已完全康复。

支气管扩张

支气管扩张是指继发于急慢性呼吸道感染和支气管阻塞，反复发生支气管炎症，导致支气管壁破坏，引起支气管异常和持久性扩张。主要临床症状为反复发作慢性咳嗽、咳大量浓痰和反复咯血。

● 姜氏经验方 （北京名医姜良铎方）

【组成】黄芪 15g，当归 12g，金银花 15g，三七粉 5g（吞服），全瓜蒌 20g，炒杏仁 9g，牛蒡子 10g，知母 10g，芦根 15g，薏苡仁 30g，连翘 15g，漏芦 9g，半夏 9g。水煎服，每日 1 剂，分 2 次或 3 次温服。

【功效主治】清热化痰。主治支气管扩张，症见咳嗽、咳大量黄痰，或咯血者。

【方解】半夏化痰止咳，知母、漏芦、炒杏仁、金银花、连翘、牛蒡子清肺化痰，又加黄芪、当归以防前诸味药苦燥伤阴，寒凉败胃。三七凉血止血。

【加减】痰多清稀色白，加白芥子5g、百部10g；痰黄腥臭者，加桑白皮15g、黄芩10g、冬瓜子20g、虎杖10g；痰白质黏者，加仙鹤草15g、阿胶珠10g、沙参10g、麦冬10g、玄参15g、天花粉10g；损伤肺络咯血者，加天麻10g、生石决明20g、牛膝15g；气虚者，加党参15g、白术10g；血虚者，加熟地黄15g、阿胶10g、当归10g、白芍10g；阴虚者，加山茱萸15g、枸杞子10g、女贞子10g、制何首乌15g；阳虚者，加肉苁蓉20g、菟丝子15g、补骨脂10g、巴戟天10g。

【验案】张某，女，60岁。2001年7月初诊：有麻疹肺炎史，咳黄稠痰数十年，近半月咳嗽痰黄，曾有一次咯血，静脉滴注抗生素14天，现咳嗽，痰黄量少，气短，无喘息，口干，纳可，二便调。查体：双肺呼吸音粗，右下肺可闻及细小湿啰音。舌淡略暗，苔薄白略腻，脉细略涩。辨证：气阴亏虚，痰湿蕴滞，痰热阻肺，瘀阻肺络。以姜氏经验方服之。

2001年7月中旬二诊：咳嗽，痰黄量少，胸部发紧，气短，口略干欲饮，纳可，二便调。舌少津，苔薄白，脉细。处方：黄芪15g，沙参15g，芦根15g，当归12g，三七片5g，金银花15g，全瓜蒌20g，炒杏仁9g，牛蒡子10g，知母10g，薏苡仁30g，紫菀15g。7剂，水煎服。

2001年7月末三诊：咳痰较前稀而易出，但仍黄稠，咽痒则易咳，舌略暗，苔薄白。处方：黄芪30g，北沙参15g，当归12g，三七片5g，全瓜蒌20g，炒杏仁9g，牛蒡子10g，知母10g，芦根15g，薏苡仁40g，紫菀15g，金银花15g，黛蛤散20g，冬瓜子15g，金沸草15g。14剂，水煎服。服用上方后病情一直稳定。

● 附：支气管扩张咯血——泻白化血散（北京名医姜良铎方）

【组成】桑白皮20g，地骨皮10g，侧柏叶10g，紫珠叶10g，花蕊石 15g，三七粉 3g（吞服），血余炭 10g，甘草 5g。水煎服，每日 1 剂，每剂煎 2 次，分上、下午温服。症状较重者，每日 2 剂，每 6h 1 次。

【功效主治】清肺泻火，止血生新。主治支气管扩张咯血。

【方解】方中桑白皮泻肺中邪气，除痰止嗽；地骨皮清肺中伏火，起凉血之效；侧柏叶、紫珠叶凉血止血，对呼吸道出血有殊效；花蕊石、三七、血余炭止血化瘀又能生新，正如张锡纯所言："世医多谓三七为强止吐衄之药，不可轻用，非也。盖三七与花蕊石，同为止血之圣药，又同为化血之圣药，且又化瘀血而不伤新血……血余，其化瘀之力不如花蕊石、三七，而补血之功则过之，以其原为人身之血所生，而能自还原化，且煅之为炭，而又有止血之力也"（《医学衷中参西录》）；甘草调和诸药，生用并有泻火作用。诚然，泻白化血散治疗支气管扩张咯血既能清泻肺热，又能止血生新。

【加减】患者如出现风热证，伴有发热、头痛、咽痛，上方去地骨皮，加桑叶、菊花、牛蒡子各 10g，以清解表邪。若兼有燥火，症见鼻干、呛咳、舌红少津、脉细数，酌加沙参、麦冬、天花粉各 10g，以养阴润肺。若患者痰热较重，症见发热、痰多黄稠，酌加鱼腥草 15～30g、炒黄芩 10g、浙贝母 10g，以清化痰热。若木火刑金，症见烦躁易怒、胸胁引痛、脉弦数者，宜清肝泻肺，酌加黛蛤散 15～20g（布包入煎）、炒栀子 10g。大便秘结者，酌加生大黄 5～10g（后下）。

【验案】鲍某某，男，58 岁，中学教师，1982 年 3 月 12 日初诊。患者剧烈咳嗽，反复咯血已旬日余，持续血量 100ml。患者于 3 年前曾类似发作过 1 次。此次咯血经胸片检查：左肺下叶有环形透明阴影，其内可见大小不等液平面。实验室检查：白细胞 16500/mm^3，中性粒细胞 80%，淋巴细胞 20%；血沉 30mm/h。诊断为支气管扩张咯血。曾用 5% 葡萄糖 500ml加脑垂体后叶素 10U 静脉滴注，并口服四环素、卡巴克络（安络血）2 天，仍然咳嗽、咯血，遂请中医诊治。

诊查所见：患者易于烦躁，胸胁引痛，咳吐黄痰，痰中带血，其色鲜红，大便秘结，面赤唇红，舌红苔黄，脉象弦数，证属肝火犯肺，热伤血络，肺失清润。暂停西药。拟清肝泻肺，佐以祛瘀止血，予泻白化血散化裁。处方：桑白皮 10g，地骨皮 10g，炒栀子 10g，黛蛤散 20g（布包），鱼腥草 15g，生大黄 10g（后下），花蕊石 15g，三七粉 3g（吞服），血余炭 10g，紫珠叶 10g。3 剂。3 月 15 日复诊：咯血减少，咳嗽好转，大便通畅。唯感口干、咽燥，此乃热损肺阴之象。上方去大黄、黛蛤散、炒栀子，加沙参、麦冬、天花粉各 10g，3 剂。3 月 18 日三诊：咯血停止，咳嗽已除。但患者时有口舌干燥，终以沙参麦冬汤善后。1 周后经胸片检查：左下肺纹理稍增多，余无异常发现。实验室检查：白细胞 8000/mm^3，中性粒细胞 70％，淋巴细胞 29％，嗜酸性粒细胞 1％；血沉 8mm/h。随访 2 年，支气管扩张咯血未见复发。

禁忌：对于本病忌用温燥之品，禁烟酒及辛辣等刺激品，方可收到殊效。

哮　喘

支气管哮喘是由嗜酸性粒细胞、肥大细胞和 T 细胞等多种炎症细胞参与的气道慢性病。这种炎症使易感者对各种激发因子具有气道高反应，并可引起气道缩窄，表现为反复发作的喘息、呼吸困难、胸闷或咳嗽等症状，常在夜间或清晨发作、加剧，常常出现广泛多变的可逆性气流受限，多数患者可自行缓解或经治疗缓解。

● 解痉治哮汤（上海名医董建华方）

【组成】麻黄 5g，杏仁 10g，地龙 10g，全蝎（研末冲服）3g，川芎 10g。水煎服，每日 1 剂，分 2 次或 3 次温服。

【功效主治】宣肺降逆，解痉平喘。主治哮喘发作期、哮喘缓解期、哮喘持续状态。症见憋闷咳嗽反复发作，胸闷，呼吸短促，舌质暗，舌苔薄白，脉弦细。

【方解】方中麻黄宣通肺气，解表散寒；杏仁通降肺气，化痰润燥。两药相伍，一宣一降以助肺气宣降之职。地龙、全蝎、川芎为经验用药，奏解痉活络平喘之功。

【加减】若气滞痰生则加陈皮 6g、清半夏 6g、莱菔子 10g 以理气化痰；气郁化热者加黄芩 10g、桑白皮 15g 以清泻肺热；伤及肺络咯血者加白及 10g、藕节 10g、仙鹤草 10g 以凉血止血。

【验案】王某，女，58 岁。喘憋咳嗽反复发作 10 余年，近日咳喘发作，喘憋胸闷，不能平卧，呼吸短促，饮食欠佳，大便不畅，舌质暗，舌苔薄白，脉弦细。证属肺失清肃、瘀血阻络，治宜肃肺降气、解痉活络。方用：杏仁 10g，地龙 10g，全蝎（研末冲服）3g，川芎 10g，紫苏子 10g，陈皮 6g，清半夏 6g，焦三仙（焦麦芽、焦山楂、焦神曲）各 6g，枳壳 10g，全瓜蒌 15g，枇杷叶 10g。经服 7 剂，喘憋气促症状明显减轻，再以原方出入，巩固疗效。

● 加减清气化痰丸（山西名医高建忠方）

【组成】姜半夏 12g，橘皮 12g，茯苓 12g，枳实 9g，全瓜蒌 30g，黄芩 12g，浙贝母 15g，桔梗 12g，生石膏（先煎）30g，炒莱菔子 12g，生甘草 3g。水煎服，每日 1 剂，分 2 次或 3 次温服。

【功效主治】清热化痰。主治痰热哮喘。症见气喘，胸憋，胸热，痰鸣，咽痒，舌质暗红，苔薄白腻，脉濡。

【方解】清气化痰丸，治咳名方。明代医家吴昆在《医方考》中说："此痰火通用之方也。气之不清，痰之故也，能治其痰，则气清矣。是方也，星、夏所以燥痰湿；杏、陈所以利痰滞；枳实所以攻痰积；黄芩所以消痰热；茯苓之用，渗痰湿也；若瓜蒌者，则下气利痰云尔。"

【加减】喘鸣痰多者，加紫苏子 10g、白芥子 10g；痰黄黏稠难咳者，加鱼腥草 30g、天竺黄 10g。

【验案】任某，男，22 岁。2008 年 5 月 19 日初诊。自幼间歇性喘憋，每年发于春、夏、秋三季，以夏季为甚，冬季不发作。近 1 个月来症状进行性加重，气喘，胸憋，胸热，痰鸣，咽痒，但不咳嗽，晚上症状加重。纳食尚可，喜食梨，大便调。舌质暗红，舌苔薄白腻，脉濡。正虚为本，痰热为标。治以清化痰热为法。方用清气化痰丸加减。处方：姜半夏 12g，橘皮 12g，茯苓 12g，枳实 9g，全瓜蒌 30g，黄芩 12g，浙贝母 15g，桔梗 12g，生石膏（先煎）30g，炒莱菔子 12g，生甘草

3g。7剂，水煎服。药后诸症俱减，尚有胸热，脉显细滑。原方继进7剂。白天已无不适，凌晨2时左右有短暂咽干、咽痒、呼吸声粗。舌质淡暗，舌苔薄白，脉细弦滑。痰热未尽，交时而发，小柴胡汤加减。处方：柴胡9g，黄芩12g，姜半夏12g，干姜3g，细辛3g，五味子9g，桔梗12g，枳实9g，全瓜蒌30g，生石膏（先煎）30g，生甘草3g。7剂，水煎服。药后无不适。嘱饮食清淡，至冬至丸剂调补。

慢性支气管炎·慢性阻塞性肺疾病·肺源性心脏病

慢性支气管炎是由感染或非感染因素引起气管、支气管黏膜及其周围组织的慢性非特异性炎症。其病理特点是支气管腺体增生、黏液分泌增多。临床出现连续2年以上，每次持续3个月以上的咳嗽、咳痰或气喘等症状。早期症状轻微，多在冬季发作，春暖后缓解；晚期炎症加重，症状常年存在，不分季节。疾病进展又可并发阻塞性肺气肿、肺源性心脏病（肺心病），严重影响健康。

● 慢性阻塞性肺疾病——张氏经验方（上海名医张云鹏方）

【组成】巴戟天10g，淫羊藿10g，肉苁蓉10g，灵芝10g，生黄芪10g，炙百部15g，炙紫苏子10g，葶苈子20g，五味子6g，冬瓜子30g，全瓜蒌15g，茯苓30g，净连翘30g，丹参15g。水煎服，每日1剂，分2次或3次温服。

【功效主治】补肾纳气，宣肺化痰。主治肾不纳气，痰湿内蕴。症见咳嗽喘促，苔白清稀，舌质淡红，脉沉细稍数。

【方解】慢性支气管炎、肺气肿、肺心病属中医"喘证"范畴。治喘要分清标本缓急，更要注意益肾固本。肺为气之主，肾为气之根。肺金为母，肾水为子，母病及子。本病日久其肾必虚，肾虚不能纳气，影响肺主气作用，喘证就容易发生。故补肾培元则肾坚而气固。巴戟天、淫羊藿、五味子等补肾纳气。

【加减】痰稠且多者，去五味子，加陈皮6g、法半夏6g。

【验案】患者素有慢性支气管炎、肺气肿史20多年，近一年来气急加重，动则尤甚，夜间需加用沙丁胺醇（舒喘灵）才能平卧，咳嗽喘促，痰白清稀，腰酸膝软，夜尿增多，两下肢有压迹。诊得舌质淡红苔微腻，脉沉细稍数。心电图：右心室肥大。西医诊断：慢性支气管炎，肺气肿，肺心病。中医辨证：肾不纳气，痰湿内蕴。治宜补肾纳气，宣肺化痰。处方：巴戟天10g，淫羊藿10g，肉苁蓉10g，灵芝10g，生黄芪10g，炙百部15g，炙紫苏子10g，葶苈子20g，五味子6g，冬瓜子30g，全瓜蒌15g，茯苓30g，净连翘30g，丹参15g。上方加减服用4周，诸症明显改善，两下肢压迹消失，夜间停用舒喘灵喷雾。遂停服汤剂，以左归丸、右归丸各6g日2次服用，以资巩固。3个月后随访，患者病情稳定，已可下楼活动。

● 肺源性心脏病——肺心汤（云南名医周嫦昆方）

【组成】人参10g，麦冬20g，玉竹30g，黄芩12g，连翘20g，陈皮15g，桔梗15g，半夏10g，川芎12g，白茅根30g，车前子15g，砂仁10g，甘草6g。每日1剂，水煎服，分3次温服。

【功效主治】益气养阴，活血化痰，清热利水。主治慢性肺源性心脏病。症见咳嗽、咳痰、气喘，活动后明显，伴或不伴有双下肢水肿。

【方解】方中人参益气，麦冬、玉竹养阴，三者合用取生脉散之意；川芎活血化瘀，桔梗、陈皮、半夏宣肺化痰，黄芩、连翘清肺热，白茅根、车前子利水消肿，砂仁纳气定喘，甘草调和诸药。

【加减】咳嗽明显者，加桑白皮15g，杏仁10g；饮食差者，加白术24g，厚朴15g；痰黄难咳者，加芦根30g，薏苡仁30g。

【验案】王某，男，68岁，农民，1992年11月6日初诊。慢性喘咳病史10余年，反复发作，冬季尤甚，此次因外感诱发喘咳加重5日而来诊。症见喘促抬肩，咳嗽痰稠，颜面唇舌青紫，心悸气短，纳差口苦，寒热不适，下肢水肿，便干溲黄，舌质紫暗，苔薄黄。查体：一般状况差，口唇紫绀，颈静脉怒张，肺气肿征阳性，双肺呼吸音粗糙，左下肺可闻及散在湿啰音，心率102次/分，律齐，三尖瓣区可闻及二级收缩期杂音，腹软，肝脏触诊剑突下

4cm，右肋下 2cm，肝颈静脉回流征（±），腹水征（—），双下肢中度水肿。血常规：白细胞 $11.2\times10^9/L$，中性粒细胞 82%，淋巴细胞 13%。心电图示窦性心动过速，肺型 P 波。X 线胸片示：左下肺纹理增粗，左下肺感染。诊断为慢性肺源性心脏病并感染，心功能Ⅱ级。因患者无经济条件住院，只能在门诊治疗。嘱患者少活动，进清淡少盐饮食，除给青霉素常规抗感染外，中药以益气养阴、活血化痰、清热利水为治。处予自拟肺心汤加柴胡 12g、桑白皮 15g、杏仁 10g，3 剂，水煎服。

11 月 10 日二诊：患者颜面口唇紫绀减轻，双下肢水肿略退，心悸喘促均有好转，口不苦，寒热不作，但仍感气短乏力，食欲不佳，舌质暗红，苔薄黄微腻。守方去柴胡加白术 24g、槟榔 15g、厚朴 18g 以化痰开胃，2 剂。

11 月 12 日三诊：诸症均减，食欲好转，双下肢水肿减退，仅有轻微气喘，舌红苔薄白，脉弦滑。考虑标实渐去，停用青霉素，调整肺心汤，处方如下：白术 15g，太子参 30g，麦冬 20g，玉竹 30g，茯苓 15g，连翘 18g，黄芩 12g，陈皮 15g，法半夏 10g，川芎 10g，车前子 10g，甘草 3g。3 剂。

11 月 16 日四诊，诸症已消，精神渐好，做少量家务亦不作喘，时有痰，色白易咳出，饮食、睡眠一般，舌淡红，苔薄白，脉细滑，复查血常规：白细胞 $7.3\times10^9/L$，中性粒细胞 72%，淋巴细胞 23%。给予陈夏六君汤加川芎、黄芩、麦冬善后。

3 个月后因伤食腹胀就诊，问及旧病情况，告之未发作，但时有少量痰。后因感冒复发时，采用此方治疗，仍能稳定和控制病情。

肺 结 核

肺结核是指由结核分枝杆菌引起的慢性感染性疾病，其中引起肺部感染者称为肺结核。临床症状多呈慢性过程，以低热、盗汗、消瘦、乏力、食欲缺乏等全身中毒症状以及咳嗽、咯血、呼吸困难、胸痛等呼吸系统症状为主。

● 阴平汤 （上海名医顾丕荣方）

【组成】生地黄 20g，龟甲胶 12g，黄连 6g，黄芩、川贝母、桑叶各 9g，百部 15g，炙甘草 6g。水煎服，每日 1 剂，分 2 次或 3 次温服。

【功效主治】滋阴清热，润肺化痰。主治肺结核，加减后用于各型肺结核。

【方解】生地黄滋阴清热为君，龟甲胶性寒滋阴，且有补血止血之功，黄连、黄芩清热解毒抗痨；川贝母清热润肺化痰；桑叶养阴敛汗，治劳热咳嗽、盗汗；炙甘草甘平补脾、润肺止咳；百部治骨蒸劳热，杀虫。诸药合用，滋阴清热、润肺化痰、杀虫抗痨，从而使阴虚得养，虚火得平，故以"阴平"名之。

【加减】若骨蒸潮热，加青蒿 12g、银柴胡 12g、知母 10g、鳖甲 12g；咯血加阿胶 12g、白及 15g、三七 3g；兼肝郁者，加逍遥散；肝火旺，加龙胆泻肝汤；久病阴伤及气，肺脾同病者，加四君子汤或参苓白术散，脾湿湿盛，舌苔厚腻者，加平胃散，以刚柔并进；肺病及肾，阴虚火旺者，加三才封髓丹、知柏地黄丸或大补阴丸；肺气虚易感冒者，加玉屏风散；若病延日久，由痨成损，形成空洞，则加白及 15g、合欢皮 15g、月华丸，以养阴生肌填孔；洞口硬化，加生牡蛎 20g、炙鳖甲 12g，以软坚散结。

【验案】

例 1：史某某，男，52 岁。1987 年 10 月 17 日诊。患肺结核二十余年，曾经抗结核治疗，病情尚属稳定。客冬因受寒复发。一年来，经常咯血，咳逆痰少，午后潮热，食欲缺乏，形体消瘦。胸片提示：右肺已形成纤维空洞，洞口硬化。因不愿手术，遂请中医诊治。察其舌红少苔，脉虚数。痨原、虚热灼伤肺络则咯血，日久由痨成损，致现空洞。当予滋阴抗结核、润肺清热，佐以弥络填孔法治之。方用阴平汤加味。药用：生地黄、生牡蛎各 20g，龟甲胶、银柴胡、青蒿、白及、炙鳖甲各 12g，黄芩、川贝母、桑叶各 9g，百部、合欢皮各 15g，三七 3g（研粉吞服），黄连、炙甘草各 6g。服 10 剂后，咯血停止，咳逆减轻，潮热已除，自觉神倦乏力。此乃病久阴虚及气，原方去青蒿、银柴胡、三七，加太子参、炙黄芪各15g。继服10剂，精神渐振，食欲改善。后以上方出入，调治近半年，摄片复查：空洞全部愈合。治疗1年，肺部全部钙化吸收。

例2：仇某某，男，68岁。1987年8月13日诊。自诉反复咳嗽，痰中带血十余年。曾经胸片确诊：右上肺浸润性肺结核。西药抗结核治疗，效果欠佳，且已产生耐药性，故求治于顾老。现症：咳嗽频作，甚则咳逆气急，痰中带血，头晕耳鸣，手足烘热，颧红唇赤，夜间盗汗，腰膝酸软，舌质红，苔薄黄少津，脉虚数。体温常在38℃左右。证属：痨病日久，由肺及肾，肺肾阴伤，水亏火旺。治拟补益肺肾、滋阴降火，佐以杀虫抗痨。予以阴平汤加味：生地黄30g，龟甲胶、知母、阿胶（烊冲）各12g，黄连、黄柏、川贝母、炙甘草各6g，桑叶、黄芩、山茱萸各9g，百部15g。服15剂后，咳逆显减，痰血已止，低热渐退，盗汗亦少，但觉口干咽燥，舌红少苔，此虚火渐平，阴伤较甚。遂以上方去知母、黄柏、阿胶，加麦冬15g、五味子9g。守方治疗半年余，诸症消失，摄片复查：肺部结核灶已经吸收。

● 附：耐药性肺结核——抗痨补金汤 （贵州名医石恩骏方）

【组成】紫河车9g，十大功劳15g，炒白术15g，乌梅12g，茜草10g，白及12g，百部15g，地骨皮15g，蜈蚣2条，夏枯草15g，猫爪草30g，生牡蛎30g（先煎）。水煎服，每日1剂，分2次或3次温服。

【功效主治】滋养肺肾，补益气血，敛肺止咳，生津止血，活血消肿，逐瘀生新，杀虫。主治耐药性肺结核。

【方解】方中紫河车、十大功劳滋养肺肾，金水相生，增强机体免疫力。其中，紫河车一药，为补益肺肾之佳品，《本草经疏》云："人胞，乃补阴阳两虚之药。阴阳两虚者服之，有返本还元之功。"且现代医学亦研究证实，本品有明显的增强免疫作用。十大功劳，退虚热，补肺肾，《饮片新参》云其"治肺劳，止咳化痰，退虚热，杀虫"。此外，此药经近代研究亦证实，有促进病灶钙化，增强体质之功。白术，补气健脾、培土生金，当代名老中医颜德馨曾以之调服白及粉治肺痨，即为此意。乌梅、茜草、白及敛肺止咳，生津止血，活血消肿，且具抗痨之功。乌梅一药，《日华子本草》云其"除劳，治骨蒸。"《本草图经》称其"主虚劳瘦羸"。《用药心法》谓其"收肺气"。茜草为活血止血消肿之妙药，且能抑制结核分枝杆菌。白及收敛止血，消肿生肌，尚能抑制结核分枝杆菌，故为肺痨必用之品。百部、地骨皮润肺定咳、养阴清热，均可杀虫。百部具有良好的润肺止咳及杀虫之功。蜈蚣活血化瘀，消肿止痛，修补空洞，抗痨杀虫，能推陈致新。夏枯草、猫爪草清热散结，亦可抗结核分枝杆菌。如夏枯草一药，《滇南本草》云其可治"周身结核"。《全国中草药汇编》记载：夏枯草熬膏，晒干加青蒿粉、鳖甲粉，拌匀治肺结核。猫爪草为治瘰病之专药，因其抗痨之力强，石恩骏教授常以其治肺结核，颇有效验；同时，也结合现代药理学知识，加以牡蛎补充钙质，促进病灶钙化，真正体现了"杀其虫以绝其本，补其虚以复其元"的治疗原则。

【验案】患者，男，59岁，已婚，工人。患"两肺慢性纤维空洞型肺结核"及"乙肝小三阳"已8年。曾在疾病控制中心正规免费治疗2年多，痰菌始终不能转阴，后又自服民间草药，病情逐渐加重，求治于某肺科医院，作药敏试验，已对多种抗结核药物耐药，建议作手术治疗。因患者惧怕手术，遂出院求助中医治疗，现患者咳逆喘息少气，痰中带血，潮热盗汗，形寒自汗，面浮肢肿，心悸，唇紫，纳差，便溏，舌质红少津，脉细无力。证属阴损及阳、阴阳两虚型，治宜补肺健脾滋肾，予"抗痨补金汤"原方内服。连服上方20剂，上症显减，稍感咳逆喘息少气、心悸，唇略紫，余症基本消失，遂停用汤剂，改成"抗痨补金丸"（即抗痨补金汤打粉制成水丸）巩固治疗。9个月后，上症完全消除，左侧（原本较右侧轻）空洞修复，已出现钙化。15个月后，患者面色红润，精神、饮食很佳，与前判若两人，且右肺也已钙化。更出乎意料的是，多年之小三阳已产生抗体（可能为机体免疫力增强或有的药物有抗病毒之故），多年病假，现已能正常上班。随访两年半，患者胸片、痰培养一直正常，多年痨疾，终获痊愈。

胸腔积液

胸腔积液是指任何因素使胸膜腔内液体形成增加和（或）吸收减少，发生胸膜腔内液体潴留，简称胸水。

●胸腔积液验方 （安徽名医张琼林方）

【组成】葶苈子 15g，黄精 30g，山药 15g，桃仁 15g，白术 15g，瓜蒌 30g，百部 15g，赤芍 12g，地骨皮 18g，白薇 15g，郁金 12g，桑白皮 15g，生薏苡仁 30g，柴胡 15g，生甘草 3g。水煎服，每日 1 剂，分 2 次或 3 次温服。

【功效主治】逐水祛饮。主治各种原因引起的胸腔积液。症见胸胁痛，呼吸困难，咳喘气逆，肋间胀满，舌苔薄白，脉沉弦。

【方解】胸腔积液在中医归属于"悬饮"。此方的特点是攻补兼施，用黄精、山药、白术、生薏苡仁、生甘草补益脾肺肾以固其本，尤其是后三味还具有排脓生肌、解毒疗伤之功；用瓜蒌、百部、地骨皮、桑白皮、白薇、葶苈子清热解毒，消痰利水；用桃仁、赤芍、郁金香活血化瘀，行气通络；用柴胡、甘草疏肝解郁，调和诸药。

【加减】胸闷，苔腻者，加法半夏 10g、陈皮 10g。

【验案】张某某，男，35 岁，工人，初诊时间：1998 年 3 月 20 日。患肺结核胸膜炎 8 个月，在当地结核防治医院已住院半年。现胸膜粘连并胸腔积液。症见左胁胀痛，吸气加剧，倦怠乏力，午后低热，夜间盗汗，形体消瘦，体重减轻 7.5kg，纳眠可，大便稀。舌质红苔薄黄，脉弦细稍数。诊断：胁痛。方药：黄精 30g，山药 15g，桃仁 15g，瓜蒌 30g，百部 15g，赤芍 12g，地骨皮 18g，白薇 15g，郁金 12g，桑白皮 15g，葶苈子 15g，生薏苡仁 30g，柴胡 15g，生甘草 3g。水煎服，每日 1 剂。4 月 22 日：服药 30 剂，胁痛、盗汗消失，体重增加 2.5kg，精神好，体力增加，纳眠可，二便调。舌质淡红苔白，脉细。方药：上方去葶苈子、白薇、桑白皮、地骨皮，加白术 12g、川贝母 15g、砂仁 10g、炒枳壳 12g、牡丹参 30g、土茯苓 15g、生黄芩 15g。水煎服，1～2 日 1 剂。继以调理而愈。

第三节　消化系统疾病秘验良方

反流性食管炎

反流性食管炎（RE）是由胃、十二指肠内容物反流入食管引起的食管炎症性病变，内镜下表现为食管黏膜破损，即食管糜烂和（或）食管溃疡。

◉ 加味四逆汤 （山东名医侯立玲方）

【组成】柴胡10g，白芍15g，枳实12g，厚朴10g，陈皮9g，半夏10g，党参20g，白术15g，茯苓15g，川楝子10g，延胡索10g，甘草6g。水煎服，每日1剂，分2次或3次温服。

【功效主治】疏肝理气，和胃降逆，健脾益气，行气止痛。主治反流性食管炎。症见胃脘疼痛，胸骨后痛或烧灼样疼痛，反酸嗳气，腹胀、恶心、呕吐、嘈杂，食欲缺乏，乏力，消瘦，舌质淡红，苔薄白或薄黄，脉弦。

【方解】本方以四逆散合四君子汤加味而成，四逆散疏肝解郁、调节气机，柴胡、白芍疏肝敛肝，一散一收，使气机条达，白芍并有缓急之功；枳实、厚朴降胃气之壅滞，促进胃肠蠕动，除满消胀；陈皮、半夏燥湿健脾，降逆止呕；川楝子、延胡索行气止痛，散瘀。四君子汤健脾补气，促进脾胃运化转输，给予动力，同时可消除行气药物香燥耗气之弊。

【加减】若伴口干口苦、多饮加牡丹皮、栀子、天花粉各10g以疏肝清热；食欲缺乏加白蔻仁10g，砂仁10g以醒脾开胃助消化；脾虚气滞加丁香3g、柿蒂20g以健脾理气；神疲乏力、面色无华、形体消瘦、舌淡暗、舌边有瘀点加丹参、太子参各20g以益气养阴、化瘀散结。

【验案】王某，男，69岁，上腹部及胸骨后烧灼样疼痛反复发作3年，每遇情志不舒及思虑过度时易反复，反酸嗳气，腹胀，恶心，无呕吐，心烦，舌质淡红，苔白，脉细弦。经本院胃镜检查诊断为反流性食管炎，根据上述表现，予以疏肝和胃降逆、行气止痛，予以四逆散加味。方用：柴胡 10g，白芍 15g，枳实 12g，厚朴 10g，陈皮 9g，半夏 10g，党参 20g，白术 15g，茯苓 10g，煅牡蛎 20g，黄芩 10g，甘草 3g。10 剂，服上方后自觉胃脘痛、胸骨后烧灼痛明显好转，泛酸嗳气消失，情绪舒畅。仍自觉痞满不适，食欲缺乏，故在原方减煅牡蛎，加白蔻仁 10g、砂仁 10g，继服 6 剂后上述症状完全消失。后经胃镜检查示食管中下段黏膜充血、水肿消失，告愈。

● 连砂保和饮 （河南名医李鲤方）

【组成】黄连、砂仁、炒枳壳、木香、川厚朴、陈皮、半夏、炒莱菔子、焦建曲各 10g，连翘 15g，代赭石、煅瓦楞子、海螵蛸、茯苓、炒鸡金、焦麦芽各 20g，甘草 6g。水煎服，每日 1 剂，分 2次或 3 次温服。

【功效主治】泻火降胃，消食和胃。主治反流性食管炎，属胃热者，症见胃脘部烧灼感、反酸嗳气、口干口苦等。

【方解】方中重用黄连意在泻火降胃、苦寒健胃；配伍木香、炒枳壳、川厚朴、砂仁疏肝行气和胃；代赭石镇降胃气；煅瓦楞子、海螵蛸收湿制酸；鸡内金、焦麦芽和胃消食；甘草调和诸药，又能制约黄连之苦味。诸药合用，以达泻火降胃，消食和胃的目的。

【加减】肝气郁滞，症见右胁胀痛、口干口苦，每遇情绪波动而症状加重，加郁金 20g、醋炒香附 15g、黄芩 10g 以疏肝清肝解郁；胃脘胀满，大便秘结者，加大黄 10g 以泻火通便。

急性胃炎

急性胃炎是由不同病因引起的急性胃黏膜炎症。急性发病，可有明显腹胀、腹痛等上腹部症状，多数患者有较明确的发病原因。症状轻重不一，表现为中上腹不适、疼痛，以至剧烈的腹部绞痛，厌食、恶心、呕吐，因常伴有肠炎而有腹泻，大便呈水样，严重者可有发热、呕血和（或）便血、脱水、休克和酸中毒等症状。因饮酒、刺激性食物和药物引起的急性单纯性胃炎多表现为上腹部胀满不适、疼痛、食欲减退、恶心、呕吐等消化不良症状，症状轻重不一，伴肠炎者可出现发热、中下腹绞痛、腹泻等症状。

● 加减藿香正气散（北京名医尹国有方）

【组成】藿香叶 12g，紫苏叶 9g，半夏 10g，白术 15g，茯苓 12g，建曲 12g，厚朴 9g，陈皮 12g，苍术 9g，生姜 12g，木香 6g，砂仁 6g，佛手 10g，甘草 6g。水煎服，每日 1 剂，分 2 次或 3 次温服。

【功效主治】温胃散寒，行气止痛。主治突然胃脘部疼痛，痛势较剧，畏寒喜暖，得温则疼痛减轻，或见突然呕吐，口不渴，喜热饮，小便清长，大便溏薄，或伴有恶寒发热，头痛身困，舌质淡，苔薄白或白腻，脉浮紧。

【方解】方中藿香叶、紫苏叶、半夏、白术、茯苓、厚朴、陈皮、生姜取藿香正气散之意，可解表化湿、温胃散寒、理气和中；木香、砂仁、佛手、苍术、建曲和胃调中，行气止痛；甘草能调和众药。上药合用，共奏温胃散寒、化湿和中、行气止痛之效。

【加减】头痛，加川芎、白芷、细辛；腹痛，加炒芍药、砂仁；口干，加干葛；胸腹满，加枳壳、桔梗；心下满，加枳实、青皮；宿食不消，加草果、山楂、香附；呕吐不止，加姜汁；表有热，加柴胡、干葛；表有寒，加桂枝。

【验案】柯某，女，46 岁，患者早餐后感到胃脘不适，恶心欲呕。午间忽然呕吐胃内容物及清水，腹痛腹泻 3 次，大便稀烂，胃脘胀闷。舌苔白腻，脉沉紧。脉症合参，为患者饮食不洁，湿浊中阻，病塞三焦，清浊不分，吐泻交作。治宜芳香醒脾、化湿和胃。处方：中成药藿香正气水口服，每次 2 支，每支 10ml。服药后 1min，肠胃有声，腹中拘急，泻下稀烂便 1 次，之后腹痛减轻，无恶心呕吐。但仍有胃脘痞闷，不思饮食。继以加减藿香正气散 3 剂调理善后。

慢性胃炎

慢性胃炎系指不同病因引起的各种慢性胃黏膜炎性病变，是一种常见病，其发病率在各种胃病中居首位。临床常分为慢性浅表性胃炎、慢性糜烂性胃炎和慢性萎缩性胃炎。

● 慢性胃炎方 （河南名医庞景三方）

【组成】黄芪 30g，党参 15g，莪术 15g，石斛 10g，制半夏 10g，陈皮 10g，蒲公英 20g，仙鹤草 30g，海螵蛸 15g，白及 10g。水煎服，每日 1 剂，分 2 次或 3 次温服。

【功效主治】益气养阴，清热解毒，燥湿化痰，活血化瘀。加减后主治各型慢性胃炎。

【方解】①补脾益气：脾胃气虚是慢性胃炎的基础病因，补脾益气乃治病求本之意，而且"大气一转，其气乃散"，补气可以促进痰湿、瘀血、毒邪等有形实邪的消散，同时防止祛邪药物损伤胃气，故方中用党参及大量黄芪益气。②滋养胃阴：养阴之药的使用既可以治疗湿热毒邪对胃黏膜的损害，又可防止理气药辛燥伤阴，故方中用石斛滋养胃阴，且石斛滋阴而不恋邪。③理气活血：临床常见胃病患者食欲缺乏，胃脘刺痛，夜间尤甚，痛处固定，舌质紫暗，此乃"久痛入络""久病留瘀"之证，胃黏膜活检，常发现慢性萎缩性胃炎患者出现肠上皮化生、异型增生，此种病理变化亦属气滞血瘀，故当以理气活血化瘀为原则，以增加胃黏膜的血液供应，可用莪术或枳壳、玫瑰花、香橼、延胡索、丹参等理气活血，借其辛通之性以促进气血运行，消散胃络瘀血，使瘀消络通，且理气活血之药因有黄芪、党参补气相助，故效果甚著而无伤气之弊。④清热祛湿：临床所见，几乎所有慢性胃炎患者感染幽门螺杆菌（Hp），Hp 属湿热之邪，湿热毒邪是慢性胃炎形成的关键，湿热中阻是 Hp 感染最常见的证候，故用蒲公英或加黄芩、黄连等清热解毒燥湿。⑤凉血止血：临床上湿热与瘀血相合，胃黏膜有出血倾向，故方中仙鹤草、白及等凉血止血，所用仙鹤草还有一定滋补强壮作用。⑥制酸护膜：因湿热、瘀血、痰湿阻碍胃部气机，胃部长期炎症使胃黏膜易受胃酸侵蚀，故用海螵蛸、瓦楞子等制酸护膜。⑦化痰解毒：因痰湿阻滞气机，慢性胃炎患者常有恶心欲呕等症状，故用制半夏、陈皮化痰降气，此外，因毒邪生成是在脾胃气虚、胃阴虚的条件下湿热、痰湿、瘀血相互搏结所致，反之解毒则需要益气养阴、清热解毒、燥湿化痰、活血化瘀等治则的综合作用，故方中用黄芪配石斛、莪术、蒲公英等托毒外出。

【加减】若湿热中阻，舌苔黄腻，去黄芪加黄连、黄芩、佩兰、薏苡仁等；胃脘喜暖喜按，脾胃虚寒者加桂枝、干姜、高良姜等；两胁胀痛选用香附、香橼、玫瑰花、醋柴胡、白芍等；反酸重加浙贝母、瓦楞子等；饮食停滞者加鸡内金、麦芽；嗳气加代赭石、降香等；腹胀加厚朴、枳实等；胃痛甚加延胡索；舌上瘀点明显加丹参、檀香等。

【验案】王某，女，69岁。2011年5月6日初诊。胃痛间作10余年，加重1年。患者10年前因饮食饥饱失时而患胃病，时有嗳气、反酸、胃胀、胃痛等，以西药为主治疗后好转，后因胃痛反复发作间断服用西药治疗，效果不尽如人意。近1年来胃痛发作频繁，疼痛程度加重，服西药及中成药效果不佳，故来就诊。刻诊：胃脘隐痛，有烧灼感，神疲乏力，口干欲饮，食纳减少，腹胀，大便不调，舌质暗红，有瘀点，苔薄黄中有裂纹，脉沉细涩。胃镜示：慢性萎缩性胃炎伴胃糜烂、中度肠上皮化生，少许腺体上皮细胞轻度非典型增生。证属脾胃气阴两虚、胃络瘀阻。立法：益气养阴，活血止痛。处方：慢性胃炎方加减。药用：黄芪30g，党参15g，莪术15g，蒲公英20g，仙鹤草30g，石斛10g，海螵蛸15g，白及15g，枳实15g，鸡内金10g，陈皮10g，延胡索10g，甘草6g。7剂。

二诊（2011年5月13日）：药后口干、胃脘隐痛及烧灼感俱减轻，纳食稍增，无腹胀，大便调，苔薄黄，脉沉涩，原方去枳实加半枝莲10g，丹参10g，檀香10g。14剂。

三诊（2011年5月27日）：无口干及胃脘烧灼感，隐痛发作次数减少，舌暗红程度减轻，苔薄白，脉涩，上方去半枝莲加刺猬皮10g。后以基本方加减治疗大半年后诸症悉除。胃镜示：慢性萎缩性胃炎，胃黏膜轻度肠上皮化生。对比发现无胃炎糜烂及上皮细胞轻度非典型增生，胃黏膜肠上皮化生程度亦减轻。

● 胃炎汤 （福建名医李文才方）

【组成】党参 15g，白术 9g，茯苓 12g，炙甘草 6g，柴胡 6g，蒲公英 15g，浙贝母 9g。水煎服，每日 1 剂，分 2 次或 3 次温服。

【功效主治】健脾和胃，疏肝助运。主治慢性胃炎。

【方解】党参健脾益气；白术健脾燥湿，扶助运化；茯苓合白术健脾渗湿；炙甘草补中和胃，取四君子汤之意。柴胡疏肝解郁；蒲公英清热和胃，具有良好的抗感染、利胆、抗溃疡、抗癌以及提高机体免疫功能作用；而浙贝母含有多种生物碱，具有镇静、镇痛、抗溃疡、止泻等作用。

【加减】纳呆、嗳腐、舌苔厚腻者，加枳实、神曲、麦芽；兼苔红口干、大便干结者，加沙参、麦冬、白芍；如胃脘痛、喜温喜按，手足不温，大便溏泻者，加干姜。

【验案】江某，男，32 岁，已婚。以胃脘疼痛 5 年有余，时作时止，喜温喜按，纳减，苔薄白，脉弱。经胃镜证实为慢性浅表性胃炎，累服西药虽症缓，但未愈，仍反复发作。故自拟胃炎汤，药用：党参 15g，白术 9g，茯苓 12g，炙甘草 6g，柴胡 6g，蒲公英 15g，浙贝母 9g，干姜 5g。每日 1 剂，水煎，连服 1 周，诸症减；继服 1 周，诸症明显减轻。继续治疗 2 个月，诸症皆除，随访 1 年未再发作。经胃镜复查，未见异常，临床治愈。

消化性溃疡

消化性溃疡是一种常见的消化道疾病，可发生于食管、胃或十二指肠，也可发生于胃-空肠吻合口附近或含有胃黏膜的 Meckel 憩室内，因为胃溃疡和十二指肠溃疡最常见，故一般所谓的消化性溃疡是指胃溃疡和十二指肠溃疡。临床上上腹部疼痛是本病的主要症状。疼痛多位于上腹部，也可出现在左上腹部或胸骨、剑突后。常呈隐痛、钝痛、胀痛、烧灼样痛。胃溃疡疼痛多在餐后 1h 内出现，经 1～2h 后逐渐缓解，直至下餐进食后再复现上述节律。部分患者可无症状，或以出血、穿孔等并发症作为首发症状。

● 梁氏经验方 （北京名医梁彦方）

【组成】柴胡 10g，香附 15g，川芎 10g，大枣 5 枚，焦三仙各 10g，法半夏 10g，甘草 10g，陈皮 10g，黄芩 10g，白芍 10g，蒲公英 15g，黄连 5g。水煎服，每日 1 剂，分 2 次或 3 次温服。

【功效主治】调气和胃。主治各型胃溃疡、胃炎。

【方解】脾胃同为后天之本，胃为六腑之一，六腑以通为顺，其气主降，喜润而恶燥，调理之法为脾胃病的第一治则。本方以柴胡、香附、陈皮疏肝理气，川芎活血；黄芩、黄连清热，蒲公英解毒消痈（此三者可有类似西医消炎之功效），佐以健胃；白芍缓急护阴；法半夏降逆和胃；焦三仙消食导滞；甘草、大枣和胃，调和诸药。全方共奏调气和胃之功效。

【加减】腹胀明显者加厚朴、木香、大腹皮；疼痛明显者加延胡索、川楝子，且重用白芍；食欲减退者加白豆蔻、生山楂、砂仁；呃逆者加旋覆花、代赭石、丁香；气血瘀滞明显者加丹参、红花；恶心呕吐者加生姜、丁香；急躁易怒者加栀子、牡丹皮；情绪抑郁者加玫瑰花、合欢花、川楝子；泛酸重者加吴茱萸、海螵蛸；湿重者加苍术、生薏苡仁；便秘者加莱菔子、冬瓜仁，甚者加大黄；脾虚者加太子参、茯苓、白术、生山药；阴虚者加麦冬、沙参、石斛；阳虚畏寒加炮姜，重者加干姜、制附片；伴有溃疡者加白及、五倍子；胃黏膜出血者加海螵蛸、仙鹤草、三七粉；伴有肠化生细胞增生或异型增生者加三棱、莪术、半枝莲；幽门螺杆菌阳性者加白花蛇舌草、半枝莲。

● 溃疡经验方 （黑龙江名医王德光方）

【组成】黄芪 35g，白芍 40～50g，桂枝 20g，甘草 20g，生姜 10g，柴胡 10g，陈皮 15g，郁金 15g。水煎服，每日 1 剂，分 2 次或 3 次温服。

【功效主治】健脾疏肝，化瘀理气，降逆和胃。主治胃溃疡、十二指肠溃疡，以虚寒证者适宜。

【方解】本方以黄芪建中汤为主健脾益气，佐以柴胡、陈皮、郁金疏肝行气。

【加减】胃脘痛不重时，可于原方减白芍剂量；若遇冷痛作、得热则缓、畏寒肢冷等寒象较重者，加高良姜、川椒；若疼痛拒按、如刺如割、痛处不移等血瘀较重者，加五灵脂、延胡索；若兼见恶心欲呕、得食则吐、呕吐清涎等饮邪中阻、胃气上逆者，加半夏、茯苓。

【验案】汪某，男，42岁，干部，因胃脘痛、反复呕吐已3天，于1976年11月9日入某医院住院治疗。病历摘要：素体虚弱，患胃、十二指肠球部溃疡已8年，每遇寒凉、过劳、饮食不节则发作。10天前因公出差过累，加以气温骤降、衣着单薄，以致胃脘痛复发。初起痛轻，得食遇热则痛减，痛处喜按，并有泛酸、嗳气，大便潜血阳性。用中西药物控制，尚能坚持工作。3天前，宴会后腹胀胃痛严重，呕吐频频，呕吐物为大量清水，继续服之前药无效而入院。经X线钡餐透视，见胃内大量积液。钡剂不能通过幽门。外科诊断为完全性幽门梗阻，予以输液，插入胃管减压，准备进行手术治疗。因家属不同意手术，乃邀中医会诊。

查其形体消瘦，颜面苍白，神疲气短，舌质淡，舌面满布白色厚腻苔，脘腹硬满，腹中雷鸣。询其上腹胀满，痛如刀割，并阵阵加剧，痛处固定不移，喜嗳气，拒按，脘痛攻筑右侧胁肋及右侧腰背部，口干，三日来除静脉点滴输液外，饮食入口即吐。大便四日未通，小便量少而黄。四肢不温，六脉沉而弦细无力。审证查脉，是以脾胃虚寒为主，兼有气滞、血瘀、肝旺之象。本病虚实夹杂，以虚为本、实为标，治宜标本兼顾，法用健脾疏肝、化瘀理气、降逆和胃，以溃疡经验方加减。

处方：黄芪35g，白芍40g，桂枝20g，生姜20g，甘草20g，柴胡15g，陈皮15g，五灵脂15g，郁金15g，半夏20g，延胡索15g，高良姜15g。浓煎，分多次少量频频服之。服药前需排空胃内积液。

11月11日二诊：服药2剂后，饮水不吐，胃痛大减，但仍感脘闷纳呆，舌苔、脉象无明显变化。原方加白蔻仁10g，以醒脾快气。2剂。

11 月 13 日三诊：腹痛完全缓解，虽仍有脘闷，但已能饮少量牛乳，舌苔转薄。原方去生姜，减柴胡、半夏量为各 10g，以防耗阴。并停止输液。

11 月 15 日四诊：腹胀明显减轻，十余日之便秘今日始通，胃纳转佳，唯仍感全身乏力。舌苔薄白，脉象较前有力，但仍有弦象。原方加党参 30g、莱菔子 10g，以加强补益中气、消食导滞之力。连服 1 周，饮食正常，二便通畅，胃脘已无任何不适。

患者至今四年来仅有过三次于气候变冷时胃脘痛轻度发作，予以黄芪建中汤稍加理气、活血、降逆之品三五剂即能缓解。

● 溃疡汤 （福建名医吴江海方）

【组成】人参 8g，黄芪 20g，白术、茯苓、白头翁、槟榔各 10g，炙甘草、砂仁各 6g，桂枝 5g，白及、延胡索各 10g，白芍 15g。水煎服，每日 1 剂，分 2 次或 3 次温服。

【功效主治】健脾益气，清热化湿，和中缓急，活血止痛。主治胃及十二指肠溃疡。

【方解】溃疡汤中黄芪、人参、茯苓、白术健脾益气，砂仁温中行气化湿，延胡索活血行气止痛，桂枝温中散寒，炙甘草、白芍和中缓急，白头翁清热凉血。实验表明，白头翁与槟榔具有抗幽门螺杆菌作用。全方具有健脾益气、清热化湿、和中缓急、活血止痛之功，具有保护胃黏膜、抗幽门螺杆菌、促进溃疡愈合之作用，故治疗胃及十二指肠溃疡疗效较好。

【加减】泛酸明显加海螵蛸 10g、浙贝母 8g；疼痛明显加川楝子、木香各 10g、檀香 3g；肝郁犯土者加柴胡、香附、川芎各 10g；湿热型去桂枝加苍术、蒲公英各 10g；痰湿型去桂枝加法半夏 5g、藿香 10g。

【验案】康某，男，38 岁，2002 年 12 月 4 日诊治。患者上腹部疼痛、嗳气、泛酸反复发作 4 年，每因过度饥饿或劳累时发作。2002 年 12 月 1 日做纤维胃镜检查示十二指肠溃疡并浅表性胃炎。来诊时上腹部疼痛不止，呃逆，口苦，纳食差，舌淡苔黄腻，脉弦细。用自拟溃疡汤加川楝子、蒲公英各 10g，法半夏 8g，去桂枝。2 剂后疼痛大减，呃逆止。再进 3 剂后痛止，后予自拟溃疡汤加减，2日1剂。4周后纤维胃镜检查溃疡愈合，胃炎消失。1年后随访未复发。

结 肠 炎

结肠炎是指各种原因引起的结肠炎症性病变。主要临床表现为腹泻、腹痛、黏液便及脓血便、里急后重，甚则大便秘结、数日内不能通大便，常伴有消瘦乏力等，多反复发作。根据不同病因，结肠炎可分为溃疡性结肠炎、缺血性结肠炎、假膜性结肠炎等。

● 燮理中宫汤加减 (上海名医李德新方)

【组成】黄芪 20g，黄精 15g，党参 15g，炒白术 15g，山药 20g，芡实 15g，莲子 15g，炒扁豆 15g，白茯苓 15g，陈皮 10g，柴胡 10g，黄芩 10g，炒麦芽 15g，炒鸡内金 15g，阿胶 15g。水煎服，每日 1 剂，分 2 次或 3 次温服。

【功效主治】健脾利湿，涩肠止血。主治溃疡性结肠炎，症见面色萎黄憔悴，腹痛间作，喜按，脓血便，大便溏，日七八行，纳谷不香，舌淡胖，脉细缓。

【方解】燮理中宫汤，是李氏在《脾胃论》补中益气汤和《不居集》理脾阴正方的基础上，汲取其思想精华，并结合多年的临床实践化裁而来，具有益气、健脾、祛湿、补而不滞之效用。本方具有益脾气、养脾阴、运脾祛湿之功。方中黄芪甘温，益气升阳，偏于补脾阳，《神农本草经》云其："主治痈疽，久败疮，排脓止痛……补虚。"黄精甘平，补脾益气，偏于补脾阴，两药相伍，一阳一阴，阴阳相合，相互促进，相互转化，共收健脾胃、促运化、敛脾精之功，故为君药。臣以党参、白术补中益气健脾；山药、芡实益气补脾养阴。君臣相伍，益气健脾养阴之功倍增。脾虚必夹湿滞，故配以莲子、扁豆、茯苓、陈皮理气健脾祛湿；柴胡升清阳，黄芩降浊阴，一升一降，调理升降之枢机，使清阳得升，浊阴得降，全身气机升降出入有序。麦芽益脾养胃、行气消食，鸡内金运脾消积，共为佐使。诸药合用，益气健脾养阴，祛湿消食，补而不滞，补运相兼，燥湿相济，升降相因。适用于脾胃虚弱所致诸症。

李氏指出，治疗溃疡性结肠炎之健脾药有其特点，因健脾药性味多甘温，属滋腻之品，故健脾时必须注意滞邪之弊。因此，在临证中，根据需要适当加入木香、砂仁、陈皮等行气化浊之品，使健脾而不碍祛湿。

【加减】便中夹血者，加入赤石脂、阿胶、仙鹤草等以止血；寒象显者，加入干姜以温运脾阳、散寒止痛；腹胀重者，加入枳壳等调理肠胃气机，消胀止痛。

【验案】李某，女，35岁，职员，2006年12月初来诊。

患者2002年便血，经住院治疗血止，肠镜检查：结肠溃疡。近1个月来每天便中夹有血丝，色鲜红与暗红参见，来诊症见神疲乏力，面色苍白，舌淡胖苔薄，脉细小弦。此证乃脾气亏虚，不能固摄，故收敛固摄与补益中气并举。用收敛固摄之品和燮理中宫汤加仙鹤草25g、灶心土20g、血余炭10g。5剂。

二诊：药后便血减轻，腹冷痛，苔薄腻，脉细。续前法治之，上方加白术15g、山药15g、党参15g。3剂。

三诊：便血逐渐减少，但虚象仍显，故加以补益。处方：将仙鹤草减至15g，黄芪增至25g，加补骨脂10g、熟地黄10g。7剂。

四诊：症情稳定，虚象已减，大便成形，夹有黏液，苔薄白，脉细。继以前方调理月余而愈。

● 附：溃疡性结肠炎——溃结方 (浙江名医王福仁方)

【组成】炒白术10g，炒赤芍10g，炮姜6g，苦参15g，白头翁30g，炒山楂12g，炒防风10g，薤白10g，制大黄3g，生甘草5g。水煎服，每日1剂，分2次或3次温服。

【功效主治】健脾温中清肠，和血行气化滞。主治溃疡性结肠炎。症见大便次数增多、里急后重，或伴赤白黏冻状物，舌淡胖或边有齿痕，苔白腻，脉沉滑等。

【方解】方中白术、生甘草健脾益气，调整机体免疫功能。炮姜温中散寒、振奋脾阳以治本。苦参、白头翁清肠除湿，且具有抗菌消炎作用。赤芍和血清热，尚有改善组织微循环、杀菌消炎、促进损伤组织修复、促进代谢等作用，也印证了张洁古所云的"行血则便脓自愈"的道理。防风、薤白行气化滞，且有升举清阳的作用，意在"调气则后重自除"。山楂、制大黄消积助运，且能清热化瘀。诸药合用共奏健脾温中清肠、和血行气化滞的功效。

【加减】湿热甚加黄连3g，佩兰10g；血便多加三七粉3g（冲服），地榆15g；寒冷腹痛加炒白芍15g，枯明矾2g；里急后重加枳壳10g，炒槟榔15g，厚朴10g；五更泄加吴茱萸3g，补骨脂10g。

【验案】任某，女性，51岁。大便急滞不畅伴白色黏冻状物4年。患者4年来反复大便急滞不畅，大便日2～5次不等，质溏烂或伴有白色胶冻，有时便前腹痛。行结肠镜检查提示：直肠、乙状结肠黏膜水肿，并有一处小溃疡。曾服用柳氮磺吡啶片、固肠止泻丸、马来酸曲美布汀分散片、双歧杆菌三联活菌胶囊等，均有好转，但反复发作。

2011年8月19日来中医科就诊（首诊），症见腹痛、腹胀、肠鸣，大便次数日3次左右，里急后重，肛门灼热感，伴有便前小腹隐痛，面色不华，神疲乏力，纳谷不馨，舌淡胖苔白腻，脉细滑。证属脾虚湿热郁阻，以自拟溃结方加减应用之。处方：炒白术10g，炒白芍10g，黄连5g，苦参15g，炒槟榔15g，厚朴10g，白头翁30g，炒防风10g，薤白10g，佩兰10g，制大黄3g，枯明矾2g，生甘草5g。7剂，每日1剂，水煎服，分2次服。

2011年8月26日二诊：诉便前腹痛感消失，大便急滞不畅、里急后重感好转，继以原法去枯明矾继续巩固。

2011年9月1日三诊：诉大便畅快，但质溏烂，每日2次，面色红润，胃纳佳，舌淡苔白，脉细。继以溃结方加减，考虑此时湿滞已去，继以原法减炒槟榔、厚朴等疏泄导滞药物，加用健脾温中药物巩固治疗3个月。诸症皆消，嘱患者忌生冷瓜果、油膏厚味，要求平时调整情绪，同时继以补脾益肠丸调理巩固。3个月后复查结肠镜示直肠、乙状结肠黏膜正常，未见充血水肿及溃疡。目前未发现复发征象。

功能性消化不良

功能性消化不良又称消化不良，是指具有上腹痛、上腹胀、早饱、嗳气、食欲缺乏、恶心、呕吐等不适症状，经检查排除引起上述症状的器质性疾病的一组临床综合征。症状可持续或反复发作，病程超过 1 个月或在过去的 12 个月中累计超过 12 周。

● 加味三香汤 （北京名医符思方）

【组成】木香 10g，香附 10g，藿香 10g，焦槟榔 20g，莱菔子30g，白豆蔻 10g，厚朴 10g，党参 20g，枳实 10g，白术 10g，焦三仙各 10g。水煎服，每日 1 剂，分 2 次或 3 次温服。

【功效主治】行气解郁，消食健脾。主治功能性消化不良。

【方解】木香行气健脾消食，香附疏肝解郁、理气调中，藿香芳香行气和中，三者共同起到行气解郁的作用；焦槟榔行气消积，莱菔子消食除胀，两药合用起到行气消食的作用；焦山楂消食化积，焦神曲消食和胃，焦麦芽消食健胃、疏肝解郁，三药合用共起健脾消食作用；白豆蔻、厚朴、枳实起下气消胀作用；而党参、白术两药起到益气健脾的作用。诸药同用，起到行气解郁、消食健脾的作用。

【加减】若口苦，加龙胆 3g、黄连 3g；若腹胀，加郁金 10g、佛手 10g；若泄泻，加肉豆蔻 10g、补骨脂 15g、吴茱萸 10g、五味子 10g；若反酸、烧心，加瓦楞子 20g、海螵蛸 30g。

【验案】刘某某，女，26 岁，主因"不欲饮食 2 月余"于 2014年 1 月 13 日下午来门诊就诊。症见不欲饮食，进食后不久即有饱感，食量较前明显减少，偶有腹胀，食后加重，时有嗳气，急躁易怒，口干、口苦，口中有异味，近期口腔溃疡反复发作，无恶心、呕吐，夜寐欠佳，排便不畅，3 日一行，舌边尖红，苔黄腻，脉弦涩。既往体健，查体未见明显阳性体征。西医诊断为功能性消化不良，中医诊断为胃痞。治以行气解郁、消食健脾为法，方用加味三香汤加焦三仙，具体如下：木香 10g，香附 10g，藿香 10g，焦槟榔 20g，莱菔子 15g，白豆蔻 10g，厚朴 10g，党参 15g，枳实 15g，炒白术 15g，焦神曲 15g，焦麦芽 15g，焦山楂 15g。7 剂，水煎服，早晚分服，并嘱患者清淡饮食，适当活动。

2014 年 1 月 20 日下午复诊，诉食欲渐增，腹胀消失，未见口干、口苦，夜寐尚可，大便一日一行。舌淡，苔白腻，脉细。嘱患者继续服用 7 剂调理，在原方上加薏苡仁 20g、炒扁豆 6g 善后。

慢性腹泻

慢性腹泻是一种常见临床症状，并非一种疾病，是指病程在 2 个月以上的腹泻或间歇期在 2～4 周内的复发性腹泻。病因较为复杂，病程迁延。

● 陈氏经验方 （浙江名医陈颖方）

【组成】柴胡 9g，白芍 12g，炒枳壳 12g，党参 15g，茯苓 10g，炒白术 12g，炮干姜 5g，黄连 3g，木香 10g，炒神曲 10g，煨诃子 5g，炒粉葛 15g，甘草 5g。水煎服，每日 1 剂，分 2 次或 3 次温服。

【功效主治】疏肝，健脾，止泻。主治慢性腹泻。

【方解】该方乃"四逆散"合"四君子汤"加炮干姜、黄连、木香、炒神曲、煨诃子而成。"四逆散"疏肝理脾，调畅气机，主治肝脾不和之证；"四君子汤"功善益气健脾，主治脾胃气虚证；加木香辛行苦泄，既能行气健脾，又能疏理肝胆，配"四逆散"加强其疏理肝气之功，配"四君子汤"使补而不滞；炮干姜辛温以温中止泻，黄连苦寒以泄热消痞，具有寒热平调、辛开苦降之用；炒粉葛升发清阳，鼓舞脾胃清阳之气上升而止泻；煨诃子酸涩，能涩肠止泻；炒神曲消食健胃，和中止泻。全方共奏疏肝、健脾、止泻之功，寒热并投，补脾土而调肝木。

【加减】若气虚较甚时，方中加入防风 6g、羌活 6g，谓风药能升阳胜湿，挽中气下陷之势；久泻气虚及阳，大便澄清如鸭屎，脉迟苔白，常伴畏寒肢冷，面浮色淡，小便清长，常在方中加入制附片 6g（先煎）、肉桂 3g、补骨脂 10g 益火培土；若肝郁化热则参以左金丸；阴虚木横，乘脾作泄加入白芍 12g、甘草 6g、乌梅 10g 以柔肝敛阴、濡养脾阴；若夹有湿热，可加凤尾草 15g、马齿苋 20g。

【验案】患者某某，女，38 岁。2008 年 6 月 15 日初诊。患者诉近 2 年来经常出现腹痛泄泻，大便日解 3～4 次，少腹拘急，泻后腹痛减缓，伴脘腹胀痛，四肢不温。曾在当地诊所治疗，服用诺氟沙星胶囊及止泻中成药等，病情未减。查结肠镜亦未见异常。观其舌质淡，苔薄白，脉弦细。西医诊断：肠易激综合征。中医诊断：泄泻。辨证：中阳不振，肝强脾弱。

处方：附片 6g，柴胡 10g，白芍 12g，枳壳 12g，党参 15g，茯苓 10g，炒白术 15g，甘草 5g，炮干姜 6g，神曲 12g，煨诃子 5g。7 剂，水煎服，每日 1 剂。药后症状缓解，大便日解 2 次，形细质溏，原方加石榴皮 12g，继续服药半个月，诸症消失。嘱患者注意饮食调理，随访半年未见复发。

● 止泻汤 （天津名医刘文峰方）

【组成】干姜 15g，肉桂 15g，补骨脂 20g，黄连 10g，黄芩 10g，大青叶 15g，葛根 40g，白芍 30g，白术 30g，广木香 15g，乌梅 20g，芡实 20g，焦山楂 20g，车前子（布包）20g，茯苓 20g，甘草 10g。水煎服，每日 1 剂，分 2 次或 3 次温服。

【功效主治】清热燥湿止泻，温阳止泻，柔肝健脾止泻，利湿止泻，涩肠止泻。主治慢性腹泻。凡慢性腹泻者，多为虚中夹实、寒热错杂，均可以此方加减治疗，唯实热者不宜用此方。

【方解】此方是在葛根芩连汤基础上加味而成，全方可分为五组药物。一组为葛根、黄连、黄芩、甘草、大青叶。其中葛根解表退热、升阳止利，黄芩、黄连清热燥湿、厚肠止利，甘草甘缓和中、调和诸药。四药合用，外疏内清、表里同治，配大青叶清热解毒、燥湿止泻。二组为干姜、肉桂、补骨脂。其中干姜温中散寒，肉桂补火助阳、散寒止痛、温经通脉，补骨脂补肾壮阳、温脾止泻。三药共用，温补中、下二焦，可温阳止泻。三组为白芍、白术、广木香。其中白术健脾益气、燥湿利尿，广木香行气止痛、健脾消食，白芍养血敛阴、柔肝止痛，且白芍合肉桂为治泻利要药，芍药能土中泻木，合肉桂则有敛中寓散之意，使酸敛而不碍邪，三药合用能柔肝健脾止泻。四组为乌梅、芡实、焦山楂。其中乌梅涩肠止泻、生津止渴，芡实益肾固精、健脾止泻，焦山楂消食化积、行气散瘀，三者共用，能涩肠止泻。五组为车前子、茯苓。车前子利尿通淋、渗湿止泻，茯苓利水消肿、健脾渗湿，两药并用，可利湿止泻。

【加减】湿热重者，重用黄连、黄芩；寒湿重者，重用干姜，并可加藿香、苍术；肝气郁滞，胸胁、脘部胀满者，加柴胡、枳壳；食滞重者，可加用焦神曲、麦芽、槟榔；五更泻者，可加煨肉豆蔻、五味子；伴腹痛而泻者，可伍防风；虚坐努责不出之脾气下陷者，加柴胡、升麻、枳壳；热甚便脓血者，加白头翁、秦皮；大便不畅、里急后重者，加桔梗、枳壳、白蒺藜；伴有肠息肉者，可加僵蚕。

【验案】李某，女，64 岁。患者有慢性腹泻史 7 年余，稍进油腻或生冷之品，则大便次数增多，水谷不化。此次遇寒引发，为水样便，一日七八行，且泻下不爽；脘腹胀闷不舒，纳少，腰酸乏力；舌淡胖，脉沉细弱。辨证：脾肾阳虚夹湿热。治法：温阳止泻，清热利湿。处方：干姜 10g，肉桂 15g，补骨脂 15g，黄连 15g，黄芩 15g，大青叶 15g，葛根 35g，白芍 30g，白术 20g，广木香 15g，乌梅 15g，芡实 20g，焦山楂 20g，车前子（布包）20g，茯苓 30g，甘草 10g，生薏苡仁 20g。

患者服药 3 剂后，大便次数明显减少（每日 3～4 次）。原方继服 2 周后，大便正常，嘱继续守方 2 周。此后观察 3 个月，未复发。

脂 肪 肝

脂肪肝是指由各种原因引起的肝细胞内脂肪堆积过多的病变。脂肪肝正严重威胁国人健康，成为仅次于病毒性肝炎的第二大肝病，已被公认为隐蔽性肝硬化的常见原因。脂肪肝是一种常见的临床现象，而非一种独立的疾病。其临床表现轻者无症状，重者病情凶猛。一般而言，脂肪肝属可逆性疾病，早期诊断并及时治疗常可恢复正常。

● 降脂理肝方 （上海名医张云鹏方）

【组成】泽泻 10g，决明子 30g，丹参 10～15g，郁金 10g，海藻 15～30g，荷叶 6～10g。水煎服，每日 1 剂，分 2 次温服，连续用药 3 个月为 1 个疗程，4 个疗程后观察疗效。

【功效主治】活血祛瘀，化痰降脂。主治脂肪肝。

【方解】泽泻、决明子利水化痰；丹参、郁金活血通络，配海藻化痰活血，所谓"化痰必活血，血行痰自消"；荷叶升清降浊。全方活血祛瘀、化痰降脂，使积聚在肝内的脂肪得以消除。《济阴纲目》中云："善治癥瘕者，调其气而破其血，消其食而豁其痰。"现代药理研究证实，丹参具有改善肝内微循环，增加肝血流量的作用，其煎剂对实验性动脉硬化大鼠及家兔有降脂，尤其降低胆固醇的作用，其机制可能是促进脂肪在肝中的氧化，从而降低肝中脂肪的含量；泽泻能干扰外源性胆固醇的吸收，又能影响内源性胆固醇的代谢；丹参、决明子配伍有降低血清胆固醇、三酰甘油的作用；荷叶、泽泻均能抑制高胆固醇血症的形成；郁金有促进肝细胞损伤修复、保护肝细胞的作用，丹参对急性肝损伤有保护作用，两者同用可以起到保护肝细胞的作用；丹参、郁金同时还具有活血化瘀、改善血液流变学的作用，有助于血液内脂质成分调整，从而有利于清除肝内脂肪沉积。脂肪肝进展到一定时期，常伴发炎症，形成脂肪性肝炎。主要是由于痰瘀不断蕴积，酿生有毒病理物质，滞留体内，久积之邪化为内毒，以致瘀毒、痰毒阻滞肝络，导致肝络受损，使脂肪肝加重，遂成肝之炎症反应。正如尤在泾所说："毒，邪气蕴结不解之谓。"此时瘀毒、痰毒为患，且常从热化，治疗原则在降脂理肝方基础上辨证加用清热解毒之品，常用垂盆草、紫花地丁、败酱草、六月雪等。

【加减】胁痛加延胡索；腹胀加预知子；胃纳差加生山楂；大便不畅加瓜蒌仁；痰湿重加莱菔子、薏苡仁；热毒重、舌质红加垂盆草、平地木、六月雪；舌尖红加连翘或栀子。

【验案】

例1：潘某某，男，47岁，2003年10月24日初诊。神疲乏力半年。刻诊：神疲乏力，大便日1次，舌质淡红，苔薄腻，脉弦细。B超检查：脂肪肝。乙肝病毒标志物（HBV-M）：阴性，乙肝病毒脱氧核糖核酸（HBV-DNA）：阴性，三酰甘油（TG）：2.16mmol/L（正常值：<1.6mmol/L），丙氨酸氨基转移酶：46U/L（正常值：<50U/L）。中医诊断为肝癖，证属痰瘀互阻、肝络不和，治以化痰活血、疏肝和络。予降脂理肝方辨证加减。药用：泽泻10g，决明子30g，丹参15g，郁金10g，荷叶10g，

佩兰 15g，陈皮 10g，海藻 30g，生山楂 30g。水煎服，每日 1 剂。上方加减治疗 1 年，B 超检查示：肝脏未见异常。三酰甘油恢复正常。

例 2：李某某，男，41 岁，2003 年 10 月 9 日初诊。乏力 1 个月。刻诊：乏力，形体偏胖，大便日行 2～3 次，舌质红，苔薄白，后半部分薄腻，脉细弦。B 超示：脂肪肝。丙氨酸氨基转移酶：67U/L（正常值：<50U/L），天冬氨酸氨基转移酶：54U/L（正常值：<40U/L），三酰甘油：7.4mmol/L（正常值：<1.6mmol/L），乙肝两对半阴性。中医诊断为肝癖，证属痰瘀互结、热毒内蕴，治以化痰活血、清热解毒。予降脂理肝方加减。药用：泽泻 10g，决明子 30g，丹参 15g，郁金 15g，荷叶 10g，虎杖 30g，生山楂 30g，垂盆草 30g，平地木 30g，六月雪 30g，紫花地丁 30g，败酱草 30g，莱菔子 30g，海藻 30g，莪术 15g，金银花 30g，连翘 30g。水煎服，每日 1 剂。上方加减治疗 1 年，B 超检查示：肝脏未见异常。三酰甘油、肝功能均恢复正常。

● 伏氏经验方 （青海名医伏新顺方）

【组成】白术、丹参各 30g，茯苓、猪苓、泽泻、茵陈、山楂、丝瓜络各 15g，柴胡、郁金各 9g。水煎服，每日 1 剂，分 2 次或 3 次温服。

【功效主治】健脾化湿，消食降脂。主治脂肪肝。

【方解】方中白术健脾化湿为君，泽泻、茯苓、猪苓淡渗利湿为臣。现代药理研究表明，泽泻能改善肝脏脂肪代谢。茯苓既能利水渗湿，又能健脾安神，与白术、猪苓三药合用是针对本病脾虚生湿、痰热血瘀的病机。丹参微寒，具有活血化瘀、凉血消痈、养血安神之功效。现代药理认为丹参可以改善肝内微循环，增加肝血流量。佐以柴胡疏肝理气解郁，气行则血行。丝瓜络通经活络，清热化痰。郁金行气活血止痛，清肝利胆。茵陈清利肝胆之湿热。山楂消食降脂，软坚祛瘀。

【加减】肥胖明显者，加陈皮 10g、法半夏 10g；脾虚泄泻者，加党参 15g、炙甘草 5g、干姜 6g。

乙型病毒性肝炎

乙型病毒性肝炎（乙肝）是由乙肝病毒（HBV）引起的以肝脏炎性病变为主，并可引起多器官损害的一种疾病。主要侵犯儿童及青壮年，少数患者可转化为肝硬化或肝癌。

● 乙肝经验方 （甘肃名医周信有方）

【组成】柴胡 9g，茵陈 20g，板蓝根 15g，苦参 20g，当归 9g，丹参 20g，莪术 9g，党参 9g，炒白术 9g，黄芪 20g，女贞子 20g，茯苓 9g。水煎服，每日 1 剂，分 2 次或 3 次温服。亦可共碾为末，炼蜜为丸，每丸重 9g，日服 3 丸。

【功效主治】清解，补虚，祛瘀。主治乙型病毒性肝炎。

【方解】方中以柴胡调达肝气；茵陈、板蓝根、苦参、茯苓等清解利湿，抑制病毒；当归、丹参、莪术等养血调肝、和血祛瘀，防止肝脏细胞损害、变性和纤维组织增生，以防止肝病的发展，并促使肝病恢复。党参、白术、黄芪、女贞子、五味子等，为扶正补虚之品。女贞子补益肝肾，促使肝细胞功能恢复，其中五味子酸收入肝，降酶作用很好。上方配伍，全面兼顾，整体调节。

【加减】如有湿热证候或瘀胆现象，方中茵陈可重用至 40～60g；虚羸不足严重，如偏阳虚，酌加淫羊藿 9g、仙茅 9g、肉桂 6g 等；偏阴虚，酌加生地黄 9g、枸杞子 9g；若转氨酶升高，可加服五味子粉 2.5g，日服 3 次。

【验案】李某，男，33 岁，某电厂职工。1986 年 4 月诊断为乙型肝炎、早期肝硬化，曾两次因病情恶化出现腹水、吐血住院抢救。1988 年 1 月又因大量吐血和肝硬化腹水住进某医院。经住院治疗 3 个月之久，病情未见明显好转。患者精神负担沉重、生活无望、焦苦万分，乃出院。于 1988 年 4 月 25 日来诊，出院时化验，表面抗原 1∶128，黄疸指数 17 单位，麝香草酚浊度 21 单位，硫酸锌浊度 20.4 单位，麝香草酚絮状试验（＋＋＋＋），血清总蛋白 6.2％，白蛋白 2.6％，球蛋白 3.6％，丙氨酸氨基转移酶 325U/L，血小板计数 3.8 万/mm^3。症见：两胁痛、胁下癥积（肝脾肿大）、触痛、腹胀腹水、腹大如鼓、全身水肿、饮食不进、面色黧黑、牙龈出血、舌质暗淡、小便不利、脉弦涩，诊系肝硬化失代偿期，病情危急。中医辨证为虚瘀交错、血瘀肝硬、脾肾两虚、水津不化、水邪潴留，拟培补脾肾、祛瘀化癥、利水消肿法。治用舒肝消积丸，配服上面的经验方，稍施加减，连续服丸、汤药 3 个月，腹胀、腹水消除，诸症悉减，肝功能已接近正常。又服药治疗半年多，于 1989 年 3 月 6 日化验，除乙肝表面抗原滴度为弱阳性外，肝功能和蛋白电泳、血小板计数已完全恢复正常，脾肿大已回缩，诸症悉除，身体无任何不适。现已上班恢复工作。

● 降酶汤 （贵州名医孙定隆方）

【组成】茵陈 15g，板蓝根 30g，败酱草 15g，大蓟、小蓟各 15g，生薏苡仁 30g，赤芍 15g，重楼 15g，土茯苓 15g，露蜂房 15g。每日 1 剂，水煎取汁 300ml，分早、中、晚三次服，1 个月为 1 个疗程。

【功效主治】滋阴平肝，通络潜阳。主治乙肝，肝功能异常。本方系孙老用治急慢性肝炎肝功能异常的验方，对降酶和退黄、消除症状疗效显著。对乙肝病毒 DNA 的下降、HBeAg 的阴转效果较佳。

【方解】本方茵陈、板蓝根、败酱草、大蓟、小蓟、重楼清热解毒、活血化瘀，为治疗之要药；赤芍清热凉血，疏肝理气；生薏苡仁健脾利湿；土茯苓解毒除湿；露蜂房攻毒杀虫。诸药共用，清热解毒祛湿，活血化瘀，颇合其发病机制。

现代药理研究表明，茵陈及其有效成分 6,7-二甲氧基香豆素能增加胆汁的排泄，有明显的利胆和防治实验性肝炎的作用。板蓝根、败酱草对 HBsAg 有较强的抑制作用，赤芍可降低血清胆红素，即利胆退黄。重楼、土茯苓对 HBV-DNA 有抑制作用，可提高吞噬细胞功能。露蜂房对乙肝病毒有抵抗和抑制作用，能够增强食欲，改善睡眠，增强抵抗力，促进转氨酶降低。

【加减】热重加大黄 10g；湿热盛重用茵陈、败酱草；胁痛明显者加延胡索、郁金、丹参；腹胀加山楂、炒麦芽、炒谷芽、莱菔子、枳实；病程长，体虚者加黄芪、白术、太子参。

【验案】张某，男，25 岁。于 2007 年 10 月 12 日初诊，患者因右胁隐痛 1 个多月，伴食欲缺乏，神疲乏力，厌油，腹胀，大便溏秘交替，溲黄。无恶心呕吐，无发热，无腹痛、黑便；无皮肤黄染等症，舌红，苔薄黄腻，脉弦滑。体格检查：体温 36.5℃，呼吸 20 次/分，血压 110/70mmHg，神清，急性病容，皮肤巩膜无黄染，心肺无异常。肝上界在右锁骨中线第 6 肋间叩出，肝下界在锁骨中线肋缘下 2cm 处触及，边钝光滑，质中，有触痛。墨菲征阴性。腹平软，无压痛、反跳痛及肌紧张。移动性浊音阴性。实验室检查，肝功能：ALT 2143U/L，T-BIL 36μmol/L；乙肝系列：HBsAg（＋），HBcHb（＋），HBeAg（＋），HBV-DNA 2.67×10^7copies/ml。中医辨证为湿热中阻之胁痛，治以清热解毒、活血化瘀；方用降酶汤加减。药用：茵陈 30g，板蓝根 30g，败酱草 30g，大蓟、小蓟各 30g，生薏苡仁 30g，土茯苓 15g，重楼 15g，露蜂房 15g，丹参 15g，焦三仙各 15g。水煎服，每日 1 剂。

内服 1 个月后，诸症消失，体格检查：肝脏回缩、肝区无压痛。复查肝功 ALT 38U/L，T-BIL 12μmol/L。乙肝系列：大三阳，DNA 6.54×10^5copies/ml。

● 疏肝实脾解毒汤 （吉林名医张林方）

【组成】茵陈 50g，鸡骨草 30g，党参 30g，白术 30g，白花蛇舌草 25g，白芍 20g，当归 20g，茯苓 15g，北五味子 15g，虎杖 15g，青皮 10g，柴胡 10g，甘草 10g。1 日 1 剂，水煎，分 2 次空腹温服，或白糖水送下。忌食辛辣厚味、肥腻、生冷之物及醋，切忌酒类、房事、过劳、恼怒等不良刺激。

【功效主治】疏肝解郁，清肝泄胆。主要用于急慢性乙肝的肝功能失代偿前期及早期。即"胁痛""腹胀""肝瘟"的肝气郁结、肝郁脾虚、湿邪困脾之证型共同常见的脘腹胀满，右胁隐痛，食欲不佳，时有恶心，干呕，神疲乏力，大便不调，尿色淡黄，肝脏轻度肿大、质软，或有压痛、叩击痛，脾脏多无肿大，面微暗，舌淡红或暗，苔多黄腻或白腻，脉多见弦紧、细、涩等。

【方解】本方以四君（参、苓、术、草）健脾和胃、补益中气，中州健运，气血化生旺盛，百脉充盈，正气充足，故百病可去，这也是"实脾"的重要一环；还以逍遥之柴胡、白芍，另加青皮等以疏肝解郁，清泻肝胆郁热，因木邪亢旺，脾土生机必受乘伐进而则致中州失运，派生百病，故此治理肝病之时，培土补中，疏肝荣木，既可强身，又可祛邪。所以治疗乙肝首选疏肝实脾，防其已病致乱，方以当归活血化瘀而生新；以北五味子补肾养肝，益肺补心脾，生津填精；更以白花蛇舌草、茵陈、虎杖、鸡骨草等清热解毒，清涤营血中疫疠毒瘀。可在中州健运、气血充和、正旺本固的基础上资助解毒之品清除乙肝疫毒之邪，达其"治未病""治未乱"防传变而愈乙肝之疗效。

【加减】脘腹胀满，肝脾肿大者加砂仁、神曲、川楝子、垂盆草；胁痛重者加金钱草、延胡索、郁金；腹胀便溏者加猪苓、泽泻、白豆蔻；身目俱黄、便秘、尿黄者加大黄、栀子、板蓝根，重用茵陈；丙氨酸氨基转移酶（ALT）高而不降并腹胀重者加莱菔子、丹参，重用北五味子；"大三阳"久不转阴者加大青叶、金银花，重用白术、白芍、白花蛇舌草；手足烦热者加鳖甲、牡丹皮；月经不调、痛经、经期乳胀、胸闷不舒者加香附、橘叶、益母草，重用青皮等；乏力神疲者加枸杞子、桑椹，重用党参、北五味子；食少纳呆、厌油腻，时有干呕者加橘皮、竹茹、香橼。

【验案】王某，男，47岁，干部。自述：肝区时痛，胃脘胀满，食少纳呆，确诊乙肝大三阳2年余。常服中西药未见效。诊见：体瘦，面微暗无光泽，舌淡红、苔白腻，巩膜不黄，大便微稀，脉弦细而涩，血压正常，丙氨酸氨基转移酶220U/L，B超：肝波致密细小，网络欠清。素喜辛辣、肥腻之物，时有酗酒，性情急躁，易怒，很少有体力劳作。诊为慢性乙肝（肝郁脾虚为主）。

投以疏肝实脾解毒汤加大青叶25g、郁金10g、橘皮10g、莱菔子20g。1日1剂。

二诊：服上药7剂，胁痛减轻，余皆好转，继服上方7剂。

三诊：诸症减轻，超声检查肝胆脾胰正常，二便、饮食尚可，脉弦细，按上方去郁金、橘皮，又投10剂。

四诊：查肝功能，丙氨酸氨基转移酶80U/L，面有光泽，舌淡红，少苔，脉弦细。按上方又服20剂。

五诊：诸症均消，唯时有胁脘不舒，脉弦细，丙氨酸氨基转移酶正常，肝超声正常，投本方原量另加丹参 20g、神曲 10g、砂仁 10g。连服 20 剂。

六诊：查肝功能，丙氨酸氨基转移酶正常，诸症消退，病情痊愈，随访 2 年未见复发。

● 陈氏乙肝经验方（贵州名医陈仁贵方）

【组成】黄芪 30g，鸡骨草 30g，白术 20g，板蓝根 20g，败酱草 20g，丹参 20g，木香 20g，柴胡 15g，枳壳 15g，白芍 15g，茯苓 15g。水煎服，每日 1 剂，分 2 次或 3 次温服。

【功效主治】疏肝理气，益气柔肝。主治乙肝。

【方解】方中重用鸡骨草净化乙肝病毒滋生的土壤，使病邪无法新生。世医多认为柴胡伤阴，而陈老视柴胡为理气之佳品，用之得当，常应手而效，与木香、郁金配合，以理气解郁，气结散则血脉通。在剂量方面视病情放胆使用，不必担心阴伤之弊。配伍白芍，使疏肝不致耗散，理气不致伤阴，柔肝不致敛滞，临床收效甚好。

【加减】如见气郁化热，症见口干、烦躁、头痛眩晕等，酌加郁金、枸杞子、夏枯草等平肝泻热之品；病程长者酌加蜈蚣、地龙、全蝎、土鳖虫、黑蚂蚁等虫类药入络搜毒通络；转氨酶增高者，配虎杖、夏枯草、苦参、垂盆草、五味子、茵陈等以清热化湿，利胆降酶；免疫力低下者，配灵芝、肉桂等以振奋阳气，其中肉桂少量用之（3～5g）能生少火温脾土，通阴阳之气。

【验案】张某某，男，45 岁。2004 年 1 月 8 日初诊。患慢性乙型肝炎 3 年，3 个月前出现胸胁隐痛不适，以右胁为甚，兼有食欲缺乏、腹胀，近 10 天来症状加重而来求诊。诊见形体消瘦，面色萎黄，口苦咽干，肝区隐痛，脘腹痞闷，纳差少寐，倦怠乏力，大便溏滞不爽，小便色黄。舌质暗红、苔薄黄腻，脉弦数。有饮酒史 20 多年。乙肝三系检查：HBsAg、HbeAg、抗 HBs 均阳性。肝功能检查：丙氨酸氨基转移酶（ALT）113U/L，天冬氨酸氨基转移酶（AST）78U/L。辨证为湿热蕴结，瘀毒阻络。治宜清热祛湿，疏肝通络，化瘀解毒。处方：陈氏乙肝经验方加虎杖、田基黄、垂盆草、焦山楂各 30g，茵陈 40g，土茯苓、五味子各 20g，猪苓 15g。煎汁饭前温服，每日服 4 次。嘱清淡饮食，戒烟酒茶，调情志。服用 10 天后，患者感口苦咽干、脘腹痞闷改善，大便已成形，小便微黄，仍感胁肋时痛。考虑患者饮酒多年，肝病日久，正气不足，继以益气健脾、疏肝通络、化瘀解毒为主，前方加灵芝 20g，党参 15g，薏苡仁、葛花各 30g，蜈蚣 2 条。续服 1 个月后，复查肝功能正常，精力充沛，食欲渐佳，睡眠改善。上方去茵陈、田基黄、土茯苓、垂盆草、五味子，加黑蚂蚁 10g、炒水蛭 8g、肉桂 2g。又服 3 个月后，复查肝功能正常，HBsAg 转阴，抗 HBs 阳性。诸症已除，嘱加强锻炼，舒畅情志，注意饮食，上方加减续服 6 个月以善后。

肝 硬 化

　　肝硬化是临床常见的慢性进行性肝病，由一种或多种病因长期或反复作用形成的弥漫性肝损害。在我国大多数为肝炎后肝硬化，少部分为酒精性肝硬化和血吸虫性肝硬化。病理组织学上有广泛的肝细胞坏死、残存肝细胞结节性再生、结缔组织增生与纤维隔形成，导致肝小叶结构破坏和假小叶形成，肝脏逐渐变形、变硬而发展为肝硬化。早期由于肝脏代偿功能较强可无明显症状，后期则以肝功能损害和门静脉高压为主要表现，并有多系统受累，晚期常出现上消化道出血、肝性脑病、继发感染、脾功能亢进、腹水、癌变等并发症。

● 慢迁肝方 （海南名医罗凌介方）

　　【组成】柴胡 10g，当归 15g，白芍 15g，丹参 20g，党参 20g，白术 10g，茯苓 15g，神曲 20g，甘草 10g。水煎服，每日 1 剂，分 2 次或 3 次温服。

　　【功效主治】疏肝健脾，活血祛瘀，清热利湿。主治肝硬化。

　　【方解】该方由逍遥散加减而成，方中柴胡系辛散升发之物，疏泄肝气，以顺肝之性，使之不郁；当归、白芍养血柔肝，以涵其肝；木旺克土，肝郁乘脾，"实脾，则肝自愈，此治肝补脾之要妙也"，故加入党参、茯苓、白术、甘草（四君子汤）以补土，以培其本，并以神曲增强健脾益胃消食之功；丹参活血化瘀，现代药理研究证实丹参能抑制或减轻肝细胞变性、坏死及炎症反应，促进肝细胞再生，并有抗纤维化作用；全方共奏疏肝健脾、活血化瘀、清热利湿之功。

【加减】湿热较重者加入薏苡仁、半枝莲健脾祛湿、清热解毒；腹水者加入大腹皮利水消肿。

【验案】陈某，男，67岁，因"腹胀、尿少、尿黄4天"于2004年月10月8日来门诊就诊。查体：巩膜轻度黄染，颈部、胸部可见数个蜘蛛痣，腹部稍隆起，可见腹壁静脉曲张，肝区叩击痛，肝肋下未触及，脾肋下触及1cm肿块，质软，边清，腹水征（＋），舌淡红，苔黄微腻，脉弦滑。肝功能示：T-BIL 45.7μmol/L，ALT 179U/L，AIB 28g/L，A/G 0.8，HBsAg（＋）；B超：门静脉内径15mm，提示肝硬化并少量腹水，脾大。中医诊断：臌胀（肝郁脾虚，瘀浊中阻）。治以疏肝健脾、活血利湿。用慢迁肝方加味治疗，药用：柴胡15g，当归15，白芍15g，丹参20g，党参20g，白术10g，茯苓15g，甘草10g，神曲15g，半枝莲15g，大腹皮15g，薏苡仁20g。用法：水煎服，每日1剂，早晚分服，连服3周。11月2日复查肝功能示：T-BIL 21μmol/L，ALT 67U/L，AIB 30g/L，A/G 0.9；B超示：门静脉内径13mm，提示肝硬化。坚持治疗3个月后复查，肝功能正常，B超示：门静脉内径12mm，提示肝硬化。随访1年，患者生活如常。

急性胰腺炎

急性胰腺炎是多种病因导致胰酶在胰腺内被激活后引起胰腺组织自身消化、水肿、出血甚至坏死的炎症反应。临床以急性上腹痛、恶心、呕吐、发热和血胰酶增高等为特点。病变程度轻重不等，轻者以胰腺水肿为主，临床多见，病情常呈自限性，预后良好，又称为轻症急性胰腺炎。少数严重患者胰腺出血坏死，常继发感染、腹膜炎和休克等，病死率高，称为重症急性胰腺炎。

● 柴芩承气汤 （四川名医陈鸣方）

【组成】柴胡 12g，黄芩 1g，金钱草 20g，大黄 15g（后下），芒硝 15g（冲），枳实 12g，厚朴 12g，白芍 12g。水煎服，每日 1 剂，分 2 次或 3 次温服。

【功效主治】清热利湿，疏肝利胆，泻热通腑。主治急性胰腺炎。

【方解】方中大黄、芒硝峻下热结；枳实、厚朴破壅滞，消痞满；柴胡、黄芩疏肝利胆，清热解毒；金钱草利湿利胆；白芍缓急止痛。

【加减】热重，加金银花、连翘；呕吐重，加竹茹、法半夏；湿热重，加茵陈、栀子、龙胆；血瘀重，加延胡索、赤芍、川芎、丹参；食积重，加莱菔子、焦三仙；有瘀块形成，加三棱、莪术。

【验案】患者，男，49 岁，2009 年 10 月 26 日初诊。主诉：上腹部绞痛，伴恶心呕吐、畏寒发热 26h。患者 1 天前聚餐饮酒后骤发上腹部绞痛，伴恶心呕吐、恶寒发热，继之腹胀难忍，逐渐加重。现症：上腹满痛、拒按，身热，口渴，尿赤，舌质红，苔黄腻，脉濡数。血常规检查示：WBC 11×10^9/L，中性粒细胞 82%，血淀粉酶 980U/dl（Somogyi 法），尿淀粉酶 2040U/dl（Somogyi 法）。B 超、CT 检查均提示：胰腺肿大，密度不均，边缘不清，胰周积液。西医诊断：急性重症胰腺炎。证属肝胆湿热。治宜清热利湿，疏肝利胆，泻热通腑。给予柴芩承气汤加减。处方：柴胡 12g，黄芩 15g，金钱草 20g，大黄 15g（后下），芒硝 15g（冲），枳实 12g，厚朴 12g，莱菔子 20g，白芍 12g，延胡索 15g，赤芍 20g，川芎 12g。水煎，每天 1 剂，先用中药灌肠，每次 100ml，每天 3 次。治疗 2 天后，发热减退，腹痛减轻，大便通，排出较多黄色稀便，但仍时有腹胀、恶心欲吐，苔薄、黄腻，脉滑数。将上方中大黄、芒硝减量至 12g，去金钱草，加白术 10g、半夏 10g、砂仁 10g，改为胃管注入中药，1 次 100ml，1 天 3 次。治疗 3 天，腹痛消失，矢气多，腑气畅，腹胀微，稀便每天 4～5 次，舌质略暗红，苔薄白，脉弦滑。改为中药口服，上方去芒硝、莱菔子、半夏，将大黄改为酒大黄 6g，加山楂 15g、丹参 10g、玄参 12g、石斛

10g。服药 3 剂，诸症悉除，纳食、二便可，舌苔薄白，脉弦。血常规复查示：血、尿淀粉酶均正常。CT 检查提示：胰腺较前明显缩小，胰周积液消失。

● 胰腺炎方 （上海名医张伯臾方）

【组成】生大黄（后下）9g，玄明粉（冲）9g，枳实 12g，生山楂 15g，大血藤 30g，败酱草 30g。水煎服，每日 1 剂，分 2 次或 3 次温服。

【功效主治】清热解毒，通里攻下。主治急性胰腺炎。症见心下剧痛、拒按，痛引两胁，腹胀满，呕吐，嗳腐，苔黄腻，脉弦滑。

【方解】方取大黄之苦寒泻火，荡涤肠胃；玄明粉之咸寒润燥，软坚破结；枳实之苦温行气，破结除满；山楂消导肉食积滞；大血藤、败酱草解毒排脓、化瘀消肿。药少功专，共奏清热解毒、通里攻下之效。

【验案】曙光医院内科病房曾用本方治疗 128 例急性胰腺炎患者，其中除 2 例经尸体解剖证实属坏死性胰腺炎治疗无效外，其余 126 例均在短期内获得痊愈（包括 3 例合并休克的病例），腹痛消失时间均为 2.4 天，血、尿淀粉酶恢复正常时间分别平均为 3 天和 3.6 天。

慢性胰腺炎

慢性胰腺炎是由胆道疾病或酒精中毒等因素导致的胰腺实质进行性损害和纤维化，常伴钙化、假性囊肿及胰岛细胞减少或萎缩。主要表现为腹痛、消瘦、营养不良、腹泻或脂肪痢，后期可出现腹部包块、黄疸和糖尿病等。

● 参芩半夏汤 （湖北名医李会波方）

【组成】太子参 10g，黄芩 6g，茵陈 10g，生白术 10g，半夏 6g，陈皮 6g，竹茹 10g，赤芍 10g，白芍 10g，葛根 10g，砂仁 6（后下），山药 10g。水煎服，每日 1 剂，分 2 次或 3 次温服。

【功效主治】清热利湿化瘀，滋阴益气健脾。主治慢性胰腺炎。

【方解】方中太子参、白术理脾而兼能渗湿，脾胃属土，虚则百病生，脾喜甘喜燥故用。白术、陈皮化痰祛湿；脾喜香故用砂仁；脾土恶水故用山药治肾；葛根入肺能升能降能载诸药上浮以通天气于地道而无气滞之虑；半夏辛而散痞，能利膈，故为君药；湿热互结于胸必用苦以降之用寒以清之，故用黄芩配合半夏辛开苦降；赤芍则能化毒热之瘀血；竹茹味淡而凉，善开胃郁降胃中上逆之气而治呕吐。

消化道出血

消化道出血是临床常见症候群，可由多种疾病所致。消化道是指从食管到肛门的管道，包括食管、胃、十二指肠、空肠、回肠、盲肠、结肠及直肠。上消化道出血是指十二指肠悬韧带（Treitz 韧带，译为屈氏韧带）以上的食管、胃、十二指肠、上段空肠以及胰管和胆管的出血。十二指肠悬韧带以下的肠道出血统称为下消化道出血。随着内镜技术的发展，新名词"中消化道"改变了对消化道传统分段概念的认识。新定义以十二指肠乳头、回盲瓣为标志，将消化道分为"上消化道"（十二指肠乳头以上）、"中消化道"（十二指肠乳头至回盲瓣）和"下消化道"（盲肠、结肠、直肠）。

● 溃疡止血方 （江苏名医谢昌仁方）

【组成】黄芪 15g，太子参 12g，白术 6g，炙甘草 5g，当归 6g，白芍 10g，阿胶珠 10g，地榆炭 10g，侧柏炭 10g，海螵蛸 12g，煅龙骨、煅牡蛎各 15g。水煎服，每日 1 剂，分 2 次或 3 次温服。

溃疡止血粉：海螵蛸 3 份，白及 2 份，三七粉 1 份。溃疡止血粉按以上比例混合，共研极细末，每次 5～10g，每日 2～3 次，温水服下。

【功效主治】溃疡止血方：健脾益气，养血止血，和营定痛。溃疡止血粉：收敛止血，活血化瘀，制酸止痛，生肌护膜。

【方解】方中黄芪、太子参、白术、甘草益气固血，当归、白芍活血止血，阿胶珠、地榆炭、侧柏炭收敛止血，海螵蛸、龙骨、牡蛎敛酸护胃。白及、三七粉为止血化瘀要药，止血而不留瘀。

【验案】潘某，男，32岁，某厂技术员，住院号41565。患者1971年起即有胃脘痛病史，钡餐拍片诊断为十二指肠球部溃疡。1980年7月1日上午突然解柏油样便约600g，伴胃脘疼痛，纳谷减少。实验室检查大便潜血（＋＋＋＋），乃收入院。入院时面色少华，神倦乏力，四肢欠温，纳谷不香，大便色黑如柏油样，日解1次，苔薄白，脉濡。此属久病入络，脾胃虚弱，中阳不运，气不摄血，血从下溢。治以益气摄血法。药用：黄芪15g，太子参12g，白术6g，炙甘草5g，当归16g，白芍10g，阿胶珠10g，地榆炭10g，侧柏炭10g，海螵蛸12g，煅龙骨、煅牡蛎各15g。服药2剂，加溃疡止血粉10g，每日3次，大便转黄，潜血转阴，上腹部无不适，精神较佳，纳谷亦香。

【按语】上消化道出血大致分为脾胃虚寒型与肝胃不和型，临床治疗以益气摄血为主，本方即是根据上消化道出血患者大多为脾胃虚寒并以溃疡出血为多而设。即使是肝胃不和型患者，大多因久病或出血等因素而致脾胃虚寒，不能统血者屡见不鲜，根据辨证属虚多实少，治疗大法仍以益气摄血为主，仍用本方。但胃脘胀痛明显、舌苔厚腻者不宜使用本方。

● 泄热止血方 （广东名医何扳龙方）

【组成】大黄15g，黄连、黄芩各10g，地榆、虎杖各20g，紫珠草30g。水煎服，每日1剂，分2次或3次温服。另配服生大黄粉每次1g，冷开水冲服，每日3次。

【功效主治】清热破积，凉血止血。主治中老年轻中度高血压病，属阴虚阳亢型。症见头晕目眩，面部烘热，颈项强痛，小便黄，舌质暗红或紫暗苔薄，脉细弦。

【方解】方中黄连、黄芩清热泻火，大黄通腑泄热，虎杖既清热解毒又能助大黄以通便，地榆、紫珠草凉血止血。综合全方，则有清热泻火、通腑泄热、凉血止血的作用。

【加减】头晕、心悸者，加生龙骨、生牡蛎各30g，阿胶15g（烊服）；偏阳虚者，加灶心土30g，艾叶20g；胃热炽盛者，加重大黄用量至 20g；伤食者，加炒山楂 10g，谷芽、麦芽各 30g。

【验案】何某，男，70 岁，住院号 46848。2 年前发现十二指肠球部溃疡，有饮酒嗜好。1994 年 1 月 27 日，在无明显诱因下，开始解黑色大便，每天 1 次。曾在当地医院及本院门诊治疗，具体用药不详，症状未见好转。1994 年 1 月 31 日因眩晕、心悸，体温 36.5℃，脉搏 90 次/分，呼吸 20 次/分，血压 16/9kPa（120/67mmHg）。神志清醒，精神疲倦，面色苍白，呼吸平顺。心率 90 次/分，腹平软，上腹部剑突下轻度压痛。舌淡红，苔薄黄，脉细数。血红蛋白 65g/L，红细胞计数 2.2×10^{12}/L，白细胞计数 5.4×10^9/L，血小板 146×10^9/L。大便潜血试验（＋＋＋＋）。纤维胃镜检查见十二指肠球部溃疡、出血性胃炎。西医诊断为十二指肠球部溃疡、出血性胃炎、重度上消化道出血。中医诊断为血证，黑便，胃中积热型。治以清热泻火、凉血止血法。处方：大黄、黄连、黄芩各 10g，煅瓦楞子、紫珠草、地榆、白及各 30g。每天 1 剂，加清水 3 碗，煎至 1 碗，顿服。并用冷开水送服大黄粉 1g，每天 3 次。同时给予输血、补液等对症支持疗法。次日查房时，患者诉排黑烂便 3 次，疲倦，四肢乏力加重，胃纳欠佳。舌淡，苔薄白，脉弦细。根据患者症状、舌脉综合分析，认为胃热已除，以脾虚表现为主。给予补气健脾方法治疗。处方：党参、白术、茯苓各 20g，煅瓦楞子、紫珠草、黄芪各 30g，白及 12g，炙甘草 10g。每天 1 剂，水煎服。同时大黄粉改用云南白药，每次 1g，每日 3 次，开水冲服。经上述治疗 4 天，患者大便转为黄色，大便潜血试验阴性。继用四君子汤加怀山药、枸杞子、黄精、熟地黄等气血双补调理。共治疗 8 天出院。

【按语】本方清热破积、凉血止血，曾治胃中积热者 30 例，有效率达 90%，临床治愈率 80%。

● 上消止血汤 （广东名医赵钦波方）

【组成】三七粉 8g（冲），白及、煅海螵蛸各 12g，侧柏炭、党参各 15g，炙甘草 6g。水煎服，每日 1 剂，分 2 次或 3 次温服。

【功效主治】温胃健脾，活血止血。主治上消化道出血。

【方解】本方的立法，是遵循唐容川统治血证之大纲，即以止血、消瘀、宁血、补血四大法为基础。在选择药物时，争取采用一药多用，配伍合拍。方中之三七，具有活血化瘀、止血止痛之功能，已广泛用于各种血证和瘀血阻滞的痛证，现代药理学实验证明，三七止血机制在于缩短凝血酶原时间及提高血小板计数；白及中含有白及胶，其性极黏，有收敛止血及生肌作用，并能促使红细胞凝集，明显缩短凝血时间及凝血酶原时间，其黏液质可能形成薄膜覆盖于创面而达止血目的；煅海螵蛸既止血，又制酸，动物实验证明其对消化性溃疡的有效率可达67%。三药合用，相得益彰，共奏阻遏出血和消瘀止血之功效，达到"血循经行"的目的。再加侧柏炭凉血止血，党参补气摄血，炙甘草调和诸药，兼补脾益气。诸药配伍，重标顾本，药力更宏，共奏残瘀尽祛，新血自守的作用。

【加减】偏脾胃虚寒者加干姜炭、砂仁、木香；偏脾虚肝郁者加郁金、延胡索、白芍、香附；偏脾虚湿热者加黄连、法半夏、陈皮、黄芩；偏气滞血瘀者加五灵脂、赤芍、延胡索、木香。

【验案】郑某，男，61岁，1989年7月28日入院，住院号2664。患者1984年曾患十二指肠球部溃疡并出血。4天前因过劳及饮食失常，又复胃脘隐胀不适，未就医，2天来排黑便2次，每次约400g，伴眩晕，神疲乏力，素喜热食。检查：面色苍白无华，语气低沉，口气臭秽，大便呈暗黑色，小便短赤，脉搏82次/分，心、肺、肝、脾（-），胃脘部轻压痛，无拒按。舌淡红、体胖、边有齿印，苔黄腻，脉沉细数。大便潜血（＋＋＋＋），血红蛋白66g/L。西医诊断：慢性十二指肠球部溃疡合并出血（中度）。中医诊断：便血（脾胃虚寒，夹湿化热）。拟用上消止血汤加法半夏、陈皮各8g，黄连6g，茯苓15g，连服3剂，配合补液、输血300ml。3天后大便潜血（±），在7天内复查3次，均为阴性，神色明显改善，眩晕、脘痛已愈，血压、脉搏恢复正常，出血已止。但考虑瘀滞于经遂之血尚未复故道，随时尚可妄走外溢，宗上方适当加减再进6剂。而后改用归脾汤调治，治疗半个月康复出院。出院前复查血红蛋白101g/L，钡餐透视诊断为慢性十二指肠球部溃疡。

【按语】赵钦波拟用上消止血汤临床治疗上消化道出血100例，显效45例，有效51例，无效4例，总有效率96%，平均止血时间4.3天。

第四节　泌尿系统疾病秘验良方

尿路感染

尿路感染又称泌尿系统感染，是尿路上皮对细菌侵入导致的炎症反应，通常伴随菌尿和脓尿。主要临床表现是膀胱刺激征，即尿频、尿急、尿痛，膀胱区或会阴部不适及尿道烧灼感；尿频程度不一，严重者可出现急迫性尿失禁；尿混浊，尿液中有白细胞，常见终末血尿，有时为全程血尿，甚至见血块排出。一般无明显的全身感染症状，体温正常或有低热。

◉ 加减八正散 （贵州名医冯先波方）

【组成】瞿麦 20g，萹蓄 20g，夏枯草 15g，滑石 15g，木通 10g，车前草 30g，焦栀子 10g，盐黄柏 15g，虎杖 15g，黄芩 15g，石韦 30g，大血藤 30g，台乌药 15g，怀牛膝 15g，萆薢 30g，甘草 10g。水煎服，每日 1 剂，分 2 次或 3 次温服。

【功效主治】清热解毒，利尿通淋。主治泌尿系统感染，症见尿频、尿急、尿痛、小便短少、尿黄等。

【方解】八正散是针对湿热下注引起的病症，故凡是湿热所致的下焦病症、男女生殖系统方面的疾患均可应用。方中重用车前草，清热利尿作用明显，民间常用单味药煎服治疗淋证之小便不利。重用石韦，利水通淋，清肺泻热，《神农本草经》中记载石韦"主劳热邪气，五癃闭不通，利小便水道"；大血藤清热解毒利尿；萆薢利湿去浊，《本草正义》中称其"性能流通脉络而利筋骨，入药用根，则沉坠下降，故主治下焦"；虎杖清热解毒利湿，《药性论》称其"治大热烦躁，止渴，利小便，压一切热毒"；滑石通窍门以利溲；生甘草泻火缓茎中之痛；木通降火利小肠之水；栀子清三焦之热。

【验案】郭某，女，30 岁，2007 年 8 月 16 日就诊。患者 1 周来恶寒发热，腰酸身倦，小腹拘急胀痛，尿频，尿急，尿痛，尿色深黄混浊。就诊西医院行尿常规：脓细胞（＋＋）、红细胞（＋＋）、白细胞（＋＋＋）、蛋白（＋）；血常规示白细胞明显升高。服用西药诺氟沙星 3 天未效。舌红苔黄腻，脉滑数。辨证属下焦湿热下注，蕴结膀胱，治宜清热利湿、利尿通淋，予以八正散加减。处方：瞿麦 20g，萹蓄 20g，夏枯草 15g，滑石 15g，木通 10g，车前草 30g，焦栀子 10g，盐黄柏 15g，虎杖 15g，黄芩 15g，石韦 30g，大血藤 30g，台乌药 15g，怀牛膝 15g，萆薢 30g，甘草 10g。

嘱服 3 剂，日 1 剂，早晚分服。嘱多饮水，忌食辛辣、肥甘厚味之品，同时穿宽松透气内裤。

二诊：服 3 剂后，热退，尿频、尿急、尿痛症状大减。尿常规：脓细胞（＋）、红细胞少许、白细胞（＋）、蛋白（－），血常规示白细胞数下降。前方既效，效不更方。又服 3 剂后，症状消失，尿常规正常。

急性肾小球肾炎

急性肾小球肾炎是以急性肾炎综合征为主要临床表现的一组原发性肾小球肾炎。其特点为急性起病，血尿、蛋白尿、水肿和高血压，可伴一过性氮质血症，具有自愈倾向。常见于链球菌感染后，而其他细菌、病毒及寄生虫感染亦可引起。

● 健脾利水汤 （河南名医李军方）

【组成】泽泻 9g，猪苓 9g，桑白皮 15g，大腹皮 15g，木香 6g，党参 15g，白术 15g，淫羊藿 9g，制附子 6g，益母草 30g，白茅根 30g。日 1 剂，水煎分早晚 2 次服。1 个月为 1 个疗程。

【功效主治】健脾消肿，助阳利水。主治急性肾小球肾炎。

【方解】方中泽泻、猪苓利水渗湿；桑白皮肃降肺气，以通调水道；大腹皮行水气，消胀满；党参、白术、木香理气健脾；淫羊藿、制附子助肾阳，司开阖，以利小便；益母草活血祛瘀，利尿消肿；白茅根凉血止血，同时增强利水之作用。诸药合用，共奏健脾消肿、助阳利水之功，符合急性肾小球肾炎从肺、脾、肾论治的原则。

【加减】若伴明显咳嗽气喘，脉浮者，加麻黄、桂枝、杏仁、桔梗；咽痛、口干、舌红、脉数者，加金银花、连翘、板蓝根、牛蒡子；皮肤感染者，加紫花地丁、蒲公英；尿有红细胞者，加大蓟、小蓟、蒲黄；腰痛者，加桑寄生、杜仲；尿蛋白者，加土茯苓、草薢；恢复期蛋白仍不退者，加黄精、黄芪、当归；红细胞仍不退者，加墨旱莲、女贞子。

【验案】朱某，男，18岁，因周身水肿20余天，于1998年10月22日初诊。患者于20天前发热发冷，2天后眼睑、颜面浮肿，曾用青霉素治疗10天浮肿消失。但2天后复发，浮肿继而延及全身前来就诊。症见精神稍差，面色苍白，尿频尿少，颜面及双下肢凹陷性水肿呈中度，呼吸困难，纳差，咽部发红，舌质淡红，脉细弱无力。查体：体温36.8℃，血压100/84mmHg，扁桃体Ⅱ度肿大，两肺呼吸音粗糙，尿常规：蛋白（＋＋＋＋），红细胞（＋＋），脓细胞（＋），颗粒管型（＋＋）。证属肺失治节，宣降失职，脾失运化，水湿内停，伤及肾络。治宜健脾消肿，温阳利水。

处方：健脾利水汤加土茯苓、小蓟、蒲黄、板蓝根，服7剂后，小便清长，水肿消退，诸症明显好转。尿检：蛋白（＋＋），红细胞（＋），脓细胞少量，颗粒管型（＋）。上方去板蓝根、大腹皮，加草薢、黄精、墨旱莲。继服14剂后复诊，临床症状、体征全部消失，尿检正常，再服7剂以巩固疗效，随访1年未复发。

【疗效】本方共观察治疗43例，其中痊愈29例，显效7例，有效4例，无效3例，有效率为93％。浮肿消退时间平均为7天，血压下降为12天，尿蛋白转阴18天，红细胞消失16天，管型消失10天。

慢性肾小球肾炎

慢性肾小球肾炎简称慢性肾炎，系指以蛋白尿、血尿、高血压、水肿为基本临床表现，起病方式各有不同，病情迁延，病变缓慢进展，可有不同程度的肾功能减退，具有肾功能恶化倾向和最终将发展为慢性肾衰竭的一组肾小球病。

● 化瘀益肾汤 （云南名医李琦方）

【组成】红花 10g，当归 15g，牡丹皮 12g，杜仲 15g，桃仁 10g，川芎 12g，怀山药 20g，茯苓 15g，黄芪 30g，益母草 15g，白术 12g，丹参 15g，生地黄 15g，山茱萸 15g，黄精 15g，甘草 6g。水煎服，每日 1 剂，分 2 次或 3 次温服。

【功效主治】健脾益肾，祛瘀通络。主治慢性肾小球肾炎。

【方解】方中红花活血通经，祛瘀止痛；气虚血行无力而致瘀，黄芪配合红花以益气行血，化瘀而不伤气，共为君药。配伍桃仁、丹参助红花活血化瘀，祛瘀止痛；当归活血养血；生地黄滋阴凉血，补肾填精；山茱萸补养肝肾；怀山药滋肾健脾为臣药。佐以益母草活血利水消肿；川芎行气活血；牡丹皮化瘀止血；茯苓健脾化湿，助肾泄浊；黄精补气养阴，健脾益肾；杜仲补益肝肾；白术健脾益气。甘草调和诸药，为使药。

【加减】血尿重者加炒蒲黄、大蓟、小蓟、藕节、地榆、白及、仙鹤草等；头晕目眩者，加夏枯草、钩藤、菊花、天麻等；腰痛、腰膝酸软者加川断、桑寄生、狗脊、肉苁蓉等；口干明显者加太子参、玄参、麦冬等；口苦者加茵陈、龙胆等；水肿者加赤小豆、猪苓、泽泻等；心烦失眠者，加首乌藤、酸枣仁等；有蛋白尿者，加芡实、金樱子、地龙、僵蚕等；兼轻度尿路感染者，加败酱草、萹蓄、瞿麦、金钱草、车前草等。

肾病综合征

肾病综合征（NS）是由多种病因引起，以肾小球基膜通透性增加，表现为大量蛋白尿、低蛋白血症、高度水肿、高脂血症的一组临床症候群。

● 滋肾解毒化瘀汤 （湖北名医张琳琪方）

【组成】生地黄 10g，知母 10g，黄柏 12g，积雪草 30g，地骨皮 30g，丹参 30g，茯苓 30g，川牛膝 20g，地龙 10g。水煎服，每日 1 剂，分 2 次或 3 次温服。

【功效主治】养阴解毒，活血化瘀。主治肾病综合征，特别是长期服用激素的患者，能减轻激素的毒副作用。

【方解】本方以生地黄、知母这一药对共为君药。生地黄，性寒味甘苦，归心、肝、肾经，《药类法象》记载其"凉血，补血，补肾水真阴不足"，有清热凉血、养阴生津之功。知母，性寒味苦甘，归肺、胃、肾经，《神农本草经》谓其"主消渴热中，除邪气肢体浮肿，下水，补不足，益气"，有清热泻火、滋阴润燥之功。两药相须，可增强清热泻火的治疗效果。黄柏为苦寒之品，归肾、膀胱、大肠经，功主清热燥湿、泻火解毒、退虚热。本品入肾可泻相火，治疗阴虚火旺、骨蒸潮热、腰酸、耳鸣、遗精盗汗症。积雪草亦为苦寒之品，归肝、脾、肾经，有清热利湿、解毒消肿之功。黄柏、积雪草共为臣药。地骨皮凉血退蒸，清肺降火，能清肝肾之虚热，除有汗之骨蒸；地龙咸寒，归肝、脾、膀胱经，有清热结、利水道之功，《本草纲目》谓其："性寒而下行，性寒故能解诸热疾，下行故能利小便，治足疾而通经络也。"丹参有活血调经、凉血消痈、安神之功；川牛膝归肝、肾经，以活血祛瘀见长，且可补肝肾、强筋骨、利水通淋、引火下行；茯苓性平，无寒热之偏，归心、脾、肾经，利水渗湿，可用于各种水肿，又可健脾安神，治疗心悸、失眠，皆为佐药。

【疗效】用本方临床治疗观察 30 例肾病综合征患者，完全缓解 16 例（53.3%），部分缓解 4 例（13.3%）、有效 4 例（13.4%）、无效 6 例（20.0%），总有效率为 80%。

● 附：肾病综合征蛋白尿——仙芪补肾汤（广东名医黄春林方）

【组成】淫羊藿 15g，黄芪 30g，杜仲 25g，菟丝子 15g，女贞子 15g，当归 6g，怀山药 20g，芡实 20g，茯苓皮 30g，炒薏苡仁 30g，丹参 25g，石斛 20g，藿香 15g，甘草 5g。水煎服，每日 1 剂，分 2 次或 3 次温服。

【功效主治】补肾健脾，养肝活血，利水消肿。主治肾病综合征见大量蛋白尿者。

【方解】方中黄芪益气、健脾、升清、利水为君药；淫羊藿、杜仲、菟丝子、女贞子补肾养肝共为臣；黄芪合当归为当归补血汤，可健脾益气养肝血而为臣；芡实、怀山药健脾固肾摄精为臣；炒薏苡仁、茯苓皮健脾利水渗湿为佐；藿香芳香化湿醒脾为佐；丹参、石斛养阴活血和络为佐；甘草调和诸药。

【验案】黄某某，女 57 岁，退休人员，住广州荔湾区。患者因水肿 3 天，于 2009 年 12 月 3 日到广州某三甲医院门诊检查发现：尿蛋白（＋＋＋），尿蛋白定量 5.472g/24h，血浆白蛋白降低（20.6g/L）；"丙肝"相关检查：HCV(＋)，HCV-RNA：1.0×10^6 IU/ml，诊断为：肾病综合征，急性丙型病毒性肝炎。经西医非免疫治疗后，效果不明显，遂于 2011 年 5 月转至门诊就诊。

入院时症见：疲乏，腰酸，纳差，肢肿，手麻，夜尿 5～6 次/晚。查体：舌质淡暗，舌苔薄白，脉象关弦尺沉。双下肢中度水肿。

实验室检查：尿蛋白（＋＋＋），尿蛋白定量 7.266g/24h；肾活检，不典型膜性肾病伴 FSGS（顶端型）。西医诊断：肾病综合征不典型膜性肾病伴 FSGS（顶端型），丙型肝炎。中医辨证：病名，水肿；证型，脾肾两虚、水湿瘀阻。中药处方：自拟仙芪补肾健脾汤加减。药用：淫羊藿 15g，黄芪 30g，杜仲 25g，菟丝子 15g，女贞子 15g，枸杞子 15g，芡实 25g，茯苓皮 50g，丹参 20g，灵芝 15g，石斛 15g，藿香 15g，甘草 5g。

调整方案之后，精神、体力逐渐康复，腰酸、手麻逐渐减轻，水肿缓慢消退，夜尿明显减少。1 年后，病情明显改善，尿蛋白定性（＋＋＋～＋＋＋＋），降为（－）；定量从 5～7g/24h，降为正常；血清白蛋白从 20.6g/L 升至 35.8g/L，其他指标，除丙肝 HCV-RNA 之外，均基本恢复正常。

肾性血尿

肾性血尿是指血尿来源于肾小球，临床上表现为单纯性血尿，或血尿伴蛋白尿，多见于原发性肾小球疾病，如 IgA 肾病、系膜增殖性肾炎、局灶性肾小球硬化症、肾囊肿、多囊肾，也可见于继发性肾小球疾病如紫癜性肾炎、狼疮肾炎。

● 尿血汤 （吉林名医赵振昌方）

【组成】 黄芪 30g，山药 15g，党参 20g，生地黄、熟地黄各 20g，白术 20g，山茱萸 20g，小蓟 30g，白茅根 50g，牡丹皮 15g，杜仲 15g，菟丝子 15g，当归 15g，桃仁 15g，赤芍 15g，川芎 15g，牛膝 20g，丹参 15g，三七粉 15g（兑药冲服）。水煎服，每日 1 剂，分 2 次或 3 次温服。

【功效主治】 补肾健脾，化瘀通络，凉血止血。主治肾性血尿。

【方解】 方中黄芪、山药、白术、党参等补气健脾；生地黄、熟地黄、杜仲、菟丝子滋养补肾，使先天得后天之养，后天借先天之阴阳以为滋润；丹参、三七、当归、桃仁、赤芍、川芎活血化瘀，通利小便而止血；白茅根、小蓟、三七等止血而不留瘀，共凑凉血止血、活血止血之功。

【加减】 大便偏干者，加肉苁蓉 15g；顽固性尿血者，加仙鹤草 20g、蒲黄炭 10g。

【验案】 梁某某，男，52 岁，2012 年 7 月患者因 "反复血尿 2 年，加重 5 天" 前来就诊。现病史：患者缘于 2010 年因外感后出现肉眼血尿，就诊于当地医院，查尿常规示：尿蛋白（＋），尿潜血（＋＋），诊断为慢性肾小球肾炎，予金水宝、血尿胶囊等治疗，症状有所缓解。后时有反复，迁延不愈。

5 天前患者无明显诱因出现血尿加重，尿液颜色加深，来中医求诊。时症：尿血，颜色暗红，少气乏力，纳差食少，大便略溏，腰膝酸软，少腹时有疼痛，唇色略紫暗，舌红苔少、边有瘀点，脉细涩。尿常规：尿蛋白（＋），尿潜血（＋＋＋）；血尿定位示尿红细胞形态：异形红细胞占 80％。BP 130/80mmHg。审症求因，辨为肾性血尿（脾肾两虚兼瘀血阻络证）。西医诊断为慢性肾小球肾炎。治以补肾健脾、化瘀通络、凉血止血。药用：黄芪 30g，山药 15g，党参 20g，生地黄、熟地黄各 20g，白术 20g，山茱萸 20g，小蓟 30g，白茅根 50g，牡丹皮 15g，肉苁蓉 15g，杜仲 15g，菟丝子 15g，当归 15g，桃仁 15g，赤芍 15g，川芎 15g，牛膝 20g，丹参 15g，三七粉（兑药冲服）15g。每日 1 剂，水煎分 3 次服。

药后 2 周前来复诊，血尿颜色明显减轻，乏力好转，气力渐增，食欲好转，腰痛好转，无少腹疼痛，唇色略紫暗，舌红苔少、边有瘀点，脉细涩。尿常规：尿蛋白恢复阴性，尿潜血（＋＋）。效不更方，前方去肉苁蓉，加用仙鹤草20g，继续服用2周。后患者前来复查，尿常规示：尿潜血（＋），患者自觉症状明显好转，但仍时有腰部酸痛、乏力之感，尿液颜色恢复正常，大便正常，舌质淡红，苔红，脉细，应继续补肾健脾，佐以化瘀，顾护脾胃，在原方基础上随症加减，继服3周后，尿常规恢复阴性，仍继续巩固2个月，患者遵医嘱，后致电患者，诉未有反复之象。嘱患者注意饮食及生活上的调摄。

● 益肾血尿汤 （广东名医骆继杰方）

【组成】黄芪30g，生地黄15g，紫苏叶10g，怀山药10g，山茱萸10g，牡丹皮10g，茯苓10g，泽泻15g，连翘10g，白茅根30g，紫草15g，紫花地丁15g，三七10g，甘草5g。水煎服，每日1剂，分2次或3次温服。

【功效主治】以滋养肾阴、益气健脾为主，兼凉血止血、活血化瘀。主治肾性血尿。

【方解】其中黄芪配怀山药益气健脾升清；茯苓、泽泻渗利水湿；牡丹皮配三七活血止血消瘀；紫苏叶则行气消滞，宣通三焦气机，且紫苏叶与性质滋腻的生地黄相配后是取其疏通气机之用，连翘、白茅根、紫草、紫花地丁相合则可清热凉血止血。该方立法是以滋养肾阴、益气健脾为主，兼凉血止血、活血化瘀。

【加减】如肾阳虚明显者，益肾血尿方中加淫羊藿、肉苁蓉；脾阳虚明显者加炒白术或合理中丸加减治疗；肝阳上亢者在原方中加怀牛膝、杜仲、石决明或合天麻钩藤饮加减治疗；咽喉疼痛者，加玄参、牛蒡子、板蓝根等；瘀血表现明显者加丹参、赤芍等；水肿明显者可加重茯苓、泽泻用量或合五苓散加减治疗；胃脘痛明显者，加佛手、海螵蛸。

慢性肾功能衰竭

慢性肾衰竭是指各种肾脏病导致肾脏功能渐进性不可逆性减

退，直至功能丧失所出现的一系列症状和代谢紊乱所组成的临床综合征，简称慢性肾衰。慢性肾衰的终末期即为人们常说的尿毒症。尿毒症不是一个独立的疾病，而是各种晚期肾脏病共有的临床综合征，是慢性肾功能衰竭进入终末阶段时出现的一系列临床表现所组成的综合征。

● 肾衰汤 （安徽名医袁祖培方）

【组成】黄芪 20g，党参 15g，制附片 8g（先煎），桂枝 10g，车前草 30g，白蔻仁 20g，茯苓皮 20g，通草 10g，菟丝子 15g，淫羊藿 15g，大腹皮 20g，白术 20g。水煎服，每日 1 剂，分 2 次或 3 次温服。

【功效主治】温阳利水，益气健脾。主治慢性肾功能衰竭脾肾阳虚者。

【方解】方中制附片、菟丝子、淫羊藿温肾之阳，黄芪、党参、白术、白蔻仁健脾胃，大腹皮、茯苓皮、通草、车前草利水治标。

【验案】胡某，女，45 岁，合肥市土产公司职工，1988 年 12 月初诊，患慢性肾炎 10 年余，反复中西医治疗，病情时轻时重，久治不愈。2 个月前因劳累后受凉病情加重，经某医院治疗，效果不显而来就诊。刻诊：倦怠乏力，全身水肿，形寒肢冷，腹胀如鼓，便溏尿少，舌体胖嫩有齿印，舌质淡白，脉细弱。化验结果：尿蛋白（＋＋＋）、血红蛋白 7g/L、血肌酐 530μmol/L，尿素氮 39.2mmol/L，二氧化碳结合率 18.8mmol/L，诊断为尿毒症中期（脾肾阳虚型），治以温阳利水、益气健脾，用肾衰方连服 60 剂，水肿全消，自觉症状好转，上方稍有加减继服 120 剂，症状全部消除，化验检查在正常范围内，嘱改服六味地黄丸、金匮肾气丸巩固治疗，1 年后随访，病未再复发，已正常工作。

● 温肾解毒汤合薏苡附子败酱汤 （福建名医徐崇年方）

【组成】六月雪、紫苏各 30g，生大黄 15g，法半夏 9g，川黄连 4.5g，丹参 30g，白术 15g，薏苡仁 30g，败酱草、党参各 30g，熟附片（先煎）12g。水煎服，每日 1 剂，分 2 次或 3 次温服。

【功效主治】健脾化浊解毒。主治慢性肾功能衰竭。

【方解】方中党参、白术、法半夏健脾助运；黄连、六月雪、败酱草、大黄清热解毒，通腑泻毒；丹参活血化瘀；附片温肾阳，佐制苦寒药物伤及脾阳。全方共奏健脾化浊解毒之效。

【加减】正虚加生晒参6g，煎汤代茶饮；氮质血症明显时加青宁丸，每日9g，口服，或用灌肠汤（生川大黄30g、熟附子15g、皂角刺15g、六月雪30g、生牡蛎30g），水煎200ml，适温保留灌肠，保留时间20～30min；有出血证去川大黄加墨旱莲；血脂高者加何首乌、蒲黄；高血压者去熟附片加巴戟天、肉苁蓉；贫血者加当归、黄精；皮肤瘙痒加白鲜皮、地肤子。

【验案】徐某，女，51岁，患慢性肾炎14年，1983年8月30日同位素肾检示两肾分泌延长，排泄缓慢。1983年9月30日来诊，症见面色苍白少华，两下肢轻中度水肿，神疲倦怠，咽痛，恶心欲呕，舌淡苔薄白，脉细，血压180/96mmHg，血清肌酐223.2μmol/L，肌酐清除率35ml/min，24h尿蛋白定量128mg/24h，尿素氮10.28mmol/L（23.8mg/dl），血红蛋白95g/L，红细胞3.32×10^{12}/L。服温肾解毒汤合薏苡附子败酱汤，随症加减，至1985年1月3日复查上述检验指标，均在正常值范围，诸症消失，病情稳定。

第五节　血液系统疾病秘验良方

贫　血

贫血是指人体外周血红细胞容量减少，低于正常范围下限的一种常见的临床症状。由于红细胞容量测定较复杂，临床上常以血红蛋白（Hb）浓度来代替。我国血液病学专家认为在我国海平面地区，成年男性Hb＜120g/L、成年女性（非妊娠）Hb＜110g/L、孕妇Hb＜100g/L就诊断为贫血。

● 疏肝健脾汤（广东名医赵喜连方）

【组成】柴胡6g，陈皮10g，党参20g，黄芪30g，紫河车3g，阿胶（烊化）10g，白术 10g，当归 15g，白芍 10g，山楂 10g，大枣 5 枚。水煎服，每日 1 剂，分 2 次或 3 次温服。

【功效主治】疏肝健脾，理气补血。主治贫血，加减后可用于各型贫血的治疗。

【方解】方中运用柴胡、陈皮疏肝理气，党参、白术健脾和胃，共奏健脾生血之效；重用黄芪益气生血，当归、白芍和血养血；阿胶、紫河车、大枣滋阴养血；山楂开胃醒脾，以利补血药物的吸收。诸药合用，共奏疏肝健脾、理气补血之效。现代药理研究表明：紫河车、阿胶中含有大量铁剂，且含多种微量元素及维生素；还含多种抗体、多种激素，可促进红细胞、白细胞及血小板的生成。阿胶有促进红细胞、白细胞及血小板生成，增加凝血因子和血液黏滞性的作用，故有补血止血之功，既增加了造血营养物质的供给，同时又改善了消化吸收功能，使营养物质有效吸收。

【加减】若兼阴虚，症见五心烦热、潮热盗汗等，加枸杞子 15g、熟地黄 18g；若兼阳虚，症见形寒肢冷、水肿、大便溏泻或五更泻，加补骨脂 20g、肉桂 3g；若兼虫积内扰，加煅皂矾 1g，研末服。

● 加减归脾汤 （江西名医万友生方）

【组成】黄芪 50g，党参 40g，白术 15g，茯神 20g，当归 20g，木香 10g，远志 15g，酸枣仁 15g，龙眼肉 20g，制何首乌 25g，菟丝子 15g，炙甘草 10g。水煎服，每日 1 剂，分 2 次或 3 次温服。

【功效主治】健脾养心，益气补血。主治贫血，常用于胃及十二指肠溃疡出血、功能性子宫出血、再生障碍性贫血、血小板减少性紫癜等心脾气血两虚及脾不统血者。

【方解】方中黄芪甘温，补脾益气；龙眼肉甘平，既补脾气，又养心血；党参、白术皆为补脾益气之要药，与黄芪为伍，其补脾益气之功益著；当归补血养心，酸枣仁宁心安神，两药与龙眼肉相伍，补心血、安神志之力更强；茯神养心安神、远志宁神益智；木香理气醒脾，与诸药相伍，补而不滞；炙甘草补益心脾之气。

【加减】若崩漏下血偏寒者，加炮姜炭、艾叶炭以温经止血；偏热者，加生地黄炭、地榆炭以凉血止血。

【验案】王某，女，26 岁，工人，1995 年 6 月 20 日初诊。1 年前无明显原因出现纳差、乏力等症。查血常规：Hb 76g/L，红细胞涂片显示为小细胞低色素性贫血。用硫酸亚铁 0.3g，每日 3 次，后因出现恶心、呕吐、腹泻等症状而停药。近 2 个月来出现面色苍白，倦怠乏力，心悸，活动后有气促不适感，耳鸣，偶有水肿。查体：面色苍白，毛发干枯，皮肤干燥，指甲变薄，缺少光泽，心率 98 次/分，律齐，双踝部轻度水肿，舌质淡胖、苔薄，脉濡细。诊断：缺铁性贫血。辨证：心脾两虚，气血不足。方药：加减归脾汤。药用：黄芪 30g，白术 15g，党参 15g，当归 25g，茯神 15g，远志 10g，阿胶 10g（烊化），益母草 10g，木香 10g，甘草 6g。每日 1 剂。服药 1 个月后，查血常规：Hb 122g/L，诸症消失。

再生障碍性贫血

再生障碍性贫血简称再障，是一组由多种病因所致的骨髓功能障碍，以全血细胞减少为主要表现的综合征。确切病因尚未明确，已知再障发病与化学药物、放射线、病毒感染及遗传因素有关。

● 补肾健脾汤 （甘肃名医裴正学方）

【组成】人参 9g，白术 15g，茯苓 20g，黄芪 18g，木香 9g，当归 12g，川芎 6g，生地黄 12g，何首乌 15g，仙鹤草 15g，土大黄 10g，鸡血藤 15g，红花 6g，牡丹皮 6g，丹参 20g，山茱萸 30g，龙眼肉 10g，菟丝子 10g，枸杞子 10g，女贞子 10g，肉苁蓉 10g。水煎服，每日 1 剂，分 2 次或 3 次温服。

【功效主治】填精补髓，益气生血。主治再生障碍性贫血。

【方解】方中人参、白术、茯苓、黄芪甘温，补脾益气；龙眼肉甘平，既补脾气，又养心血。人参、白术均为补脾益气之要药，与黄芪相伍，其补脾益气之功益著；当归补血养心，与龙眼肉相伍，补心血。山茱萸、枸杞子、肉苁蓉、女贞子补肾造血，更佐以理气醒脾之木香、仙鹤草、鸡血藤、牡丹皮、丹参，与诸补气养血药为伍，可使其补而不滞。诸药配伍，心脾得补，气血得养，诸病自除。

【加减】若崩漏下血偏寒者，加炮姜炭、艾叶炭以温经止血；若偏热者，加生地黄炭、地榆炭以凉血止血。

【验案】患者白某，男，54 岁，于 2003 年 11 月就诊，自诉头晕、乏力、纳呆、便溏、形寒肢冷、腰膝酸软。查体：形体消瘦，贫血貌，心、肺（一），腹平软，脾脏肋下可触及约 3cm，舌淡苔少，脉沉细无力。实验室检查：红细胞 2.1×10^{12}/L，血红蛋白 63g/L，血小板 50×10^9/L，白细胞 2.0×10^9/L，网织红细胞 1.2%。西医经骨髓片诊断为再生障碍性贫血。治以益气健脾，方用补肾健脾汤。

处方：人参 9g，白术 15g，茯苓 20g，黄芪 18g，木香 9g，当归 12g，川芎 6g，生地黄 12g，何首乌 15g，仙鹤草 15g，土大黄 10g，鸡血藤 15g，红花 6g，牡丹皮 6g，丹参 20g，山茱萸 30g，龙眼肉 10g，菟丝子 10g，枸杞子 10g，女贞子 10g，肉苁蓉 10g。水煎服，每日 1 剂，分两次或三次温服。

服 20 余剂后，精神、饮食好转，大便已成形，但仍畏寒腰困、耳鸣，查舌脉同前。实验室检查：血红蛋白 82g/L，血小板 61×10^9/L，红细胞 2.85×10^{12}/L，白细胞 2.6×10^9/L。继以前方加减，又服 30 余剂，畏寒、腰困之症均明显改善，复查血常规：血红蛋白 103g/L，血小板 64×10^9/L，红细胞 3.4×10^{12}/L，白细胞 3.4×10^9/L，接近正常。

● 六君子汤合龟鹿二仙胶加味（上海名医蒋健方）

【组成】太子参 12g，白术 9g，鹿角片 12g，炙龟甲 12g，黄连 3g，吴茱萸 10g，广陈皮 6g，制半夏 9g，生地黄 9g，仙鹤草 15g，茜草根 12g，枸杞子 12g，煅瓦楞子 12g，白芍 9g，熟地黄 9g，焦山楂 9g，焦六神曲 9g，大枣 7 枚，生甘草 7g。水煎服，每日 1 剂，分 2 次或 3 次温服。

【功效主治】补益脾肾，益气生血。主治再生障碍性贫血，症见形寒肢冷、神疲乏力、头晕、胸闷、齿衄鼻衄等。

【方解】太子参药性平和，补而不滞，取清补之意。鹿角片善通督脉而补阳，龟甲善通任脉而补阴，阳生于阴，阴生于阳，阴阳并补，此精之所生，故方中加鹿角片、炙龟甲两味血肉有情之品，大补真气，峻补阴阳以生气血精髓，用生地黄、熟地黄、枸杞子以补肾滋阴补血。脾虚易致水湿内停而生化湿痰，故用陈皮、半夏燥湿化痰。脾土虚弱，肝木易乘之，故用黄连、吴茱萸以制肝火。脾胃柔弱，加用煅瓦楞子、焦山楂、焦六神曲以护脾胃。

【加减】患者有鼻衄、齿衄，加用白茅根以凉血止血。

【验案】王某，男，14岁，学生。2005年5月11日以"头晕、乏力4月余"就诊。患者身体平素欠佳，稍有不慎即易外感，纳食一向不佳。2005年1月初因头晕乏力明显，就诊时发现白细胞、血小板减少，医院查骨髓示：增生低下骨髓象。至2005年2月出现贫血症状，于医院住院治疗，诊断为"慢性再生障碍性贫血"，予泼尼松治疗1月余，后加用十一酸睾酮、环孢素治疗，症情未有明显好转。患者头晕乏力严重时，时有鼻衄、齿衄，活动后胸闷。体检：神清，气平，激素面容，面色少华，双肺（一），心率95次/分，律齐，腹（一），双下肢无水肿，未见有明显出血点。实验室检查：白细胞4.6×10^9/L，血红蛋白77.0g/L，血小板17×10^9/L。患者形寒肢冷，二便尚调。舌淡红，苔薄黄，脉细。中医诊断：虚劳（脾肾亏虚）。处方：太子参12g，白术9g，鹿角片12g，炙龟甲12g，黄连3g，吴茱萸10g，广陈皮6g，制半夏9g，生地黄9g，仙鹤草15g，茜草根12g，枸杞子12g，煅瓦楞子12g，白芍9g，熟地黄9g，焦山楂9g，焦六神曲9g，大枣7枚，生甘草7g。7剂。服药后，头晕乏力好转，仍有齿衄，加侧柏叶后继续服用。后随症加减运用，配合十一酸睾酮、环孢素治疗，服药3个月后查血常规正常，症情明显好转。

白细胞减少症

成人外周血白细胞计数持续$<4 \times 10^9$/L称为白细胞减少症，此时白细胞分类正常，但多数情况下粒细胞（主要是中性粒细胞）比例降低，当中性粒细胞$<1.5 \times 10^9$/L可称为粒细胞减少症。

● 加减补中益气汤 （湖北名医黄辉然方）

【组成】黄芪 18g，炙甘草 9g，人参 9g，当归身 10g，橘皮 6g，升麻 6g，柴胡 6g，白术 9g，枸杞子 10g。水煎服，每日 1 剂，分 2 次或 3 次温服。

【功效主治】补中益气，升阳举陷。主治白细胞减少症属气虚者。症见神疲乏力，体虚易感，舌淡，苔薄白，脉细无力等。

【方解】方中重用黄芪为君，其性甘温，入脾、肺经，补中气、固卫气，且可升阳举陷。臣以人参，大补元气；炙甘草补脾和中。君臣相伍，如《医宗金鉴》谓"黄芪补表气，人参补里气，炙甘草补中气"，可大补一身之气。李东垣称此三味为"除湿热烦热之圣药也"。佐以白术补气健脾，助脾运化，以资气血化生之源。其气既虚，营血易亏，故佐用当归、枸杞子以补养营血，且"血为气之宅"，可使所补之气有所依附；橘皮理气和胃，使诸药补而不滞。更加升麻、柴胡为佐使，升阳举陷，与人参、黄芪配伍，可升提下陷之中气。诸药合用，既补益中焦脾胃之气，又升提下陷之气。

【加减】若兼腹中痛者，加白芍柔肝止痛；头痛者，加蔓荆子、川芎止痛；头顶痛者，加藁本、细辛疏风止痛；咳嗽者，加五味子、麦冬敛肺止咳；兼气滞者，加木香、枳壳理气解郁。

【验案】陈某，男，48 岁。1967 年以来，因精神受打击后，食欲渐减，且觉心悸、眩晕，时而昏倒，动则汗出，夜间尿多，大便稀薄。8 年来经多方检查均未能发现器质性病变，唯白细胞计数偏低，为 3×10^9/L，血压为 80/50mmHg。诊断：原发性白细胞减少症。曾多次治疗，经肌注辅酶 A、口服鲨肝醇等，均不见效。1974 年 8 月 10 日转中医治疗，诊见面色白而无华，口唇淡白，舌淡苔白，脉细而虚。中医辨证为气血两虚。予以补脾益气、滋养营血治法。方药用补中益气汤加味。药用：党参 20g，炙黄芪 20g，炙甘草 10g，白术 15g，当归 10g，枸杞子 15g，制何首乌 10g，升麻 3g，柴胡 3g，橘皮 3g。水煎服。

服用 12 剂后，诸症消失。为巩固疗效，以原方去制何首乌，再服 12 剂，患者面色转为红润，食欲旺盛，体重增加，复查白细胞计数为 5.2×10^9/L，血压升至 100/60mmHg，病告痊愈。

● 益气升白汤 （浙江名医孙平方）

【组成】黄芪 30g，党参 15g，白术 15g，当归 15g，鸡血藤 20g，熟地黄 20g，枸杞子 15g，茯苓 12g，甘草 6，大枣 10 枚。水煎服，每日 1 剂，分 2 次或 3 次温服。

【功效主治】益气健脾，活血养血。主治白细胞减少症，可用于甲状腺功能亢进症（甲亢）、放化疗等原因引起的白细胞减少症。

【方解】方中黄芪、党参、白术、茯苓益气补脾，使气血生化有源，气充而血旺；熟地黄、枸杞子补肝肾益精血；当归、鸡血藤养血和营、疏通气血；大枣、甘草调和诸药。现代药理研究证明：黄芪、白术具有刺激骨髓增生，提高造血因子分泌的作用；党参、鸡血藤则具有保护人体造血系统，改善骨髓微循环，促进细胞核糖核酸合成和多能干细胞增殖与分化，显著升高白细胞的作用。

【效果】治疗 30 例白细胞减少症患者，显效 14 例，有效 13，无效 3 例，总有效率为 90%。

骨髓增生异常综合征

骨髓增生异常综合征是起源于造血干细胞的一组异质性髓系克隆性疾病，特点是髓系细胞分化及发育异常，表现为无效造血、难治性血细胞减少、造血功能衰竭，其高风险是向急性髓系白血病转化。

● 补肾解毒汤 （广东名医于天启方）

【组成】熟地黄 15g，女贞子 30g，补骨脂 30g，莪术 15g，三七 10g，鸡血藤 30g，白花蛇舌草 30g，重楼 15g。水煎服，每日 1 剂，分 2 次或 3 次温服。

【功效主治】补益精血，祛瘀解毒。主治骨髓增生异常综合征。

【方解】熟地黄、女贞子滋阴补肾共为君药。补骨脂、鸡血藤温肾补虚共为臣药；白花蛇舌草、重楼、莪术、三七活血解毒抗癌，佐君臣之功。茜草根、白茅根为加减用药，与之合用以加强止血之功。全方体现了中医治本为主、治标为辅、标本兼治的治疗原则，以上药物共用精血得补，毒瘀得去，使髓旺血生，毒去瘀散，病方得解。

【加减】出血明显加茜草根 15g、仙鹤草 30g、白茅根 15g。

【疗效】治疗组骨髓增生异常综合征患者共 15 例，其中 2 例完全缓解，占 13.3%；0 例部分缓解，占 0%；10 例有血液学进步，占 66.7%；1 例稳定，占 6.7%；2 例无效，占 13.3%；总有效率（完全缓解＋部分缓解＋血液学进步＋稳定）86.7%。

● 益肾生血汤 （黑龙江名医郝晶方）

【组成】生地黄 15g，山药 15g，山茱萸 15g，人参 15g，黄芪 30g，半枝莲 15g，制何首乌 10g，枸杞子 15g，鸡血藤 12g，丹参 10g，山慈菇 15g，补骨脂 12g。水煎服，每日 1 剂，分 2 次或 3 次温服。3 个月为 1 个疗程。

【功效主治】补肾祛瘀，益气生血。主治骨髓增生异常综合征。

【方解】方中生地黄、山茱萸、枸杞子均补肝肾，与制何首乌相合起到补肾滋阴养血之效。人参、黄芪补气生血，鸡血藤、丹参补血活血。诸药合用气血阴阳俱补，标本兼治，补中有通，滋中有温，温而不燥，滋而不腻。现代药物研究证实：生地黄、山茱萸有促进红系增殖的作用，枸杞子有促进骨髓造血功能，何首乌能促进血细胞的新生和发育，人参对造血功能有保护和促进作用，鸡血藤、丹参皆有改善骨髓造血微环境的作用。

【加减】食少纳呆者加焦三仙各 15g，砂仁 15g；出血者加三七粉 10g；乏力气短者加甘草 20g，当归 15g。

真性红细胞增多症

真性红细胞增多症是一种原因未明的造血干细胞克隆性疾病，属骨髓增殖性疾病范畴。临床以红细胞数及容量显著增多为特点，出现多血质及高黏滞血症所致表现，常伴脾大。真性红细胞增多症起病隐袭，进展缓慢，晚期可发生各种转化。皮肤和黏膜显著红紫，尤以面颊、唇、舌、耳、鼻尖、颈部和四肢末端（指趾及大鱼际）为甚。眼结膜显著充血。约 2/3 患者常有肝大，大多为轻度。后期可导致肝硬化。患者多有脾大，大多较明显，可发生脾梗死，引起脾周围炎。

● 活血降红汤 （四川名医李文峰方）

【组成】桃仁、水蛭、牡丹皮、赤芍各 10g，生地黄、紫草各 10g，益母草 20g，丹参、葛根各 30g，红花、甘草各 6g。水煎服，每日 1 剂，分 2 次或 3 次温服。30 天为 1 个疗程，一般连续治疗 3～6 个疗程。

【功效主治】活血化瘀，清热凉血。主治真性红细胞增多症。

【方解】方中桃仁、红花、水蛭活血化瘀，丹参、益母草活血通络，赤芍、牡丹皮、紫草、生地黄凉血活血，甘草调和诸药，共奏活血化瘀、清热凉血之功。虽真性红细胞增多症病因不明，但其病理变化有全血黏度增高及微循环障碍；现代医学研究还表明，运用活血化瘀药治疗真性红细胞增多症，对其血液流变学诸方面有明显的治疗作用，并能改善微循环。如丹参能抑制血小板聚集；川芎能促进血小板解聚；红花、水蛭抗凝血；丹参、赤芍提高红细胞表面电荷，使之不易聚集；葛根扩张血管。研究还表明，活血化瘀药对真性红细胞增多症骨髓中异常红细胞群体有明显抑制作用；对骨髓间质细胞亦有抑制作用，从而使外周红细胞下降而恢复正常。

【加减】兼肝经热盛加黄芩、知母、栀子各 9g；眩晕头痛加天麻、钩藤（后下）、川芎各 9g；齿衄、鼻衄加水牛角 15g、墨旱莲 10g；腹胀便结加大黄 6g，枳实 9g；胸闷胁胀加柴胡 6g，郁金 9g。

【验案】金某，男，35 岁。因反复眩晕 2 年，伴头面、肢端红紫半年，于 1990 年 4 月 12 日就诊。经某医学院附属医院确诊为真性红细胞增多症，予化疗、放血疗法及血液稀释等治疗，未见明显改善。症见头晕目眩、颜面、鼻唇、肢端紫红，耳鸣目赤，胸胁胀满，口苦咽干，失眠多梦，纳差便结，小便黄，舌红紫、苔薄白，脉弦数。血常规：血红蛋白 230g/L，红细胞计数 7.8×10^{12}/L，红细胞压积 79%；B 超：肝斜位 15.7cm，肋下 2.1cm；骨髓象：红系、粒系、巨核细胞增生明显活跃，符合真性红细胞增多症。证属瘀血阻滞，肝经热盛。治以活血化瘀、清肝泻火之法，自拟活血降红汤治之。7 月 2 日再诊：眩晕、耳鸣等症除，颜面、肢端肤色如常，精神佳，纳寐安，二便调。血红蛋白稳定在 $115\sim135g/L$，红细胞数 $(4.8\sim5.35)\times10^{12}/L$，红细胞压积 $45\%\sim50\%$；骨髓报告：已明显缓解；B 超：肝在剑突下 3cm，右肋下（一）。继服上方药半月余，巩固疗效，定期门诊复查。随访 6 年未复发。

原发性血小板增多症

原发性血小板增多症是一种原因未明的骨髓增殖性疾病，其特征为骨髓巨核细胞异常增生伴血小板持续增多，同时伴有其他造血细胞轻度增生，常有反复自发性皮肤黏膜出血、血栓形成和脾大。因常有反复出血，故也称为出血性血小板增多症。

◉ 加减犀角地黄汤 （江苏名医周仲瑛方）

【组成】水牛角片（先煎）20g，生地黄、鬼箭羽、漏芦、白薇、茜草根各 15g，赤芍 12g，牡丹皮、紫草、地龙、川牛膝、玄参各 10g，鸡血藤、丹参各 15g，泽兰 10g，炙水蛭、甘草各 3g。水煎服，每日 1 剂，分 2 次或 3 次温服。

【功效主治】清热凉血，逐瘀消癥。主治原发性血小板增多症。

【方解】以犀角地黄汤为主方凉血化瘀，配伍大量活血之品如紫草、鬼箭羽、漏芦、炙水蛭、川牛膝、泽兰、鸡血藤、丹参等以消癥积。紫草偏于凉血活血，漏芦偏于活血通络，川牛膝偏于活血通经兼补肝肾，鸡血藤、丹参偏于养血活血，泽兰借其苦辛微温之性，使全方静中有动，鬼箭羽性凉偏于破血散结，炙水蛭偏于破血逐瘀消癥。全方运用多种活血化瘀药，以达到散积消癥目的。

【加减】血小板居高不下者可加穿山甲 6g；热毒明显者加忍冬藤 15g；出血者加木贼 10g。

【验案】陆某，男，30 岁，2007 年 6 月 4 日初诊。1998 年，患者因反复感冒，去某医院检查发现血小板增多，诊断为原发性血小板增多症。曾服用过羟基脲治疗，停药后血小板又见增多。转至本院请周老诊治。诊见：自觉两胯部常有酸胀疼痛，偶有肢麻，面色潮红，舌苔黄、中部腻，脉细、左细滑。复查血常规：血小板

851×10^9/L，血小板分布宽度 11.0%，血小板压积 0.83fl。辨证属肝肾阴虚、络热血瘀，方用加减犀角地黄汤。处方：水牛角片（先煎）20g，生地黄、鬼箭羽、漏芦、白薇、茜草根各 15g，赤芍 12g，牡丹皮、紫草、地龙、川牛膝、玄参各 10g，炙水蛭、甘草各 3g。每天 1 剂，水煎服。

11 月 27 日二诊：胃隐痛，偶有肢麻，口干不显，大便每天 1～2 次，偏烂，舌红、苔黄薄腻，脉细。复查血小板 681×10^9/L。仍从肝肾阴虚、络热血瘀治疗。处方：水牛角片（先煎）20g，丹参、葛根、白薇、泽兰、忍冬藤、鬼箭羽、生地黄各 15g，赤芍 12g，牡丹皮、紫草、木贼、石斛、玄参、川牛膝各 10g，炮穿山甲（先煎）6g，炙水蛭 3g。煎服法同上。之后患者每 2 周来诊 1 次，均以 11 月 27 日方随症加减，复查血小板计数虽时有波动，但总体呈下降趋势，至 2009 年 3 月血小板已降至正常，临床症状有明显改善。

第六节　内分泌和代谢性疾病秘验良方

尿　崩　症

尿崩症是由于下丘脑-神经垂体病变引起精氨酸加压素（AVP）[又称抗利尿激素（ADH）] 不同程度缺乏，或由于多种病变引起肾脏对 AVP 敏感性缺陷，导致肾小管重吸收水的功能发生障碍的一组临床综合征。其临床特点为多尿、烦渴、低比重尿或低渗尿。

● **益肾固崩汤**（黑龙江名医康慧萍方）

【组成】熟地黄 20g，生地黄 20g，山茱萸 30g，枸杞子 30g，生山药 30g，女贞子 30g，五味子 20g，益智仁 20g，桑螵蛸 15g，菟丝子 20g，麦冬 20g，天冬 20g，金樱子 20g，覆盆子 20g，五倍子 15g，煅龙骨（先煎）30g，煅牡蛎（先煎）30g，芡实 20g。水煎服，每日 1 剂，分 2 次或 3 次温服。1 个疗程为 1 个月，连续用 1～2 个疗程。

【功效主治】滋阴补肾，缩尿固崩。主治尿崩症。

【方解】方中熟地黄、生地黄、枸杞子、女贞子、五味子、麦冬、天冬皆为滋补肾阴之品以补肾水；益智仁、桑螵蛸、菟丝子、金樱子、覆盆子温肾阳、补肾气，以复肾之气化、固摄之功；山茱萸、五倍子、煅龙骨、煅牡蛎、芡实收敛固涩、缩尿固崩以治标；生山药乃补脾胃、消渴饮之要药。综观全方，滋肾阴以补肾水，温肾阳以助气化，缩肾关以固尿崩，可收"阴平阳秘""标本兼顾"之功。

【加减】阴虚火旺者加知母、黄柏；口渴甚者加石斛、玉竹、沙参。

【验案】徐某，男，42岁，于2个月前口干渴引饮，尿次增多，日益加重，经某医院验尿糖阴性，空腹血糖4.9 mmol/L。就诊时形体瘦弱，毛发、皮肤憔悴，烦渴引饮，饮入即尿。舌质鲜红，舌苔微黄而薄，舌质干，脉细数。实验室检查：晨尿比重为1.003，尿色清淡，尿糖阴性，空腹血糖5.1mmol/L，血浆电解质、肾功能检查均正常。根据上述诊断标准，诊断为尿崩症。随即投以益肾固崩汤为主方。药用：熟地黄20g，生地黄20g，山茱萸30g，枸杞子30g，生山药30g，女贞子30g，五味子20g，益智仁20g，桑螵蛸15g，菟丝子20g，麦冬20g，天冬20g，金樱子20g，覆盆子20g，五倍子15g，煅龙骨（先煎）30g，煅牡蛎（先煎）30g，芡实20g，黄柏10g，知母20g。水煎服，每天1剂，连服5剂，口渴渐减，排尿渐少。以遵守效不更方之旨，结合临床表现稍做加减，共治疗1个月，临床症状基本消失。为巩固疗效，将上方制成丸药，继服1个月。半年后随访未复发。

甲状腺结节

甲状腺结节是指在甲状腺内的肿块，可随吞咽动作随甲状腺上下移动，是临床常见病症，可由多种病因引起。临床上有多种甲状腺疾病，如甲状腺退行性变、炎症等都可以表现为结节。甲状腺结节可以单发，也可以多发，多发结节比单发结节的发病率高，但单发结节甲状腺癌的发生率较高。

● 夏枯散结汤 （山西名医周吉珍方）

【组成】复枯草 30g，焦栀子 12g，玄参 20g，浙贝母 10g，生牡蛎 15g，当归 20g，丹参 20g，川芎 10g，半夏 10g，陈皮 10g。水煎服，每日 1 剂，分 2 次或 3 次温服。20 天为 1 个疗程，治疗3～6 个疗程。

【功效主治】清肝散结，行气化痰，活血化瘀，软坚消瘿。主治甲状腺结节。

【方解】本方以夏枯草、栀子、玄参清肝泻火，浙贝母、牡蛎软坚散结，半夏、陈皮行气化痰，当归、丹参、川芎活血化瘀，全方共奏气行痰化、瘀散瘿消之效。

【加减】烦躁易怒加柴胡 12g、炒白芍 15g；心烦失眠加百合12g、焦酸枣仁 15g；胸闷纳差加三棱 10g、莪术 10g；触诊质硬加川楝子 6g、延胡索 9g。

【疗效】用上方治疗良性甲状腺结节 46 例，其中治愈 8 例，显效 12 例，有效 17 例，无效 9 例，总有效率 80.43%。

甲状腺功能亢进症

甲状腺功能亢进症（简称甲亢），是由于甲状腺合成释放过多的甲状腺激素，造成机体代谢亢进和交感神经兴奋，引起心悸、出汗、进食和便次增多和体重减少的病症。多数患者还常常同时出现突眼、眼睑水肿、视力减退等症状。

● 生脉饮合消瘤丸 （广东名医邓铁涛方）

【组成】太子参 30g，麦冬 10g，五味子 6g，山慈菇 10g，浙贝母 10g，玄参 15g，生牡蛎 30g，白芍 15g，甘草 5g。水煎服，每日 1 剂，分 2 次或 3 次温服。

【功效主治】益气养阴，祛痰散结。主治气虚痰浊，肝郁脾肾不足，症见形体消瘦，神疲气短，四肢无力，肌肉酸痛，颈部粗胀，肢体震颤，心慌心跳，潮热汗多，消食善饥，舌淡红，舌边有齿印，舌苔厚腻黄白相兼，脉弦细数。

【方解】方中以生脉散益气养阴以治其本，配合程氏消瘰丸（浙贝母、玄参、生牡蛎）以祛痰清热、软坚散结，白芍、甘草滋阴和中。山慈菇祛痰散结，余治甲亢必用之。

【加减】肝气郁结者，宜疏肝解郁，可合四逆散等；心悸心烦、失眠多梦者，宜养心安神，选加熟酸枣仁、首乌藤、柏子仁、远志等；烦躁易怒，惊惕健忘者，配合脏躁方之麦芽、大枣等；汗多者加浮小麦、糯稻根等；手颤者重用白芍、甘草，或配合养血息风，药用鸡血藤、钩藤、何首乌等；突眼者加白蒺藜、菊花、枸杞子等；胃阴虚者加石斛、怀山药等；气虚较甚者加黄芪、白术、云茯苓、五爪龙等；肾虚者合用二至丸或加菟丝子、山茱萸、补骨脂等。

甲亢合并肝炎者合用四君子汤加珍珠草、黄皮树叶等；甲亢伴贫血者在原方基础上酌加养血之品如制何首乌、黄精、熟地黄、阿胶等；合并重症肌无力者则在重用补中益气汤的基础上配伍玄参、浙贝母、生牡蛎、山慈菇等祛痰散结之品；合并糖尿病者宜在原方基础上合用六味地黄丸并重用怀山药、仙鹤草、玉米须等；合并闭经者在原方基础上选加王不留行、晚蚕沙、牛膝、益母草等通经药；慢性甲亢性肌病见肌肉萎缩者重用黄芪、党参、白术、五爪龙、鸡血藤、千斤拔等；甲亢性肢体麻痹者合用桂枝黄芪五物汤或加威灵仙、豨莶草、木瓜、老桑枝、桑寄生等；甲亢性心脏病者可辨证选用养心方（人参、麦冬、三七、茯苓、法半夏）和暖心方（人参、附子、薏苡仁、橘红）。

甲状腺功能减退症

甲状腺功能减退症（简称甲减），是由甲状腺激素合成及分泌减少，或其生理效应不足所致机体代谢活动降低的一种疾病。按其病因分为原发性甲减、继发性甲减及周围性甲减三类。

● 加减金匮肾气汤 （浙江名医黄志强方）

【组成】淡附子 12g（先煎），桂枝 10g，熟地黄 30g，怀山药 30g，茯苓 12g，泽泻 12g，黄芪 50g，党参 30g，炙甘草 10g，炙龟甲 30g（先煎）。水煎服，每日 1 剂，分 2 次或 3 次温服。

【功效主治】温补脾肾。主治甲减，症见乏力、困倦、畏寒、便秘，进而反应迟钝、表情淡漠、毛发脱落、食欲低下、体重低下、皮肤干燥，重症患者可出现黏液性水肿。

【方解】淡附子回阳救逆，补火助阳，逐风寒湿邪；桂枝辛温，散寒解表；熟地黄滋阴补血，益肾填精；怀山药健脾益胃，滋肾填阴；茯苓渗湿利水，健脾和胃；泽泻渗湿利水，泄热通淋；黄芪补中益气固表；党参补气养血；炙甘草补脾和胃，益气复脉；炙龟甲补益肝肾。

【验案】范某，女，56 岁。2003 年 9 月 5 日初诊。患者神疲乏力，头昏头晕，腰膝酸软 1 年有余，近 3～4 个月病情加重，并伴有表情淡漠、反应迟钝、动作缓慢、怕冷、出汗量减少、嗜睡加重等表现。至西医处就诊，经检查发现甲状腺 T_3、T_4 水平明显降低，而 TSH 显著增高，诊断为"甲状腺功能减退症"。予西药对症治疗后效果不明显，求中医治疗。

二诊：服上方 2 周以后，患者自觉精神好转，乏力感减轻，面色白，仍嗜睡健忘，舌、脉之象如前。以上方去炙龟甲，加葛根 30g、黄精 30g。

三诊：上方随症加减，连服 3 个月左右，患者精神大振，全身乏力感消失，表情比较活泼，头晕嗜睡、腰酸少动之症亦见好转。复查血甲状腺功能，提示 T_3、T_4 均在正常范围，仅 TSH 高于正常值。

糖 尿 病

糖尿病是一组以高血糖为特征的代谢性疾病。高血糖则是由胰岛素分泌缺陷或其生物作用受损，或两者兼有而引起。糖尿病患者长期存在的高血糖，导致各种组织，特别是眼、肾、心脏、血管、神经的慢性损害及功能障碍。典型患者有多饮、多尿、多食和消瘦即"三多一少"症状，

● 清肺养胃汤 （云南名医陈洛书方）

【组成】葛根 30g，生石膏 10g，黄芩 10g，玄参 30g，麦冬

18g，石斛 15g，天花粉 15g，怀山药 30g，竹叶 10g，泽泻 15g。水煎服，每日 1 剂，分 2 次或 3 次温服。

【功效主治】清肺胃热，生津润燥。主治肺胃燥热所致糖尿病。症见"三多"症状明显，血糖增高，尿糖强阳性，身热心烦，口渴思冷饮，神倦乏力，大便干，小便黄。舌干红，苔白，脉弦数或滑数。

【方解】本方葛根其气轻浮，能生津液，治消渴，重用为主药；生石膏气轻助葛根生津除烦热，质重缓脾泻胃火，为辅药；天花粉、竹叶清热泻火，润肺生津；黄芩清肺燥湿，泻火解毒；玄参清热凉血，养阴润燥；麦冬、石斛养阴润肺，益胃生津，清心除烦；泽泻利水。诸药并用，肺胃热清，津生燥润。

【加减】若火消津生，则去石膏、黄芩，加白术 15g、荷顶 15g，以顾护脾阳。

【验案】王某，女，59 岁，入院日期：1986 年 5 月 12 日。患者高热身痛，口渴饮冷，小便频急涩痛，曾在某医院以外感收住院，治疗后高热、身痛虽除，但身心烦热、神倦乏力、口渴饮冷、小便涩痛等症有增无减，今日就诊于我院门诊。查空腹血糖 23.75mmol/L，以糖尿病收入中医科，症如上述，舌质干红。苔薄白，脉弦数。此属肺胃燥热，予清肺养胃汤加味：葛根 30g，生石膏 30g，黄芩 10g，玄参 30g，麦冬 18g，石斛 15g，天花粉 15g，怀山药 30g，竹叶 10g，泽泻 15g。同时服用消渴丸，每次 10 粒，每日 2 次。共服药 18 剂后查空腹血糖降至 9.8mmol/L，临床症状基本消失，体重增加 2kg，仅觉精神较差，前方去石膏、黄芩，加白术 15g、荷顶 15g，续服 10 余剂出院，出院时空腹血糖 6.13mmol/L。

● **通脉降压汤**（北京名医施今墨方）

【组成】石斛 10g，怀山药 60g，生黄芪 30g，生石膏 18g（打碎先煎），党参 15g，炒丹参、炒牡丹皮各 10g，生地黄、熟地黄（酒炒）各 12g，葛根 10g，五味子 10g，白蒺藜、沙苑子各 10g，瓜蒌仁、瓜蒌根各 12g。水煎服，每日 1 剂，分 2 次或 3 次温服。

【功效主治】清热滋阴，活血化瘀。主治糖尿病，症见口渴引饮，小便频多，消谷善饥，牙龈时肿出血，热甚渴亦甚，手足心及周身均感烦热。

【方解】牡丹皮长于凉血散瘀，清透阴分伏火；丹参善于活血化瘀，祛瘀生新。两药配伍，凉血活血，祛瘀生新，清透邪热，消除糖尿病之瘀血诸症之力增强。葛根解肌退热，滋润筋脉，扩张血管，改善血液循环，降低血糖，与丹参配伍，效力更强；石斛益胃生津，养阴清热，金水相生，治疗糖尿病之力益彰；白蒺藜和沙苑子合用，一走一守，补肝益肾、散风明目、固精止血之力强；黄芪、党参一表一里，一阴一阳，相互为用，其功益彰，共奏扶正补气、敛脾经止漏浊之力；生地黄、熟地黄合用，滋阴补肾，益精填髓，补血生血，消除糖尿病之消渴症。诸药合用，糖尿病诸症解。

【验案】毕某某，男，26岁，患糖尿病2年，形体消瘦，小便频多，口渴思饮，消谷善饥，牙龈时肿出血，甚至化脓，自觉手足心及周身烦热不适。舌瘦无苔、舌质暗红，脉象沉微。拟方：石斛10g，怀山药60g，生黄芪30g，生石膏18g（打碎先煎），炒丹参、炒牡丹皮各10g，生地黄、熟地黄（酒炒）各12g，葛根10g，五味子10g，白蒺藜、沙苑子各10g，瓜蒌仁、瓜蒌根各12g。二诊：前方连服4剂，诸症均有所减轻，但不能劳累。牙龈未再出血，烦热亦未现，唯大便稍燥，拟用前法，略改药味常服。药用石斛6g，生黄芪、怀山药各30g，野党参12g，白蒺藜、沙苑子各6g，晚蚕沙、炒皂角子各10g（用布包），生石膏18g（打碎先煎），瓜蒌仁、瓜蒌根各10g，生地黄、熟地黄各10g，五味子5g。

● 赵氏降糖汤 （江苏名医赵智强方）

【组成】生石膏10g，知母10g，天花粉15g，地骨皮25g，苍术12g，生地黄12g，玄参10g，苦参12g，制大黄10g，泽泻12g，制丹参15g，广郁金10g，牡丹皮10g，白芍10g，鬼箭羽15g。水煎服，每日1剂，分2次或3次温服。

【功效主治】滋阴补肾，清热滋阴。主治糖尿病。

【方解】生石膏清热泻火，除烦止渴；知母清热泻火，生津润燥；天花粉清热泻火，生津止渴，排脓消肿；地骨皮凉血除蒸，清泄肺火；苍术燥湿利水；生地黄清热生津，凉血止血；玄参清热凉血，养阴生津，泻火解毒；苦参清热燥湿，杀虫，利尿；制大黄通便润燥，消食化滞；泽泻利水燥湿；制丹参清热凉血，活血祛瘀；广郁金活血止痛，清心凉血，行气解郁；牡丹皮清热凉血，活血散瘀；白芍补血，敛阴柔肝，缓急止痛；鬼箭羽破血通经，解毒消肿。

【加减】若皮肤痒，口干稍缓，加太子参、石斛；若苔薄微黄、质稍暗，脉微滑，加川石斛、炒薏苡仁、炒怀山药、乌梅。

【验案】陈某某，女，70 岁。2011 年 9 月 1 日初诊。去年体检时发现血糖升高，近查空腹血糖 7.27mmol/L，餐后 2h 血糖 25.92mmol/L，口干欲饮，视物模糊，急躁易怒，皮肤瘙痒，双足趾变形，体力尚可。苔薄、质稍暗，脉稍弦。处方：生石膏 10g，知母 10g，天花粉 15g，地骨皮 25g，苍术 12g，生地黄 12g，玄参 10g，苦参 12g，制大黄 10g，泽泻 12g，制丹参 15g，广郁金 10g，牡丹皮 10g，大白芍 10g，鬼箭羽 15g。7 剂，每日 1 剂，水煎，分 2 次温服。

二诊：服上药后，查空腹血糖 6.86mmol/L。餐后 2h 血糖 10.87mmol/L，肤痒、口干稍缓，余症依然。苔薄微黄、质暗，脉细缓。处方：初诊方加太子参 15g、川石斛 15g。14 剂，每日 1 剂，水煎，分 2 次温服。

三诊：症情依然，但空腹血糖 6.12mmol/L。苔薄、质稍暗，脉细弦。处方：原方。21 剂，每日 1 剂，水煎，分 2 次温服。

四诊：近查空腹血糖 4.53mmol/L，餐后 2h 血糖 9.34mmol/L，口干、视物模糊缓解，肤痒告止，大便日行 3～4 次，欠成形，体力、精神尚可。苔薄微黄、质稍暗，脉微滑。处方：初诊方，加石斛 15g、炒薏苡仁 15g、炒怀山药 15g、乌梅 10g。14 剂，每日 1 剂，水煎，分 2 次温服。

● **清热解毒降糖汤**（山东名医郭宝荣方）

【组成】黄连 9g，黄芩 12g，栀子 12g，生地黄 12g，柴胡

12g，葛根 12g，当归 15g，白芍 15g，五味子 9g。水煎服，每日 1 剂，分 2 次或 3 次温服。

【功效主治】滋阴平肝，通络潜阳。主治中老年轻中度高血压病，属阴虚阳亢型。症见头晕目眩，面部烘热，颈项强痛，小便黄，舌质暗红或紫暗苔薄，脉细弦。

【方解】方中黄连、黄芩、栀子合用具有清热解毒泻火之功，生地黄、五味子清热解毒、凉血滋阴，柴胡、葛根解表清里、生津止渴、升阳止泻，当归补血活血通络，白芍清热散结消痈、益气生津、补气宁心。

【验案】李某，男，56 岁，2013 年 6 月 17 日初诊。患者血糖升高 3 年，空腹血糖波动在 8mmol/L 左右，一直未服降糖药，头皮生疮两年余，曾口服青霉素治疗，效欠佳。现症见头皮散在红色丘疹，红肿疼痛、瘙痒，有脓头、皮屑，偶有口苦口臭，手脚发麻，大便偏干，舌质暗，苔黄，脉弦。诊断为糖尿病，辨证属热毒蕴结、瘀血阻络，治以清热解毒养阴、化瘀通络。方予清热解毒降糖汤加减：药用生地黄 12g，黄连 9g，黄芩 9g，栀子 12g，当归 15g，白芍 12g，川芎 9g，牡丹皮 9g，地骨皮 12g，薏苡仁 15g，白及 12g，白芷 15g，蒲公英 24g，野菊花 12g，地肤子 12g，苦参 9g。每天 1 剂，早晚温服。并嘱其控制饮食，适量运动。二诊：服药 7 剂后，测空腹血糖 7.3mmol/L，头皮丘疹见淡，无新发，手脚仍有麻木感，大便日 2 次，质稀，舌质淡，苔薄黄，脉弦。上方加砂仁、桑枝各 9g，继服。三诊：1 个月后，患者自述手脚麻木明显减轻，头皮丘疹已结痂，空腹血糖 7.0mmol/L，二便调，舌暗苔薄，脉细。原方去白芷、地肤子，继服。随访至今，患者病情稳定，未再反复。

● 益气养阴活血汤（山东名医刘启廷方）

【组成】黄芪 30g，西洋参 15g，葛根 15g，桑叶 15g，制水蛭 10g。水煎服，每日 1 剂，分 2 次或 3 次温服。

【功效主治】益气养阴，清热化瘀。主治 2 型糖尿病。

【方解】方中黄芪为君药，性味甘温，善入脾胃，为补中益气之要药，药理研究证明其有效成分黄芪甲苷具有显著降低血糖、糖化血红蛋白和尿蛋白的作用，并对醛糖还原酶有抑制作用；西洋参补气养阴、清热生津，为臣药，既能辅助黄芪补益元气，又可以养阴生津，改善气阴两虚的症状，现代药理研究亦证明其可以降低血糖、调节胰岛素分泌、促进糖代谢和脂肪代谢，对治疗糖尿病有一定辅助作用；葛根味甘，性辛凉，有清热生津止渴之功，《神农本草经》载其"主消渴"，《名医别录》中记载其可"生根汁，疗消渴"，配合西洋参，以增加养阴之效；刘老在长期临床实践中发现，糖尿病前期患者常有虚实夹杂的表现，因阴虚可致燥热内生，虚中有热，故选用桑叶取其清宣之性，清退虚热，润燥生津，补中寓清，以防燥热伤津，亦有滋阴之效，且桑叶入肝经，苦寒可清肝火，对情志不畅所致肝火上炎有清泄作用，可防止肝木亢盛克伐脾土而伤脾胃之气，且桑叶中富含桑叶多糖，具有显著的降血糖和抑制血脂升高的作用，与葛根相伍，共奏养阴清热之功，共为佐药；水蛭的应用，充分体现了中医"治未病"中"已病防变"的思想，因气为血之帅，气虚推动无力，血行迟缓，易致血瘀，而痰湿的停积，亦易与血胶着成瘀，故利用水蛭破血通经、逐瘀消癥的作用以预防瘀血的形成，且其走窜性强，可引诸药通达周身，与补气养阴药相伍，有补而不滞之效，故为佐使。全方以益气养阴为主，佐以清热化瘀，药少力专，补中有泻，补而不滞，对调整糖尿病前期患者气阴两虚的体质、防止其进一步发展、降低血脂及血液黏稠度、预防并发症的产生均起到有效作用。

【验案】刘某，男，50岁，2014年3月11日就诊。自述近2个月来自觉口干多饮、多尿、乏力，无明显多食易饥。患者形体偏胖，腹部膨隆，面白，舌淡胖，苔少，脉细弱。查空腹血糖6.9mmol/L，餐后2h血糖10.6mmol/L，糖化血红蛋白5.8%。诊断为糖尿病前期，中医属气阴两虚证。治宜益气养阴活血，方予益气养阴活血汤。处方：黄芪30g，西洋参15g，葛根15g，桑叶15g，制水蛭10g。10剂。水煎2次混合，分2次早晚空腹服。并配合糖尿病饮食，饭后适当运动。

3月21日二诊：患者述口干、多饮、乏力等症明显减轻，活动后略有乏力的感觉，效不更方，上方继服10剂。

3月31日三诊：患者述口干、多饮、乏力等症基本消失，原本体懒不喜活动，自服药后身体的沉重感消失，工作积极主动。守方不变，继服 10 剂。

4 月 9 日四诊：患者述以上症状均消失，无口干、多饮、乏力，工作时精力充沛。上方继服 10 剂，嘱每晚睡前服药，1 剂服 2 天。

4 月 29 日五诊：无明显不适，复查空腹血糖 5.9mmol/L，餐后 2h 血糖 7.7mmol/L。上方继服 10 剂，仍每晚睡前服药，1 剂服用 2 天。

5 月 18 日六诊：无口干、多饮、乏力，纳眠可，二便调顺，体重较治疗前下降 8kg，腹部变小，复查空腹血糖 5.6mmol/L，餐后 2h 血糖 7.5mmol/L，停药，饮食生活调养。

低血糖症

低血糖症指由多种原因引起的血糖浓度过低所致的综合征。一般以血浆血糖浓度＜2.8mmol/L，或全血葡萄糖＜2.5mmol/L 为低血糖。急性低血糖及病程短者呈交感神经兴奋症候群，如激动不安、饥饿、软弱、出汗、心动过速、收缩压升高、舒张压降低、震颤、一过性黑矇、意识障碍，甚至昏迷。亚急性及缓慢血糖下降者呈脑病症状，形式多种多样，但同一患者每次发作往往呈同一类型的症状。多数患者表现为大脑皮质及（或）小脑症状，如头痛、头晕、焦虑、激怒、嗜睡、注意力涣散、定向障碍、震颤、癫痫大发作或小发作、人格改变（哭、吵、闹、骂）、奇异行为、共济失调等，最后木僵昏迷。长期严重低血糖可致永久性脑损害。

● 加减升陷汤（河南名医李承方）

【组成】生黄芪 18g，党参 15g，知母 10g，柴胡 6g，桔梗 6g，升麻 5g，山茱萸 10g。水煎服，每日 1 剂，分 2 次或 3 次温服。

【功效主治】补气升陷。主治低血糖症。

【方解】方中以黄芪为主，既善补气，又善升气，与胸中大气有同气相求之妙；以知母之凉润济黄芪之稍热；柴胡为少阳之药，以引大气下陷者自左上升；升麻为阳明之药，能引大气下陷者自右上升；桔梗为舟楫之药，载诸药之力上达胸中，故用之为向导。如气分虚极下陷，再加山茱萸以收敛气分之耗散；如大气下陷过甚，导致少腹下坠疼痛，宜加大升麻用量，以增强升提之力。

【加减】气虚明显者加党参 30g 或人参 10g。

【验案】王某某，男，52 岁。2008 年 6 月 10 日初诊。自述 7 年前开始每在空腹或工作劳累后出现头晕、两目昏花、全身乏力、饥饿感、心悸不安、自汗，甚则四肢震颤，发作后在附近医院静推葡萄糖则可缓解。近半月来，因工作劳累反复发作以上症状，故前来就诊。查体：T 36.8℃，P 72 次/分，BP 125/80mmHg，舌质淡红，苔薄白，脉沉细。心、肺、肝、脾未发现阳性体征。实验室检查：肝功能在正常范围，空腹血糖 2.80mmol/L。诊断为低血糖症，辨证属大气下陷，治宜补气升陷。方选加减升陷汤。药用：生黄芪 18g，党参 15g，知母 10g，柴胡 6g，桔梗 6g，升麻 5g，山茱萸 10g。水煎服，每天 1 剂，分 2 次服。6 月 15 日二诊：服上方 4 剂，头晕、乏力减轻，饮食增加，睡眠好，唯时有心慌，舌淡，苔薄白，脉沉弱。效不更方，继服 6 剂。6 月 20 日三诊：诸症消除，病告痊愈，复查空腹血糖为 5.70mmol/L。随访 3 个月，无复发。

肥 胖 症

肥胖症是一组常见的代谢症候群。当人体进食热量多于消耗热量时，多余热量以脂肪形式储存于体内，其量超过正常生理需要量，且达一定值时遂演变为肥胖症。正常男性成人脂肪组织重量占体重的 15%～18%，女性占 20%～25%。随年龄增长，体脂所占比例相应增加。因体脂增加使体重超过标准体重 20% 或体重指数 [BMI＝体重(kg)/(身高)^2(m^2)]＞24kg/m^2 者称为肥胖症。如无明显病因可寻者称单纯性肥胖症；具有明确病因者称为继发性肥胖症。

● 温阳健脾祛脂汤 （陕西名医殷利娜方）

【组成】熟附子 10g（先煎），桂枝 10g，黄芪 45g，党参 15g，白术 15g，茯苓 30g，陈皮 10g，法半夏 12g，生山药 30g，生薏苡仁 30g，泽泻 20g，冬瓜皮 15g，防风 6g，赤芍 10g，丝瓜络 10g，荷叶 15g，木香 6g，砂仁 10g。水煎服，每日 1 剂，水煎分 2 次服。1 个月为 1 个疗程，共观察 1～3 个疗程。

【功效主治】温阳利水，健脾化湿，祛瘀化痰。主治单纯性肥胖症。

【方解】方中金匮肾气丸温肾化气行水，绝生痰之根；以香砂六君子丸益气健脾化痰绝生痰之源；又以黄芪赤风汤加丝瓜络补气活血通络，增强血脉运行功能，引诸药直达全身肌肉经络，疏通气血，加快排泄，更好地发挥疗效。加干荷叶利湿泻下瘦身，生薏苡仁健脾利水渗湿，冬瓜皮利水消肿，所以取得了较好的治疗效果，但本病积久而成，治宜从缓，切不可急于求成而施以攻消之法。获效后常需服较长时间的丸散剂以巩固疗效。

【加减】肾虚者加菟丝子 15g、补骨脂 10g。

【验案】患者，女，36 岁。初诊：2008 年 8 月 10 日，自诉 2 年前产后逐渐开始发胖，近来发胖加剧，影响到生活，动则气短，行动迟缓，嗜睡懒言，身体困重。平素体弱，纳差，不耐劳累，易感冒，畏寒肢冷，白带清稀量多，精神萎靡不振。视其形体均匀肥胖，测体重 74kg，身高 155cm。察舌质淡、舌体胖、苔白润，诊脉沉细。显系脾肾阳虚、水湿内停、痰瘀阻滞之证。治以温阳利水、健脾化湿、祛瘀化痰，处以上述基本方加菟丝子 15g、补骨脂 10g。每日 1 剂，水煎，分 2 次服。1 个月后体重开始下降，诸症亦减，嘱原方继服 2 个月。后于 2008 年 11 月 10 日复诊，患者前后相比，判若两人，容光焕发，精力充沛。自诉服药后体重逐渐减轻，形体渐瘦，也不再感冒，白带、月经均正常，诸症亦愈。遂予原方制丸药 1 料，嘱服 2 个月，巩固疗效，并嘱节制饮食，加强锻炼。

● 轻身汤 （山东名医高克学方）

【组成】决明子 3g，番泻叶 2g，荷叶 3g，莲子心 2g，山楂 3g，陈皮 3g，菊花 3g。泡茶饮，1 天量，1 个月为 1 个疗程。

【功效主治】健脾利湿，通便减肥。主治肥胖症。

【方解】决明子清肝明目，润肠通便。现代药理研究，决明子含有的大黄酚、芦荟大黄素等有降血脂、血压的作用，可治疗肥胖症、高脂血症、习惯性便秘等。决明子有轻泻作用，可干扰脂肪和碳水化合物的吸收，是减肥降脂最常用之药物；荷叶清热利湿；番泻叶清热行滞、通便利水，用于便秘。现代药理研究证明番泻叶具有促进肠蠕动的作用。陈皮、山楂行气宽中，用于脾胃气滞，脘腹胀满，湿阻中焦。诸药合用，具有健脾利湿、通便的作用，用于减肥效果显著，经济方便。

【验案】谭某，女，38岁，身高160cm，体重72kg，肥胖3年余，多食善饮，大便秘结，舌红苔黄，脉滑数。实验室检查：血糖6.5mmol/L，腹部彩超提示轻度脂肪肝。体重指数：$74/1.6^2 = 28.9 > 26$，为过度肥胖，中药轻身汤口服10天，饥饿感明显减轻，大便通畅，体重减轻3kg。1个月后体重减轻8kg。

高 脂 血 症

高脂血症是指血脂水平过高，可直接引起一些严重危害人体健康的疾病，如动脉粥样硬化、冠心病、胰腺炎等。

● 何首地黄汤 （山东名医张继东方）

【组成】制何首乌20g，熟地黄20g，枸杞子20g，桑寄生10g，女贞子10g，决明子30g，茯苓15g，泽泻30g，石菖蒲10g，陈皮10g，丹参30g，生山楂24g，郁金15g。水煎服，每日1剂，分2次或3次温服。

【功效主治】补肾化痰，祛瘀降脂。主治高脂血症。

【方解】方中制何首乌、熟地黄、枸杞子补肾填精；丹参、山楂、郁金行气活血祛瘀；茯苓、石菖蒲健脾、豁痰。研究证实制何首乌、枸杞子、山楂均有降低血清胆固醇、三酰甘油的作用。决明子平肝，降血脂；现代药理研究证实，泽泻具有降低血中胆固醇含量的作用。本方以补肾为主，兼顾脾、肝两脏，同时化痰祛瘀、降血脂。服后肾气得充，脾健肝旺，痰瘀俱消，诸症乃愈。

【加减】可酌加水红花子10g、大黄6g以活血祛瘀通络。

【验案】刘某，女，54岁，干部，2004年11月1日初诊。头晕头胀反复发作3年。症见头晕头胀，气短乏力，记忆力减退，全身不适，舌质暗，苔薄白，脉滑。血脂检查：总胆固醇8.39mmol/L，三酰甘油 2.15mmol/L，高密度脂蛋白胆固醇 0.4g/L。血液流变学检查：指标异常增高，示高黏滞血症。西医诊断：高脂血症、高黏滞血症。中医诊断：眩晕。证属肾气虚衰，痰瘀阻络。治以补肾、调肝、健脾，佐以化痰祛瘀。处方：制何首乌 20g，枸杞子 20g，熟地黄 20g，丹参 30g，生山楂 24g，生大黄 6g，郁金 15g，当归 12g，水红花子 10g，白芍 12g，茯苓 12g，石菖蒲 10g。每日 1 剂，水煎服。连服 18 剂后，头晕头胀症状明显改善。前方去制何首乌、熟地黄、生大黄、白芍、茯苓，加黄精 30g、决明子 30g、泽泻 30g，每日 1 剂，水煎服。再进服 12 剂后，患者症状消失，精力充沛，舌淡红，苔薄白，脉细。复查血脂、血液流变学均在正常范围。

● 疏肝调脂汤 （浙江名医朱雪琼方）

【组成】柴胡、黄芩、半夏、当归各 10g，泽泻、生山楂、制何首乌各 20g，赤芍、决明子、丹参、荷叶、姜黄、郁金、白术各 15g。水煎服，每日 1 剂，分 2 次或 3 次温服。

【功效主治】疏肝健脾，化痰调脂。主治高脂血症。

【方解】方中柴胡、黄芩、半夏仿小柴胡汤之意，疏肝清热化痰；当归补血活血、调经止痛、润肠通便；丹参、郁金、赤芍、姜黄活血化瘀、行气通络；白术健脾化痰；制何首乌补益肝肾；决明子清肝润肠通便；生山楂消食化积、健脾散瘀；荷叶清暑利湿、健脾升阳、散瘀止血；泽泻利水渗湿化痰。现代药理研究证实决明子有降低血清胆固醇的作用，而且可抑制外源性脂质吸收；制何首乌可以阻止和减少肠内脂类物质的吸收，促进脂类物质的转运和代谢，阻止脂质在血中滞留或渗透到动脉膜；生山楂、泽泻、丹参具有显著降低 TC、TG，以及抗血小板聚集，降低血液黏稠度，扩张血管的作用；柴胡能使血中胆固醇水平降低，还能够提高 HDL-C 水平；当归具有扩张血管，降低血管阻力，改善器官血流量，降低血小板聚集，抗血栓，抗炎，抗损伤的作用；泽泻有降血脂、抗氧化及抗动脉粥样硬化作用；荷叶具有调节血脂、调节脂肪酶的作用。因此诸药合用，可以达到活血化瘀、燥湿祛痰、降脂降黏的效果。

【效果】采用疏肝调脂汤临床治疗 50 例高脂血症患者，总有效率 96％。

痛　风

痛风是由单钠尿酸盐沉积所致的晶体相关性关节病，与嘌呤代谢紊乱和（或）尿酸排泄减少所致的高尿酸血症直接相关，特指急性特征性关节炎和慢性痛风石疾病，主要包括急性发作性关节炎、痛风石形成、痛风石性慢性关节炎、尿酸盐肾病和尿酸性尿路结石，重者可出现关节残疾和肾功能不全。痛风常伴腹型肥胖、高脂血症、高血压病、2 型糖尿病及心血管病等。

● 朱氏痛风汤 （江苏名医朱良春方）

【组成】土茯苓 30～120g，萆薢 15～45g，薏苡仁 30g，威灵仙 20g，泽兰 15g，泽泻 15g，秦艽 10g，赤芍 15g，红花 10g，桃仁 10g，地龙 15g。水煎服，每日 1 剂，分 2 次或 3 次温服。

【功效主治】清热泻浊，活血化瘀。主治痛风。

【方解】朱老常以上方治疗痛风，方中土茯苓、萆薢、薏苡仁、泽泻清热泻浊；桃仁、红花、地龙、威灵仙、泽兰、秦艽等活血化瘀，可促进湿浊泄化，溶解瘀结，推陈致新，增强疗效，能明显改善症状，降低血尿酸浓度。曾取以上药物制成"痛风冲剂"，经六年来系统观察，大多数病例在服药 2～3 天后，症状有显著改善，继续服用，可以获愈。经中国中医研究院基础理论研究所实验证明，用痛风冲剂对因微结晶尿钠所致大鼠实验性痛风进行观察，给药组 2h 后大鼠足跖肿胀消退，显然比模型组要快，与秋水仙碱组比较，在消肿方面，痛风冲剂并不逊于秋水仙碱组。毒性试验证明：痛风冲剂对人体是安全可靠的。

【加减】对于疼痛明显的在上方中加全蝎 3g、蜈蚣 1 条、延胡索 20g、五灵脂 10g 以增强止痛作用；对于肿胀较甚者，加僵蚕 10g、白芥子 10g、陈胆南星 6g 等化痰药，可加速消肿缓痛；如关节僵肿，结节坚硬者，加炮穿山甲 10g、蜂房 10g 等，既可软坚消肿，亦利于降低血尿酸指标；如在急性发作期，宜加重土茯苓（可用至 120g）、萆薢（可用至 45g）之用量；对于局部红、肿、热、痛明显的，加生地黄 15g、寒水石 30g、知母 15g、水牛角 30g 等以清热通络；对于怕冷、遇寒冷加重的或加制川乌 10g、制草乌 10g 等以温经散寒，可收消肿定痛、控制发作之效；身体虚弱者，又应选用熟地黄 15g、补骨脂 10g、骨碎补 10g、生黄芪 20g 等以补肾壮骨；至于腰痛血尿，并发肾、输尿管结石时，可加通淋化石之品，如金钱草 30g、海金沙 20g、芒硝 10g、小蓟 10g、白茅根 30g 等。

【验案】夏某，男，55 岁，干部，1988 年 3 月 14 日就诊。患者手指、足趾小关节经常肿痛，以夜间为剧，已经 5 年，右手食指中节僵肿破溃，亦已两年余。

病史：5 年前因经常出差，频频饮酒，屡进膏粱厚味，兼之旅途劳顿，感受风寒，时感手指、足趾肿痛，因工作较忙，未曾介意。以后每于饮酒或劳累、受寒之后，即疼痛增剧，右手食指中节及左足跚趾内侧肿痛尤甚，以夜间为剧，即去医院就诊，作风湿性关节炎处理，曾服吡罗昔康（炎痛喜康）、布洛芬等药，疼痛有所缓解，时轻时重，终未根治。两年前右手食指中节僵肿处破溃，流出白色脂膏，查血尿酸高达 918μmol/L，确诊为"痛风"，即服用别嘌醇、丙磺酸等药，症情有所好转，但因胃痛不适而停服，因之肿痛又增剧，乃断续服用，病情缠绵，迄今未愈。

检查：形体肥胖，右手食指中节肿痛破溃，左足大趾内侧亦肿痛较甚，晚上明显，血尿酸 714μmol/L，口苦。右耳翼摸到两枚痛风石结节，左侧有一枚。

处方：土茯苓 60g，薏苡仁 30g，威灵仙 30g，萆草 30g，虎杖 30g，萆薢 20g，秦艽 15g，泽兰 15g，泽泻 15g，桃仁 15g，地龙 15g，赤芍 15g，土鳖虫 12g。10 剂。

3 月 25 日二诊：药后浊瘀泄化，疼痛显减，破溃处之分泌物有所减少，足趾之肿痛亦缓解，上方加炙僵蚕 12g，炙蜂房 10g。15 剂。

4 月 10 日三诊：破溃处分泌物已少，僵肿渐消，有愈合之征；血尿酸已接近正常，继续服用前方，并复入补肾之品以善其后。

上方土茯苓减为 30g，去赤芍、萆草，加熟地黄 15g，补骨脂、骨碎补各 10g。15 剂。

10 月 5 日随访：手足指、趾之肿痛，迄今未再发作。

● 痛风止痛汤 （北京名医盖国忠方）

【组成】土茯苓 30g，山慈菇 10g，益智仁 10g，秦皮 15g，槐角 10g。水煎服，每日 1 剂，分 2 次或 3 次温服。

【功效主治】清利湿毒，通络止痛。主治痛风。

【方解】本方以土茯苓为主药，取其解毒除湿、通利关节之功效，亦有明显降低血尿酸的作用；山慈菇有清热解毒、消痈散结之功；益智仁温脾开胃、补肾化气以复水津代谢；秦皮清热解毒凉血，本品含马栗树皮苷，而马栗树皮苷有镇痛、利尿及促进尿酸排泄的作用；槐角能清泄血分之热，"能除一切热、散一切结、清一切火也"（《本草求真》）。诸药合用，既可利其湿毒使邪有出路，而又不伤其正，充分体现了中医学整体观念和辨证论治的思想。

【加减】疼痛明显者加延胡索 15g，络石藤 30g，忍冬藤 30g；伴尿路（肾、输尿管、膀胱）结石者加金钱草 30g，鸡内金 20g；关节肿甚者加萆薢 25g，防己 15g；有痛风石者加穿山甲 10g，地龙 15g；大便秘结者加大黄 10g（后下）；夹瘀血者加丹参 30g，赤芍 15g。同时多饮水以利于尿酸排出，少运动，并予低嘌呤饮食，忌食动物内脏、脑、海味、蛤蟹等高嘌呤食物，戒酒。

【验案】李某，男性，48 岁，因右足第 1 跖趾关节及双膝关节肿痛反复发作 3 年，加重 3 天，于 2002 年 4 月 6 日就诊。该患者平素嗜酒，喜欢食用肥腻食品，形体偏胖，3 年前于夜间突发右足第 1 跖趾关节疼痛、肿胀，局部皮肤微红，疼痛昼轻夜重，于当地医院按风湿性关节炎治疗，症状好转。以后反复发作，逐渐至双膝关节，每次发病时关节处红肿热痛，自服吲哚美辛（消炎痛）、布洛芬等药物可暂时缓解，未明确诊断及系统治疗。3 天前大量饮酒后再次发作，关节疼痛剧烈呈刀割样，难以忍受。见右足第 1 跖趾关节红肿灼热疼痛，固定不移，双膝关节皮色较红，轻度肿胀，活动受限，有僵硬感，面色稍红，口干而渴，腰痛，睡眠欠佳，大便干，尿少色黄。辅助检查：血白细胞 9.1×10^9/L，尿潜血试验

（＋＋）、红细胞 2～4 个/高倍视野，血沉 35mm/h，血尿酸 642.4μmol/L，抗 "O" 300U，类风湿因子（－）；X 线摄片符合痛风关节炎；B 超提示双肾泥沙样结石。诊断为急性痛风关节炎，双侧肾结石。用痛风汤加味治疗，药用：土茯苓 30g，山慈菇 10g，益智仁 10g，秦皮 15g，槐角 10g，鸡内金 20g，萆薢 25g，赤芍 15g，大黄 6g（后下），延胡索 15g，生石膏 50g（先煎），金钱草 30g。水煎服，每日 1 剂，早晚分服，同时嘱患者卧床休息，戒酒，限制高嘌呤食物摄入，并多饮水。3 剂后患者关节红肿热痛均明显减轻。守上方去生石膏，连服半个月，患者关节疼痛消失，红肿完全消退。1 个月后复查血尿酸 320.4μmol/L，血沉 15mm/h，尿常规正常。随访 1 年未复发，血尿酸始终维持在正常范围。

● 化浊祛瘀痛风方 （江苏名医任达然方）

【组成】土茯苓 30～60g，虎杖 30g，粉萆薢 20g，忍冬藤 30g，薏苡仁 30～50g，威灵仙 15g，黄柏 10g，川牛膝 10g，木瓜络 10g，泽泻 10g，路路通 10g，制乳香 10g，制没药 10g。水煎服，每日 1 剂，分 2 次或 3 次温服。7 天为 1 个疗程。

【功效主治】化浊祛瘀，活血止痛。主治痛风。

【方解】方中重用土茯苓、虎杖、薏苡仁为主药，以冀化浊祛瘀；《滇南本草》认为土茯苓利湿祛风，能治 "筋骨挛痛"；《本草拾遗》谓虎杖 "主风在骨节间及血瘀"；《神农本草经》记载薏苡仁 "主筋急拘挛不可屈伸"。萆薢、忍冬藤、黄柏、泽泻、威灵仙、木瓜络佐以主药，增强清化湿浊之力；丹参、制乳香、制没药活血通经止痛。全方具有化浊祛瘀、活血止痛、标本兼治的功能，故收效显然。

【加减】怕冷明显，去忍冬藤、黄柏，加制附片、炙桂枝各 10g；湿重，加苍术 10g、厚朴 6g；若痛风反复发作 10 年左右可形成慢性痛风性关节畸形，关节周围与身体他处皮下均可见到结节状突出之痛风石，可于原方中加金钱草 30g、海金沙 10g（布包）、鱼脑石 15～18g；若痛风急性发作控制后，可在化浊祛瘀痛风方的基础上酌加补肾之品，如山茱萸 15g、补骨脂 10g、骨碎补 10g 等。

【验案】程某，男，58 岁。1994 年 8 月 17 日诊。患者于当天清晨被左足剧烈疼痛惊醒，当日上午即请任老诊治。查体：形体较胖，步履维艰，左足第一跖趾关节红肿发热，触摸疼痛难忍。查血：白细胞 12×10^9/L，中性粒细胞 86%，血沉 25mm/h，血尿酸 485μmol/L。诊断：痛风。任老处方：土茯苓 60g，虎杖 30g，粉萆薢 15g，忍冬藤 30g，薏苡仁 50g，威灵仙 10g，黄柏 10g，川牛膝 10g，木瓜络 10g，丹参 10g，路路通 10g，泽泻 10g，制乳香 10g，制没药 10g。7 剂。

二诊：药后，患者左足第一跖趾关节红肿热痛消失，步履稳健。任老考虑痛风容易复发，在上方中加山茱萸、补骨脂、骨碎补各 10g，连服 2 周。后查血常规、血沉、血尿酸均在正常范围，10 年来痛风一直未发。

随着人们生活水平的提高，痛风病在临床上屡见不鲜，多由喜欢食用甘肥海鲜而致。任老还指出，痛风除积极治疗外，饮食起居也十分重要，有痛风病史或痛风家族史者，少食富含嘌呤的食物，如动物内脏、骨髓、海鲜、蛤、蟹等；戒酒，尤其是啤酒；控制饮食，适当运动，防止过胖；保持精神愉快，避免精神刺激；避免过度劳累，防止受寒及潮湿等。注意上述因素，有利于痛风的康复。

● **痛风汤**（黑龙江名医段富津方）

【组成】苍术 15g，黄柏 15g，薏苡仁 30g，粉防己 15g，羌活 15g，姜黄 15g，赤芍 15g，川牛膝 10g，甘草 15g。水煎服，每日 1 剂，分 2 次或 3 次温服。

【功效主治】清热燥湿，舒筋止痛。主治痛风。

【方解】方中以二妙（苍术、黄柏）清热燥湿以除湿热下注之红肿热痛，然湿热虽下注，其本在脾，以苍术燥湿健脾，又合黄柏苦寒沉降，清下焦湿热，解湿热疮毒，两药相合清流洁源，标本兼顾，共为君药。粉防己，《本草求真》言其："辛苦大寒，性险而健，善走下行，长于除湿通窍利道，能泻下焦血分湿热"，可助黄柏清利下焦湿热。薏苡仁甘淡微寒，主降泄，既健脾利湿，又长于祛除肌肉筋骨之湿邪，主治筋脉拘急之湿热痹阻筋骨之病，湿浊为病，均当以治阳明为本，苍术、薏苡仁正有此意。姜黄，《药性赋》言其"能下气破恶血之积"，本品辛苦温，具有较强的祛瘀作用，既入血分活血，又入气分散滞气，以破血分湿瘀之滞。赤芍，《名医别录》言其"主通顺血脉，散恶血，逐贼血"，本品苦微寒，既清血分实热，又散瘀血，以清血分瘀热。四者共为臣药。羌活辛苦温，气雄而散，升发之力强，既能透利关节止痛，又风能胜湿而助苍术、薏苡仁祛湿化浊，且可升发脾胃清阳，升清以助降浊，并可防黄柏、防己苦寒降泄太过而伤脾气，又与姜黄气味相投，盖血为阴津得温则行，湿为阴邪得辛方散，两者辛温之性与行瘀除湿甚合，是为佐药。少加川牛膝既助活血之力，又引诸药直达病所。又加甘草，既缓和上药辛温燥烈之性，又防其苦寒败胃，共为使药。

【加减】热毒明显者，发病迅速，疼痛剧烈，大便干，小便黄者，去羌活、苍术，加知母15g、生地黄15g、滑石15g；湿盛者，发病缓慢，局部漫肿麻木，去黄柏，重用苍术至20g、薏苡仁至40g，加萆薢15g、泽泻15g、威灵仙15g；湿热俱盛者，肿痛明显，加茵陈蒿10g、龙胆10g；关节僵硬屈伸不利者，加威灵仙15g、海桐皮10g、秦艽10g，重用薏苡仁至40g，减黄柏量为10g；因瘀者，疼痛明显，呈刺痛感，加桃仁10g、红花10g、川芎10g、当归15g；关节剧痛，加生五灵脂10g、地龙15g、乳香6g、没药6g；痛风石者为湿瘀成痰，加半夏10g、制南星6g、威灵仙15g、地龙10g；湿滞中焦，呕恶者，去黄柏，加木瓜10g、蚕沙10g、茯苓20g；身窜痛者，加海桐皮10g、威灵仙15g、秦艽10g以祛风活血通络；日久不愈，关节僵直变形剧痛者，为久痛入络，痰瘀凝结，需加虫类搜剔，如全蝎6g、蜈蚣1条、土鳖虫10g、地龙10g；日久不愈，腰酸腿软者，为久病及肾，改川牛膝为怀牛膝，加杜仲10g、续断10g；乏力、汗出、大便不成形者，加黄芪20g、白术15g。应当指出，段教授在辨证的基础上，选用萆薢、秦艽、威灵仙、蚕沙、薏苡仁、地龙、泽泻、黄芪、桃仁、当归等降血尿酸药，可提高疗效。

【验案】赵某某，男，53岁，2004年3月8日就诊。患者痛风多年，现右姆趾暗红发热，肿痛，夜间明显，影响睡眠，足趾有痛风石，血尿酸 $650\mu mol/L$。

处方：苍术 15g，黄柏 15g，赤芍 15g，粉防己 15g，生薏苡仁 30g，姜黄 15g，威灵仙 15g，海桐皮 15g，地龙 15g，川牛膝 15g，胆南星 10g。并嘱其禁食酒肉、动物内脏等以防湿热内生。以此方加减，共服药 40 余剂，肿痛消退，痛风石渐消，舌脉转好，血尿酸降至 $437\mu mol/L$。

● 四妙丸加味 （湖北名医田玉美方）

【组成】黄柏 10g，炒白术 15g，怀牛膝 15g，薏苡仁 30g，金银花 20g，连翘 15g，皂角刺 15g，晚蚕沙 6g，当归 6g，紫苏叶 6g，蒲公英 30g，海桐皮 15g，木瓜 10g，生甘草 6g。水煎服，每日 1 剂，分 2 次或 3 次温服。

【功效主治】清热除湿，通痹舒筋。主治痛风。

【方解】方中黄柏苦寒沉降，长于清泻下焦湿热；苍术辛散苦燥，但恐其辛温太过，反助热邪，故用白术易之，炒白术既可健脾以治本，又可燥湿以治标；牛膝补肝肾，强筋骨；薏苡仁甘淡凉，清热消肿，渗湿健脾。四药共奏清热除湿、通痹舒筋之功。方中重用金银花，性味甘寒，与连翘相伍，最善清热解毒；又以当归活血通络，消肿止痛；更用辛散的紫苏叶相配，通滞而散其结，使热毒从外透解；蒲公英性味苦寒，长于消肿散结、清热解毒；皂角刺一味，溃坚排脓，《本草汇言》言其"拔毒祛风，又泄血中风热、风毒"，《本草纲目》云"但其锐利，直达病所耳"。以上六味，清热解毒，消肿溃坚，活血止痛，组方配伍大有仙方活命饮之意。蚕沙者，祛风除湿，《名医别录》载其"气味甘辛温无毒，主治肠鸣，热中消渴，风痹瘾疹"，温通血脉，血行则风自灭，其得桑之精气而入于浊道，故可祛风胜湿；木瓜温香入脾，能化湿和胃，味酸入肝，舒筋活络而止挛急，又可引药下行；海桐皮，辛苦平，活络止痛，祛风湿，"主腰脚不遂，顽痹，腿膝疼痛"（《海药本草》）；生甘草，清热解毒，调和诸药。诸药合用，共奏清热解毒、化湿消肿、舒筋除痹之功。

【加减】若皮肤紫暗，入夜痛甚者，则加牡丹皮 10g、乳香 6g、没药 6g；若疼痛剧烈者，则加制川乌 10g、制草乌 10g；热象偏重者，则加忍冬藤 20g、栀子 10g、知母 10g；若肿胀显著，湿邪偏盛者，则加茯苓（皮）20g、车前子 20g（包煎）；若湿热交阻，毒入骨骸，症见关节僵硬变形者，则加炮甲珠 10 克、僵蚕 10g、蜈蚣 1 条等以破结开郁、消痰软坚。

【验案】吴某，男，51 岁。2011 年 2 月 20 日初诊。由于春节期间参加朋友聚会而酗酒，其后出现右脚第一足趾关节疼痛数日，故前来就诊，症见右脚第一跖趾关节处皮肤红肿，触之痛剧，不能行走，伴口渴，饮食不香，腹胀，心烦，睡眠差，小便短少，大便偏干，每日 1 次，查：血尿酸 636μmol/L，血沉 95mm/h。西医诊断：痛风。田老治以清热化湿、解毒止痛。用四妙丸加味。药用：黄柏 10g，炒白术 15g，怀牛膝 15g，薏苡仁 30g，金银花 20g，连翘 15g，皂角刺 15g，晚蚕沙 6g，当归 6g，紫苏叶 6g，蒲公英 30g，海桐皮 15g，炒鸡内金 20g，制川乌 10g，制草乌 10g。7 剂。

2 月 27 日复诊：服上药后关节疼痛基本消失，红肿仍存在，但较之以前有所改善，右脚第一跖趾关节活动不利，饮食、睡眠改善，大小便正常。守上方，去制草乌、制川乌，加木瓜 10g。14 剂。

3 月 13 日三诊：服上药后关节疼痛消失，局部红肿明显消退，可以自由行走，余无明显不适。守上方续服 7 剂，以巩固疗效。

骨 质 疏 松 症

骨质疏松症是多种原因引起的一组骨病，骨组织有正常的钙化，钙盐与基质呈正常比例，以单位体积内骨组织量减少为特点的代谢性骨病变。在多数骨质疏松中，骨组织的减少主要是由于骨质吸收增多所致。以骨骼疼痛、易于骨折为特征。

● 坚骨汤 （重庆名医李寿彭方）

【组成】熟地黄 20g，山茱萸 15g，山药 15g，茯苓 12g，泽泻 12g，牡丹皮 12g，黄芪 30g，当归 15g，骨碎补 15g，丹参 15g，杜仲 15g，淫羊藿 15g。水煎服，每日 1 剂，分 2 次或 3 次温服。

【功效主治】滋补脾肾。主治骨质疏松症。

【方解】坚骨汤为六味地黄汤和当归补血汤加味。方中熟地黄滋肾阴、益精髓，山茱萸滋肾益肝，山药滋肾补脾，黄芪补脾肺之气、裕生血之源，当归益血和营，骨碎补补肾强骨止痛，杜仲补肝肾、强筋骨，丹参活血止痛，淫羊藿补肾阳、强筋骨、祛风湿。李师用坚骨汤以滋补脾肾为主，使肾精充足，骨髓生化有源，骨骼得以滋养而强健有力。

【加减】伴有骨蒸潮热、虚烦盗汗加知母、黄柏；伴有咳嗽喘逆加麦冬、五味子；伴有眼睛干涩、视物不明加枸杞子、菊花；伴有肢倦乏力者加白术、太子参；腰背疼痛剧烈加续断、白芍、甘草。

【验案】

例1：崔某，女，76岁，于2012年12月28日就诊。近1年来逐渐驼背，身长缩短，感腰背疼痛，伴有腰膝酸软，头目昏眩，耳鸣，口燥咽干，舌红少苔，脉细数。腰椎骨密度检测示重度骨量减少。证属肝肾阴虚。治以滋补肝肾，强筋健骨。方用坚骨汤加味。药用：熟地黄20g，山茱萸15g，山药15g，茯苓12g，泽泻12g，牡丹皮12g，骨碎补15g，丹参15g，黄芪20g，杜仲15g，当归15g，枸杞子12g，菊花15g，续断12g，白芍15g，甘草6g，紫河车10g。水煎服，日1剂。服5剂后腰背疼痛、头目昏眩、口燥咽干缓解，仍感腰膝酸软。上方减枸杞子、菊花加淫羊藿15g。日1剂，继服5剂后腰背疼痛消失，腰膝酸软明显缓解。原方续服1个月后腰膝酸软消失，行腰椎骨密度检测示轻度骨量减少。

例2：向某，男，78岁，于2013年1月12日就诊。近5年来逐渐驼背，腰痛，腰膝酸软无力，怕冷，手足不温，少气乏力，遇劳更甚，舌淡，脉沉细。腰椎骨密度检测示中度骨量减少。证属肾阳虚。治以温补脾肾。方用坚骨汤加味。药用：熟地黄20g，山茱萸15g，山药15g，茯苓12g，泽泻12g，牡丹皮12g，骨碎补15g，丹参15g，黄芪20g，杜仲15g，当归15g，续断12g，白芍15g，甘草6g，淫羊藿15g，菟丝子12g。水煎服，日1剂。服7剂后腰痛和腰膝酸软无力症状缓解，上方减菟丝子继服2个月，形寒肢冷消失，复查腰椎骨密度检测示正常骨量。

第七节　风湿性疾病秘验良方

类风湿关节炎

类风湿关节炎是一种病因未明的慢性、以炎性滑膜炎为主的系统性疾病。其特征是手、足小关节的多关节、对称性、侵袭性关节炎症，经常伴有关节外器官受累及血清类风湿因子阳性，可导致关节畸形及功能丧失。

● 补肾祛寒治尪汤 （北京名医焦树德方）

【组成】补骨脂、淫羊藿、赤芍、白芍各 9～12g，熟地黄 12～24g，川续断 12～18g，炙穿山甲、自然铜（先煎）各 6～9g，制附片 6～12g（用至 15g 时，需先煎 30min），骨碎补 10～20g，桂枝、知母、牛膝各 9～15g，羌活、独活各 10～12g，土鳖虫、苍术各 6～10g，麻黄 3～6g，防风、松节各 10g，威灵仙 12g，伸筋草 30g，透骨草 20g，寻骨风 15g。水煎服，每日 1 剂，分 2 次或 3 次温服。

【功效主治】补肾祛寒，化湿疏风，活瘀通络，强筋壮骨。主治尪痹，肾虚寒盛证。其中包括现代医学的类风湿关节炎、强直性脊柱炎、结核性关节炎、大骨节病等有肢体关节疼痛、变形、骨质损害的疾病。表现为关节喜暖怕冷，腰酸乏力，遇寒疼痛加重，舌苔薄白或白，脉沉尺弱。

【方解】本方以《金匮要略》桂枝芍药知母汤合《太平惠民和剂局方》虎骨散加减化裁而成。方中以川续断、补骨脂补肾阳，壮筋骨；制附片壮肾阳，祛寒邪；熟地黄补肾填精，养肝益血共为主药。以骨碎补活瘀祛风；淫羊藿补肾阳，祛肾风；桂枝、羌活、独活、威灵仙搜散少阴经、太阳经及肢体风寒湿邪；白芍养血荣筋、缓急舒挛，共为辅药。又以防风散风，麻黄散寒，配熟地黄可温肌膜；苍术化湿，赤芍化瘀壮筋骨，知母滋肾清热，穿山甲通经散结，土鳖虫化瘀壮筋骨，伸筋草舒筋活络，松节通利关节，共为佐药。其中赤芍、知母、土鳖虫兼具反佐之用，以防温药化热。牛膝益肾并能引药入肾，为使药。

【加减】上肢病重者，加片姜黄 10g；瘀血明显者，加红花10g，乳香、没药各 6g，皂角刺 6g；腰腿疼痛明显者，可去松节、苍术，加桑寄生 30g、杜仲 12g，并加重川续断、补骨脂用量，吃药时再嚼核桃肉（炙）1～2 个；肢体僵屈者，可去苍术、防风、松节，加生薏苡仁 30～40g，木瓜 9～12g，茯苓 12g，僵蚕 9～12g；脊柱僵直，弯曲变形者，可去苍术、牛膝，加狗脊 40g、鹿角胶 9g（鹿角片、鹿角霜亦可）、白僵蚕 12g，羌活改为 12g；关节疼痛重者，可加重附片的用量，并且可再加制草乌 6～9g、七厘散（每次 1g，随汤药冲服）；舌苔白厚腻者，可去熟地黄，加砂仁5g、藿香 10g；中运不健，脘胀纳呆者，可加陈皮、焦麦芽、焦神曲各 10g；出现热象者，可减少桂附用量，加黄柏 10～12g、秦艽15～20g，把熟地黄改为生地黄、熟地黄各 15g，或生地黄 20g。

【验案】刘某，女，42 岁，新加坡人。患类风湿关节炎 10 余年，周身关节疼痛、肿胀，曾在当地医院确诊为类风湿关节炎，系统服用西药，未能完全控制病情，又行蜂针疗法未见好转。2002年 4 月关节疼痛加重，遂来广州某医院诊治，住院 10 余天，效果不佳。5 月上旬请焦教授会诊。

诊见：患者痛苦面容，双手指关节、腕关节、肩关节、踝关节、膝关节、左侧下颌关节疼痛，疼痛彻骨，伴有肿胀、僵硬，手脚无力，每次仅能缓慢行走 10min 左右，久立后膝关节肿胀加重，活动受限。检查：双手指关节呈梭状，双腕关节、双膝关节肿胀明显，屈伸困难，关节部位皮肤稍发热，舌苔正常，脉沉滑细。此乃风寒湿三邪外侵，痹阻经络而成痹症。诊断：尪痹，证属肾虚寒盛。治以补肾祛寒，化湿疏风，活血通络，强筋壮骨。方用补肾祛寒治尪汤加减。方药：补骨脂、赤芍、白芍各 10g，熟地黄 15g，川断 15g，炙穿山甲、自然铜（先煎）各 9g，淫羊藿、制附片各15g（先煎），骨碎补 20g，桂枝、知母、牛膝各 10g，羌活、独活各 10g，土鳖虫、苍术各 9g，麻黄、干姜各 6g，防风、松节各10g，威灵仙 12g，伸筋草 30g，透骨草 20g，寻骨风 15g。30 剂，每天 1 剂，复煎，早晚分服。6 月 17 日二诊：关节疼痛明显减轻，双腕关节、膝关节、踝关节仍肿痛，僵硬略减，与服药前比较，全身较有力，舌苔薄白，脉沉滑细略数。守方，淫羊藿减至 9g、制附片 10g、干姜 3g，加桑枝 15g、玄参 12g。30 剂，每天 1 剂，水煎早晚分服。后每月或 45 天复诊，据症以原基础方加减化裁。服药至 200 余剂，2003 年 10 月 14 日复诊：患者精神佳，关节疼痛基本消失，仅劳累后稍有疼痛，腰部偶感酸痛，活动正常。两尺脉弱，仍以补肾祛寒治尪汤加减，以求根治。

系统性红斑狼疮

系统性红斑狼疮是一种多发于青年女性的累及多脏器的自身免疫性炎症性结缔组织病，早期、轻型和不典型病例日见增多。有些重症患者（除患者有弥漫性增生性肾小球肾炎外）有时亦可自行缓解。有些患者呈"一过性"发作，经过数月的短暂病程后疾病可完全消失。

● **柴归汤**（江苏名医黄煌方）

【组成】柴胡 20g，黄芩 10g，半夏 10g，党参 10g，生甘草 10g，当归 10g，川芎 15g，白芍 30g，白术 15g，茯苓 15g，泽泻 15g，干姜 10g，大枣 20g。水煎服，每日 1 剂，分 2 次或 3 次温服。

【功效主治】血水同调，调节免疫。主治系统性红斑狼疮。

【方解】小柴胡汤是治疗少阳病的代表方。少阳病多见于疾病的迁延阶段，反复发作，缠绵难愈，黄教授认为此与免疫系统功能失调密切相关，故把小柴胡汤称为天然的免疫调节剂。当归芍药散同调血水。有实验表明：本方可明显提高免疫复合物的清除率，其作用主要是当归所致。本方还能促进肝巨噬细胞对免疫复合物的消化，从而增加细胞与免疫复合物的结合。黄师常将小柴胡汤与当归芍药散合用，名柴归汤，用于自身免疫性疾病长期迁延不愈者的体质调理。

【加减】若出现皮疹多加荆芥 20g；若表证明显或易患感冒者，则多加防风 20g；两药同用能降低机体敏感度，配合柴归汤加强免疫功能的调节。

【验案】张某，女，22岁，初诊日期：2011年7月11日。患者因"反复发热伴面部红斑3年，再发1周"就诊。患者3年前无明显诱因出现发热伴面部蝶状红斑，脱发，光过敏，蛋白尿，当时予以泼尼松60mg（每天1次）抗炎加吗替麦考酚酯1g（每天2次）及硫酸羟氯喹0.2g（每天2次）抑制免疫治疗，蛋白尿得以控制，但发热伴面部红斑症状仍反复发作，西药逐渐减至泼尼松30mg（每天1次）抗炎加吗替麦考酚酯1g（每天1次）及硫酸羟氯喹0.2g（每天2次）抑制免疫维持治疗。1周前患者因外出游玩，过度劳累后再次出现发热伴面部红斑，遂来黄老师门诊求诊，刻下症：患者低热，面部蝶形红斑，伴瘙痒，无破溃，唇红，发枯黄，月经量偏少，周期正常，小便正常，大便2日1行，纳差，睡眠一般，脉滑，舌红苔腻。自诉平素易感冒，常感乏力，畏寒。查体：体形中等，面部红斑，口腔无溃疡，腹部无压痛，双下肢无水肿。辅助检查：ESR53mm/h；C3、C4低于正常水平（不详）；血常规：白细胞偏低，红细胞偏低（不详）；尿常规正常。处方：柴胡20g，黄芩10g，半夏10g，党参10g，生甘草10g，当归10g，川芎15g，白芍30g，白术15g，茯苓15g，泽泻15g，干姜10g，大枣20g，荆芥20g，防风20g。15剂。1剂服2日，每日半剂顿服。西药调整：泼尼松30mg，每天1次；吗替麦考酚酯0.5g，每天1次。

二诊（2011年8月8日）：患者无发热，面部红斑明显消退，无口腔溃疡，饮食、睡眠可，大小便正常，月经量仍少，周期正常。自诉仍有疲乏感，畏寒，近期未感冒。原方白芍加至40g，继服15剂；西药调整：泼尼松20mg（每天1次），吗替麦考酚酯0.5g（每天1次）；若无不适可继服此方，1剂服2日，每日半剂顿服。

三诊（2012年3月5日）：患者病情平稳，面部红斑不显，近期无发热，饮食、睡眠可，大小便正常，月经量较前增多，周期正常；自诉最近感冒次数较服药以前减少，畏寒及疲乏感好转。辅助检查：ESR及血常规在正常范围；C3为0.41g/L，C4为0.06g/L，尿常规正常。原方白芍加至60g续服；西药调整：泼尼松15mg（每天 1 次），吗替麦考酚酯 0.5g（每天 1 次）；服法不变。

四诊（2012 年 7 月 16 日）：患者病情平稳，面部红斑不显，近期无发热，饮食、睡眠可，大小便正常，月经量基本正常，周期正常；自诉近期感冒、畏寒及疲乏感好转。辅助检查：ESR 及血常规在正常范围；C3 为 0.88g/L，C4 为 0.10g/L。原方续服，服法不变；西药续服。

强 直 性 脊 柱 炎

强直性脊柱炎是以骶髂关节和脊柱附着点炎症为主要症状的疾病，与 HLA-B27 呈强关联。某些微生物（如克雷伯杆菌）与易感者自身组织具有共同抗原，可引发异常免疫应答。本病是以四肢大关节，以及椎间盘纤维环及其附近结缔组织纤维化和骨化，以及关节强直为病变特点的慢性炎性疾病。

● 补肾祛寒治尪汤（北京名医焦树德方）

【组成】【功效主治】【方解】【加减】见"类风湿关节炎"。

干 燥 综 合 征

干燥综合征是一种以侵犯泪腺、唾液腺等外分泌腺体，具有高度淋巴细胞浸润的弥漫性结缔组织病。本病分为原发性和继发性两类，后者是指与另一诊断明确的结缔组织病（CTD），如系统性红斑狼疮、类风湿关节炎等并存的干燥综合征。

● 张氏经验方（北京名医张志礼方）

【组成】干生地黄 30g，玄参 15g，石斛 30g，南沙参、北沙参各 30g，天花粉 15g，玉竹 10g，麦冬 15g，女贞子 15g，墨旱莲 15g，生黄芪 10g，白术 10g，茯苓 10g，金银花 15g，连翘 15g，重楼 15g，白花蛇舌草 30g。水煎服，每日 1 剂，分 2 次或 3 次温服。

【功效主治】滋阴清热。主治干燥综合征，证属阴液不足，毒热内蕴。症见口腔、唇舌黏膜干燥，双眼干燥，舌红少苔，脉细数。

【方解】该方以大剂石斛、玄参、生地黄、沙参养阴生津；女贞子、墨旱莲、玉竹填补真阴以治其本。金银花、连翘、重楼、白花蛇舌草清热解毒以治其标，再配合生黄芪、白术、茯苓以扶正祛邪，使全方祛邪而不伤正，保胃气，存津液，故收显效。

【加减】口干加麦冬；鼻干加天冬；眼干加白芍、白蒺藜、山茱萸、炙制何首乌；咽干、齿脱、耳鸣加六味地黄丸等。

【验案】曹某，女，54岁，1999年6月5日初诊。病史：患者3年前无明显诱因因觉口腔干燥、眼睛干涩，曾于某医院诊为"干燥综合征"，经治疗症状无缓解。近日来患者口舌干燥，进食米面需配合饮水，双眼干涩无泪，自觉乏力，大便干燥。西医诊断：干燥综合征。中医辨证：阴液不足，毒热内蕴。处方：干生地黄30g，玄参15g，石斛30g，南沙参、北沙参各30g，天花粉15g，玉竹10g，麦冬15g，女贞子15g，墨旱莲15g，生黄芪10g，白术10g，茯苓10g，金银花15g，连翘15g，重楼15g，白花蛇舌草30g。服上方14剂治愈。

骨性关节炎

骨性关节炎又称退行性关节病、骨关节病或肥大性关节炎，是由关节软骨完整性破坏以及关节边缘软骨下骨板病变，导致关节症状和体征的一组异质性疾病。

● 膝舒汤 （重庆名医郭剑华方）

【组成】狗脊20g，熟地黄15g，当归15g，党参15g，土鳖虫10g，鳖甲12g（打碎先煎），独活12g，威灵仙12g，川牛膝15g，秦艽15g，赤芍15g，枸杞子15g，淫羊藿12g。水煎取汁，分3次服，日1剂。所剩药渣加海桐皮30g、海风藤30g、五加皮30g、舒筋草30g、乳香15g、没药15g、生姜50g，加水2500ml，煎水，熏洗热敷患膝，早晚各1次，每次20min，5剂为1个疗程。

【功效主治】滋补肝肾，调理气血，强壮筋骨，濡养肢节。主治中老年骨性关节炎，症见腰膝关节疼痛等。

【方解】方中狗脊为君药，以补肝肾、强筋骨；当归、熟地黄、党参为臣药，以益气血、补精髓，并助君药以补益肾气；佐以土鳖虫、鳖甲疏通经络、软坚散结；独活、威灵仙善通下肢经络、除下肢风寒湿邪，两药合用其祛风除湿、通络止痛作用更强；再以川牛膝为使药，既能引药下行，又有增强逐瘀通经、强壮筋骨之效。诸药同用滋补肝肾、调理气血，强壮筋骨，濡养肢节。配以活血通络药物土鳖虫、鳖甲以软坚化结，清理病理产物，还能软化骨刺（不包括消除骨刺）；再加入温经散寒除湿之要药独活、威灵仙对控制标实症状有其重要意义。临床反复运用疗效显著。

【加减】风寒湿阻者加防风12g，荆芥12g；痰瘀内停者加薏苡仁30g，桃仁10g，红花10g；气血失调者加丹参15g，香附10g；湿热阻络者加苍术10g，黄柏15g，土茯苓30g，木通15g，地龙10g；肝肾亏虚偏阴虚者加墨旱莲15g，菟丝子15g；偏阳虚者加杜仲12g，补骨脂12g；疼痛甚者加乳香10g，没药5g。

【验案】胡某某，女，67岁，退休教师，2012年3月5日初诊。患者因"右膝关节疼痛1年余"前来就诊。患者诉右膝关节酸软疼痛，尤以上下坡时疼痛加重，下蹲困难，站起时疼痛如刺，膝关节活动时有骨擦声，不能久站久行，运动及遇冷时症状加重，休息后稍减轻，双膝酸软乏力，头晕耳鸣。右膝关节核磁共振片示：右膝关节退行性骨关节病变，右膝关节内外侧半月板后角损伤改变（2～3级），右膝关节髌上囊少许积液。查体：右膝关节轻微肿胀，关节四周均有不同程度压痛，股四头肌轻度萎缩，麦氏征（±），抽屉试验（－），浮髌试验（＋），研磨试验（＋）。实验室检查：血沉11mm/h，类风湿因子阴性，抗"O"试验阴性。西医诊断：膝关节骨性关节炎；中医辨证为肝肾亏虚、风寒湿阻型。处方：狗脊20g，熟地黄15g，当归15g，党参15g，土鳖虫10g，鳖甲12g（打碎先煎），独活12g，威灵仙12g，川牛膝15g，秦艽15g，赤芍15g，枸杞子15g，淫羊藿12g。水煎取汁，分3次服，日1剂。所剩药渣加海桐皮30g、海风藤30g、五加皮30g、舒筋草30g、乳香15g、没药15g、生姜50g，加水2500ml，煎水，熏洗热敷患膝，早晚各1次，每次20min，5剂为1个疗程。同时嘱患者在熏洗后加强患膝关节适宜功能锻炼，注意膝关节保暖。

硬 皮 病

硬皮病是一种以皮肤炎性、变性、增厚和纤维化进而硬化和萎缩为特征的结缔组织病，此病可以引起多系统损害。其中系统性硬化除皮肤、滑膜、指（趾）动脉出现退行性病变外，消化道、肺、心脏和肾等内脏器官也可受累。

● 温阳化瘀汤 （河南名医孟玲洁方）

【组成】黑附子30g（先煎1.5h），桂枝50g，淫羊藿30g，丹参30g，皂角刺20g，三棱10g，莪术10g，泽泻20g，茯苓20g，防己10g，甘草10g。水煎服，每日1剂，分2次或3次温服。

【功效主治】温阳通络，活血止痛。主治硬皮病。

【方解】黑附子、桂枝、淫羊藿温阳、补肾、通络；丹参活血、化瘀；三棱、莪术、皂角刺破血化瘀；茯苓、泽泻、防己健脾化湿利水；甘草具有类激素样作用。诸药合用使脾肾阳气旺盛，气血通畅，血行则水行，湿去血亦和，瘀血化、络脉通，皮肤、肌肉、筋骨得养，则肌肤濡润，骨正筋柔，其痛自止。故温阳化瘀汤对系统性硬化病可以起到标本同治之效。

雷 诺 病

雷诺病是一种遇冷或情绪紧张后，以阵发性肢端小动脉强烈收缩引起肢端缺血改变为特征的疾病，又称肢端血管痉挛症。发作时，肢端皮肤由苍白变为青紫，而后转为潮红。

● 芪附延胡索汤 （江苏名医陈红英方）

【组成】黄芪60g，制附片10g（先煎），延胡索（元胡）12g，姜黄12g，当归15g，白芍20g，防风10g，羌活10g，淫羊藿12g，桑寄生15g，炙甘草6g。水煎服，每日1剂，分2次或3次温服。

【功效主治】补气活血，温经散寒，除痹止痛。主治雷诺病。

【方解】方中重用黄芪以达补气行血之功。《本草正义》："附子，本是辛温大热，其性善走，故为通行十二经纯阳之要药，外则达皮毛而除表寒，里则达下元而温痼冷，彻内彻外，凡三焦经络，诸脏诸腑，果有真寒，无不可治。"延胡索、姜黄活血行气止痛。《本草纲目》："延胡索，能行血中气滞，气中血滞，故专治一身上下诸痛，用之中的，妙不可言。盖延胡索活血化气，第一品药也。"当归、白芍、防风、羌活补血活血，祛风散寒；淫羊藿、桑寄生补益肝肾，祛风除湿；炙甘草调和诸药。全方共奏补气活血、温经散寒、除痹止痛之功。

【加减】血瘀甚加桃仁 10g、川芎 10g；肾阳虚甚加巴戟天 15g、续断 15g；脾阳虚甚加党参 10g、炒白术 10g。

【验案】黄某，女，31 岁。2005 年 12 月 16 日初诊。手指端阵发性苍白、发紫、发红 2 年，加重 1 周。2 年前产后 1 个月接触冰凉河水后出现手指端皮肤苍白，随后变紫、变红，局部发冷、麻木、刺痛，将双手浸入温水中才能缓解，反复发作，遇寒加重，天暖后症状减轻。1 周前在冷库中接触冷冻制品后，上述症状加重，手指疼痛难忍，彻夜不眠，经保暖以及服用利血平、烟酸、硝苯地平等药物后，症状缓解不明显，故求中医治疗。刻诊：手指端阵发性苍白，发紫、发红，局部冰冷、感觉异常和疼痛，畏寒怕冷，稍感头痛，舌质淡紫边有痕点，苔白润，脉沉弦。中医辨证为素体阳虚，复因寒湿之邪侵袭，客于经脉，寒凝气滞血瘀，气血运行不畅，故滞碍而痛，所谓不通则痛也。予芪附延胡索汤。药物组成：制附片 10g（先煎），黄芪 60g，延胡索 12g，姜黄 12g，当归 15g，白芍 20g，防风 10g，羌活 10g，淫羊藿 12g，桑寄生 15g，炙甘草 6g。日 1 剂，水煎分 2 次口服。7 剂后，症状缓解明显，但仍感形寒肢冷，上方加巴戟天 15g、续断 15g。续服 7 剂后病情痊愈，随访 1 年无复发。

● 当归四逆汤加味（山东名医杨永勤方）

【组成】当归 12g，桂枝 9g，白芍 20g，细辛 3g，炙甘草 15g，木通 10g，大枣 8 枚，川芎 12g，红花 10g，白芷 10g，地龙 10g，生姜 10g，赤芍 10g。每天 1 剂，水煎 2 次，分早晚温服，10 天为

1 个疗程，一般连服 3 个疗程观察疗效。

【功效主治】温经散寒，活血通脉。主治雷诺病。

【方解】方中桂枝、白芷、细辛温经散寒，当归、木通、川芎、红花、地龙、赤芍活血通脉，大枣、甘草、生姜补脾气而调诸药、白芍养血和营。诸药合用，共奏温经散寒、活血通脉之效，故能取得良好疗效。

【验案】刘某，女，22 岁，2006 年 1 月来诊。阵发性双手指麻木疼痛 5 年，多由寒冷诱发，发作时手指皮肤发白与紫红互现，舌质淡红苔薄白，脉弦。血压 110/65mmHg，双肺呼吸音清晰、无干湿性啰音，四肢肌力、肌张力正常，冷水试验（＋）。西医诊断为雷诺病。中医诊断为麻木。证属寒瘀阻络。治宜温经散寒，活血通络。方用当归四逆汤加味。药用：当归 12g，桂枝 9g，白芍 20g，细辛 3g，炙甘草 15g，木通 10g，大枣 8 枚，川芎 12g，红花 10g，白芷 10g，地龙 10g，生姜 10g，赤芍 10g。每天 1 剂，水煎 2 次，分早晚温服。服 10 剂后症状减轻，发作次数减少，服 20 剂后症状消失。继服 10 剂巩固疗效，随访 1 年未复发。

第八节 神经系统疾病秘验良方

短暂性脑缺血发作

短暂性脑缺血发作是指历时短暂且经常反复发作的脑局部缺血障碍，引起相应供血区局限性和短暂性神经功能缺失的脑血管病。其主要临床症状为：眩晕，平衡失调，短暂性记忆缺失，复视，偏盲或双目失明，吞咽障碍，共济失调等。少数患者伴有耳鸣。

● 六味地黄汤合半夏白术天麻汤 （湖南名医王行宽方）

【组成】熟地黄 15g，天麻 10g，白术 10g，法半夏 10g，陈皮 10g，茯苓 10g，山茱萸 10g，山药 15g，葛根 20g，姜黄 10g，丹参 10g，泽泻 10g，羚羊角 4g（先煎 2h），钩藤 15g，僵蚕 10g。水

煎服，每日1剂，分2次或3次温服。

【功效主治】补益肝肾，化痰定眩。主治短暂性脑缺血发作。

【方解】方中六味地黄汤补益肝肾以治本，半夏白术天麻汤祛痰以治标，增加葛根、姜黄、丹参活血化瘀通络，羚羊角、钩藤、僵蚕平肝息风，诸药合用，共达标本兼治之功。

【加减】伴神疲乏力者，可加黄芪、党参益气健脾；伴呕恶者，可加竹茹祛痰止呕；眩晕反复发作者，可加地龙；发作期风痰标实突出时，可酌减熟地黄、山茱萸、山药等补益之品。

【验案】刘某，女，61岁。2004年9月18日就诊。近1个月内眩晕发作2次，头晕视物旋转，恶心欲吐，无耳鸣，颈胀，夜寐不谧，口干苦，纳食及二便可。舌淡红，苔薄黄，脉弦细。BP 126/80mmHg。诊断：眩晕，椎基底动脉供血不足，颈椎病。处方：熟地黄15g，天麻10g，白术10g，法半夏10g，陈皮10g，茯苓10g，山茱萸10g，山药15g，葛根20g，姜黄10g，丹参10g，泽泻10g，羚羊角4g（先煎2h），钩藤15g，僵蚕10g。7剂。2004年9月27日二诊：眩晕明显改善，头若阴霾散而顿觉清醒，夜寐好转，舌淡红，苔薄黄，脉弦细。BP 124/70mmHg。上方继服14剂调理善后。

脑梗死（中风）

脑梗死（中风）是指各种原因所致脑部血液供应障碍，导致脑组织缺血、缺氧性坏死，出现相应性神经功能缺损。其主要临床症状为：半身不遂、口眼歪斜、语言不利等。

● 健脑活络汤 （湖南名医王行宽方）

【组成】干地黄15g，黄芪10g，山茱萸10g，山药15g，茯苓10g，泽泻10g，牡丹皮10g，川芎10g，当归尾10g，赤芍10g，桃仁10g，红花6g，地龙10g。水煎服，每日1剂，分2次或3次温服。

【功效主治】益气补肾，活血通络。主治缺血性中风之肾精气亏虚，脑络瘀阻证，或出血性中风恢复期、后遗症患者。症见半身不遂，或一侧肢体活动不利，伴麻木疼痛，言语謇涩；头晕，舌质红，苔薄，脉弦细。

【方解】方中地黄、山茱萸、山药、茯苓、泽泻、牡丹皮为六味地黄丸，补肾填髓；黄芪益气，川芎、当归尾、赤芍、桃仁、红花、地龙活血通络。

【加减】偏于暗哑、吞咽作呛者，伍以炙远志、炒酸枣仁、郁金、木蝴蝶、蝉蜕之类；偏于足痿者伍以鸡血藤、丹参、牛膝、木瓜、伸筋草之类。口舌偏歪者，伍以白花蛇、僵蚕、全蝎、水蛭、蜈蚣之类。口喜流涎者，加益智仁。

【验案】熊某，女，60岁。2004年5月17日就诊。久患风眩，右侧半身活动不利2月余，伴麻木疼痛，言语低微伴艰涩，头晕目眩，无耳鸣，纳食及二便可。舌淡暗，苔薄黄，脉弦细。BP150/86mmHg。诊断为脑梗死恢复期。证属肝肾亏损，肝阳偏亢，髓海不足，脑络瘀阻，神机失灵。处方：干地黄15g，山茱萸10g，山药15g，丹参10g，茯苓10g，泽泻6g，黄芪20g，地龙8g，红花10g，桃仁10g，豨莶草10g，天麻10g，钩藤15g，怀牛膝10g，白芍10g，鸡血藤10g。14剂。2004年5月31日复诊：右下肢已能步行60余米，右半身疼痛依然，麻木已除，头微晕，耳鸣，腰痛，二便自调，舌淡红，苔薄，脉细弦。BP150/80mmHg。上方加川芎6g。继服14剂善后。

● 活血抗瘫汤 （河北名医杜怀棠方）

【组成】当归15～20g，川芎7～10g，赤芍10～15g，红花7～19g，桂枝5～10g，橘络7～10g，地龙10～15g，甘草3～5g，全蝎2g。每日1剂，分2次温服。全蝎洗净，烘干研末分2次冲服。

【功效主治】滋阴平肝，通络潜阳。主治中风后遗症。症见口眼歪斜，语言不利，半身不遂等

【方解】方中当归、川芎、赤芍、红花活血化瘀，兼以养血；地龙、桂枝、橘络合用以温经通脉、活血祛瘀、理气化痰；全蝎祛风通络；甘草调和诸药。

【加减】痰涎多者，加法半夏7～10g、制南星7～10g；血压高者，去桂枝，加牛膝10～15g，桑寄生15～20g；气虚者，加黄芪

20～50g、北沙参 20～30g；偏瘫日久达 1 月以上者，加水蛭末 3～6g（合冲）。

【验案】李某某，男，64 岁。1982 年 1 月来诊。患者左侧肢体不能活动，二便失禁，语言不利，纳呆，舌质暗红，舌苔淡黄、根部较厚，脉缓无力。予上方加黄芪 30g，服 5 剂后，已能起床站立，扶物步行，左手能抬至胸前，小便可自控，唯大便失禁。守方黄芪加至 50g，加桑寄生 20g，又进 7 剂。饮食、二便遂正常，且能独自户外散步，但语言尚欠清利。后续以此方加减，服药 7 剂，诸症消失。

蛛网膜下腔出血

蛛网膜下腔出血是指各种原因引起脑底部、脑及脊髓表面血管破裂的急性出血性脑血管疾病，血液直接流入蛛网膜下腔。主要临床症状：突然剧烈头痛、恶心、呕吐等，可有局限性或全身性抽搐、短暂意识不清，甚至昏迷。

● 羚角钩藤汤加减 （上海名医张伯臾方）

【组成】羚羊角粉 0.6g（分吞），生石决明 30g（先煎），生地黄 18g，炒白芍 18g，炙甘草 3g，地龙 9g，鲜竹茹 9g，炒黄芩 9g，钩藤 12g（后下），炒牡丹皮 9g，广郁金 9g。水煎服，每日 1 剂，分 2 次或 3 次温服。

【功效主治】平肝潜阳，滋阴息风。主治蛛网膜下腔出血，属风阳头痛型。症见剧烈头痛，恶心呕吐，小便黄，舌光红，脉弦小。

【方解】蛛网膜下腔出血根据其临床表现归属于中医"风阳头痛（真头痛）"等病证范畴。其主要病机为肝阳化风上扰。方中羚羊角、钩藤凉肝息风定痉；白芍滋阴平肝；生地黄养阴舒筋；地龙通络化瘀；甘草调和诸药。各药配伍，共奏平肝潜阳、滋阴息风之功效。

【加减】阴液耗伤明显者，以三甲复脉汤或大定风珠育阴而镇潜；风阳化火者，可合犀角地黄汤，清火且又凉血止血；便秘者，可加入生大黄，泄痰泻火；有神昏之变者，可合至宝丹之类；兼有气血亏虚之症，可参入归脾汤之意，养心而益气血；痰湿盛者，可用十味温胆汤。

【验案】金某某，女，63 岁，1974 年 2 月 17 日就诊。患者头痛反复发作史历 2 余年。昨起突然头痛如劈，颈项板滞，不能转侧，伴呕吐 2 次，口干，尿频量少，脉弦小，舌光红。年逾花甲，肝阴已亏，肝阳上扰巅顶则痛，症情沉重，姑拟平肝潜阳、滋阴息风，以观动静。处方：羚羊角粉 0.6g（分吞），生石决明 30g（先煎），生地黄 18g，炒白芍 18g，炙甘草 3g，地龙 9g，鲜竹茹 9g，炒黄芩 9g，钩藤 12g（后下），炒牡丹皮 9g，广郁金 9g。2 剂，每日 1 剂，水煎服。服药 2 剂后，头部剧痛得减，呕吐亦止，左目模糊，颈项板滞，身热口渴，大便不畅，小溲不爽，次数减少，舌红绛而干，脉弦小数。为风阳化火，伤阴劫津，症势仍属重笃，再拟育阳镇潜法，方用三甲复脉汤加减。药用：羚羊粉 0.6g（分吞），生牡蛎 30g（先煎），生龟甲 15g（先煎），生鳖甲 15g（先煎），鲜铁皮石斛 30g（先煎），生石决明 30g（先煎），鲜生地黄 30g，鲜沙参 30g，生白芍 12g，阿胶 9g（烊冲），火麻仁 15g（打），西洋参 6g（另煎代茶）。另：鲜竹沥一支。服用 1 剂后，头部疼痛较昨日减轻，腑气已通，尿滞亦爽，身热略减，颈项板滞，左目红赤，舌光干绛、尖边紫，脉弦细数。为阴伤络损，营血两燔，血热夹瘀，拟凉血化瘀、育阴潜阳息风法，方用三甲复脉汤合犀角地黄汤加减。药用：羚羊角粉 0.6g（分吞），水牛角 30g（先煎），龟甲 15g（先煎），鳖甲 15g（先煎），牡蛎 30g（先煎），生地黄 15g，赤芍、白芍各 9g，炙甘草 3g，阿胶 9g（烊冲），火麻仁 9g，牡丹皮 9g，丹参 9g。后虽续诊数次，均以本方进退，未予更张，共服 7 剂，头痛渐平，身热退清，舌红转润，风阳得以潜息，津液亦得恢复，终入坦途。

● 清热祛瘀汤 （吉林名医于世伟方）

【组成】钩藤（后下）30g，三七（冲）2g，大黄 9g，葛根 60g，石菖蒲 12g。水煎服，每日 1 剂，分 2 次或 3 次温服。

【功效主治】清热平肝，祛瘀通络。主治蛛网膜下腔出血，属阴虚阳亢之头痛。症见突然发生剧烈头痛，旋即出现项强、恶心呕吐，甚则谵妄、惊厥、昏迷。

【方解】蛛网膜下腔出血属于中医学中风范畴，其主要病机为阴虚阳亢。钩藤甘微寒，有清热平肝、镇静止痛作用；三七性味甘微苦、温，有祛瘀止血作用；石菖蒲辛温芬芳，能化湿浊，有宣窍祛痰湿的作用；葛根可引经止头痛；大黄荡涤积滞，泻利大便，使腑气得通，浊气下降，头痛减轻，亦即釜底抽薪法。大黄亦有泻热祛瘀的作用。

【加减】痰浊型加半夏 10g，茯苓 15g，橘红、甘草各 6g，以息风化痰、宣窍通络；肝肾阴虚型去大黄，加黄柏 12g，知母、牡丹皮各 10g，生地黄 15g，龟甲（先煎）18g，以清热滋阴、息风通络；瘀血者加牡丹皮、赤芍、牛膝各 10g，以活血祛瘀、通络止痛；中脏腑，肝阳暴亢型加羚羊角（先煎）3g、黄芩 12g、生地黄 15g，并冲服至宝丹一瓶，每日 2 次以清肝潜热、息风开窍；痰迷心窍者加天竺黄、胆南星各 10g，并冲服安宫牛黄丸 1 丸，每日 2 次，以息风豁痰开窍。上述各型如呕吐甚者加竹茹 12g，头痛甚者加蔓荆子、刺蒺藜各 12g，藁本 10g；肝热甚者加栀子 12g，龙胆 10g。

【验案】包某，女，58 岁。患者头痛多年，突然出现剧烈头痛并呕吐胃内容物 10 余次，其后便神志不清，于当天入院。检查：体温 36.5℃，心率、脉搏 60 次/分，血压 140/90mmHg，神志模糊，时而乱语，未引出病理神经反射。实验室检查：血红蛋白 115g/L，红细胞 $4.2×10^{12}$/L，白细胞 $6.2×10^9$/L，中性粒细胞 88%，淋巴细胞 12%，二氧化碳结合力 53.76%。脑脊液为均匀淡红色血性液体，压力高，100 滴/分以上，诊断为蛛网膜下腔出血。住院后即采用降低颅内压、镇静、止血、应用营养脑细胞的西药等措施，症状改善不明显，呈昏睡状态，时而乱语，呕吐痰流，舌淡红、苔黄白腻，脉弦滑。此为痰浊上扰清窍，遂加服中药清热祛瘀汤合二陈汤治疗，每日 1 剂，并冲服安宫牛黄丸上、下午各 1 丸。精神好转，乱语减少，仍述头痛，解烂便 2 次。依上方去大黄加黄芩、藁本各 10g。7 剂，每日 1 剂。头痛明显减轻，仅轻度头晕痛，颈转软，夜间时有烦躁，失眠，口干，纳呆，舌红苔少，脉细数。

为痰浊已去，有伤阴之象，去陈皮、半夏，加黄柏、知母、牡丹皮、麦冬等养阴清热之品，调治半月，头痛清除，颈变软，睡眠、食欲转佳，痊愈出院。

血管性痴呆

血管性痴呆是指由缺血性脑卒中、出血性脑卒中和脑区低灌注的脑血管疾病所致的严重认知功能障碍综合征。

◎七福饮加味 （北京名医赵建军方）

【组成】熟地黄 25g，当归 15g，人参 10g，白术 15g，炙甘草 5g，远志 15g，杏仁 10g。水煎服，每日 1 剂，分 2 次或 3 次温服。

【功效主治】补肾益髓，填精养神。主要治疗髓海不足之痴呆。

【方解】方中重用熟地黄滋阴补肾，合当归养血补肝；人参、白术、炙甘草益气健脾，用于强壮后天之本；远志、杏仁宣窍化痰。

【加减】填补脑髓之力不足时应选加鹿角胶、龟甲胶、阿胶、紫河车等血肉有情之品，还可加减制蜜丸或膏滋以图缓治，也可用参茸地黄丸或河车大造丸。若兼心烦溲赤，舌质红，少苔，脉细而弦数，是肾精不足，水不制火而心火妄亢，可用六味地黄丸加丹参、莲子心、石菖蒲等清心宣窍。也有舌质红而苔黄腻者，是内蕴痰热，干扰心窍，可加用清心滚痰丸。

【验案】张某，男，66 岁，未离异及丧偶，退休，文化程度为高中，右利手。因言语不利 5 个月，表情淡漠，健忘 3 个月来就诊。

该患者 6 个月前出现言语不利，当时诊断为脑梗死，经治病情好转。3 个月前开始出现表情淡漠，健忘，病情渐加重，现为求明确诊断及治疗而来院就诊。现症：智力减退，表情淡漠，反应迟钝，静默寡言，失认失算，伴有耳鸣、腰膝酸软、心悸，舌质瘦、色红，少苔，脉沉细。Hachinski 量表积分 9 分，CDR 量表积分 1.0，CT 示双侧基底节区多发腔隙性脑梗死，结合 DSM-Ⅳ-R 及 NINDS-AIREN 诊断标准，西医诊断为血管性痴呆，中医诊断为痴呆。用七福饮加味，即熟地黄 25g、当归 15g、人参 10g、白术 15g、炙甘草 5g、远志 15g、杏仁 10g、红花 15g。以上加减用药 2 个月，患者智力提高，耳鸣、腰膝酸软等症状明显减轻，经血管性痴呆疗效判定为显效。

帕金森病

帕金森病又名震颤麻痹，是一种常见的中老年人神经系统变性疾病，其主要临床症状有静止性震颤、运动迟缓、肌强直和姿势步态异常等。

● 益肾填髓汤加减（北京名医赵智强方）

【组成】制黄精 12g，炙女贞子 12g，山茱萸 12g，石斛 12g，天麻 10g，钩藤 12g（后下），炙僵蚕 10g，白芍 10g，木瓜 10g，煅龙骨、煅牡蛎各 15g（先煎），广郁金 10g，石菖蒲 12g，桑寄生 12g，独活 15g，骨碎补 12g，炙全蝎 4g。水煎服，每日 1 剂，分 2 次或 3 次温服。

【功效主治】滋补肝肾，息风止颤。症见肢颤不已，腰骶疼痛，记忆力下降，易迎风流泪，苔薄，舌质淡红，脉濡细。

【方解】帕金森病根据其临床表现归属于中医"震颤麻痹"等病证范畴。其主要病机为肝肾亏虚，水不涵木，虚风内动。方中用黄精、炙女贞子、山茱萸、石斛滋补肝肾以固其本；桑寄生、骨碎补强壮腰膝，独活祛风止痛；木瓜、白芍酸敛入肝缓急，养血柔肝；天麻、钩藤、煅龙骨、煅牡蛎、炙僵蚕平肝息风止颤；广郁金、石菖蒲开窍以醒脑。

【加减】肝血亏虚，风阳内动证，方用补肝汤合天麻钩藤饮加减；痰热交阻，风木内动证，方用镇肝丸加减；血脉瘀滞，筋急风动证，方用血府逐瘀汤加减；肾精亏虚，髓海不足证，方用益肾填髓汤加减。

【验案】王某某，女，67 岁，2009 年 10 月 20 日就诊。双手及右下肢时有抖动两年余，加重 1 个月，腰痛（1 年前曾有第 1 腰椎压缩性骨折病史），记忆力下降，迎风流泪，苔薄，舌质淡红、边尖齿痕，脉濡细。辨证：肝肾亏虚，水不涵木，虚风内动。处方：制黄精12g，炙女贞子12g，山茱萸12g，石斛12g，天麻10g，钩藤12g（后下），炙僵蚕10g，白芍10g，木瓜10g，煅龙骨、煅牡蛎各15g（先煎），广郁金10g，石菖蒲12g，桑寄生12g，独活15g，骨碎补12g，炙全蝎4g。7剂，每日1剂，水煎，分2次温服。

2009年10月29日二诊：药后双手抖动缓解，下肢抖动消失，但腰痛仍剧，苔薄，舌质稍红，脉濡细。处方：初诊方加制南星10g、制乳香6g。7剂，每日1剂，水煎，分2次温服。

2009年11月5日三诊：抖动缓解，腰痛仍作，遇风吹则肩痛，苔薄，舌质稍红，脉濡细。处方：初诊方加羌活12g、菊花10g、制乳香6g。14剂，每日1剂，水煎，分2次温服。

2009年11月19日四诊：诸症好转，腰痛仍存，肩痛缓解，苔薄，舌质稍红，脉濡细。处方：初诊方加制乳香6g、川断12g。14剂，每日1剂，水煎，分2次温服。

2009年12月3日五诊：腰痛时作，下肢抖动消失，上肢抖动已缓，苔薄，舌质淡红，脉小弦。处方：初诊方加潼蒺藜、白蒺藜各12g，制乳香6g，川断12g。14剂，每日1剂，水煎，分2次温服。

2009年12月17日六诊：腰骶部疼痛偶作，上肢抖动已经不显，苔薄，舌质淡红，脉小弦。处方：初诊方加川断12g。14剂，每日1剂，水煎，分2次温服。

2009年12月31日七诊：腰痛加剧，偶有反酸，抖动持续好转，苔薄，舌质淡红，脉小弦。处方：初诊方加陈皮10g、制乳香4g。14剂，每日1剂，水煎，分2次温服。

面神经麻痹

面神经麻痹（又名面神经炎、贝尔麻痹，俗称"面瘫""歪嘴巴""吊线风"），是以面部表情肌群运动功能障碍为主要特征的一种常见病。一般症状是口眼歪斜。本病不受年龄限制。患者往往连最基本的抬眉、闭眼、鼓嘴等动作都无法完成。

● 牵正散加减 （陕西名医麻瑞亭方）

【组成】金银花 30g，连翘 15g，大青叶 15g，荆芥 12g，防风 12g，僵蚕 10g，全蝎 10g，川芎 15g，白附子 6g，丹参 12g，赤芍 12g。水煎服，每日 1 剂，分 2 次或 3 次温服。

【功效主治】祛风化痰，通络止痛。主治面瘫。

【方解】金银花、连翘、大青叶清热解毒、疏散风热，有抗菌抗炎之效；白附子祛风化痰，尤善散头面之风，共为君药。全蝎、僵蚕性善走窜，搜风入络，能祛风化痰、通络止痉；荆芥、防风因其性轻扬上行，疏散头面风邪，共为臣药。赤芍、川芎、丹参凉血活血、祛瘀通络，现代药理研究证明其可降低血管阻力，加速血液循环，改善微循环，促进水肿的吸收，改善面神经的营养供应，恢复机体功能，共为佐使，共奏祛风通络、补气活血之效。

【加减】风寒型加羌活 10g，桂枝 6g；风热型加柴胡 10g，葛根 10g；气滞血瘀型加当归 10g，红花 10g；痰瘀阻络型加胆南星 10g，竹沥 10g；气血亏虚型加黄芪 15g，熟地黄 15g；肝阳上亢型加夏枯草 10g，石决明 15g，钩藤 10g。用法：将药用水浸泡 30min 后，用文火煎 10min，滤过后，再加水煎一遍，两次煎液混合后分早晚两次饭后服用。10 剂为 1 个疗程。

癫　痫

癫痫是以大脑神经元异常放电所致的阵发性中枢神经系统功能失常为特征的慢性脑部疾病，具有突发性、短暂性、重复性和刻板性的特点。主要临床症状如下。癫痫大发作：突然意识丧失，倒地，头后仰，由于膈肌痉挛出现吼叫，四肢抽搐，口吐白沫，面色青紫，两眼上翻，有时伴有大小便失禁，发作后对发作过程不能回忆，全身疼痛乏力。癫痫小发作：又叫失神性发作，表现为言语及活动突然停止，双眼凝视或瞪眼，手中持物落地，发作停止后，继续原来的活动。癫痫局限性发作：局部或一侧肢体抽搐，若癫痫放电扩展可延至全身。精神运动性发作（又称复杂部分性发作）：可表现为发作突然，意识模糊，有不规则及不协调动作（如吮吸、咀嚼、寻找、叫喊、奔跑、挣扎等）。患者的举动无动机、无目标、盲目而有冲动性，发作持续数小时，有时长达数天。患者对发作经过毫无记忆等。

● 化痫饼 （北京名医赵心波方）

【组成】青礞石 18g，法半夏 24g，天南星 21g，海浮石 18g，沉香 9g，生、熟牵牛子各 45g，炒建曲 120g。共研细末，加白面粉 625g，用水调匀，烙成 30 个薄饼。

【功效主治】降痰开闭，消导积滞。用于痰火偏盛型癫痫，夹痰积滞者尤宜。

【方解】方中青礞石坠痰清热，专治积痰惊痫，与半夏、天南星、海浮石、沉香配伍，其内外之痰皆可荡涤，兼有生、熟牵牛子及炒建曲通里消导，断痰之源。用面粉相拌烙饼既便于服用，又能理中，所以空腹服无副作用。用药半年，使其顽疾获得临床缓解。

【验案】杨某，男，11 岁，1965 年 10 月初诊。患儿 1962 年年底患病毒性肝炎后即发抽搐，每月 1 次，多在夜晚发作。曾到西医医院经脑电图检查确诊为癫痫，长期服用苯妥英钠、苯巴比妥曾一度控制了发作，但停药后病情加重。发病时突然晕倒，四肢抽搐，口吐白沫，持续十多分钟，连续两日大发作，且每日嘴角抽动。再服苯妥英钠、苯巴比妥治疗，但无效。赵老诊视：脉沉弦，舌质边红，无垢苔。诊断：癫痫（大发作型）。辨证：痰热内蕴，中焦阻滞。治则：清热化痰，通里导滞。处方：用验方化痫饼治疗。药用：青礞石 18g，法半夏 24g，天南星 21g，海浮石 18g，沉香 9g，生、熟牵牛子各 45g，炒建曲 120g。共研细末，每用 250g 细末加 625g 面粉，用水调拌，烙成三十张薄饼，每日早晨空腹服一张。治疗经过：连续服用化痫饼半年，癫痫一直未发作，随访一年零九个月无反复。

● 抗痫灵 （天津名医何世英方）

【组成】天竺黄 9g，胆南星 9g，僵蚕 9g，白附子 4.7g，全蝎 3g，钩藤 9g，白矾 1.6g，郁金 4.7g，青礞石 9g，煅磁石 31g，朱砂 1.6g，半夏 9g，菊花 9g，盔沉香 1.6g，龙胆 3g，竹沥 15.6g，神曲 15.6g，紫石英 18.8g，牛黄 0.6g，羚羊角粉 0.6g（吞服）。制蜜丸，每丸 1.6g 重。一日总量：1 周岁以内，1～2 丸；1～2 岁，2～4 丸；3～6 岁，4～6 丸；7～10 岁，6～9 丸；11～14 岁，9～12 丸。分 2～3 次用温水吞服。

【功效主治】清热化痰，平肝息风。主治癫痫。

【方解】方中白矾、青礞石、郁金逐顽痰，去恶血；煅磁石、紫石英、朱砂镇惊安神；菊花、龙胆、钩藤平肝；天竺黄、半夏、竹沥、胆南星、牛黄清热化痰，配神曲、沉香消痰下气；白附子、羚羊角粉、僵蚕、全蝎息风止痉。诸药协同，共奏攻逐顽痰、清化热痰、息风止痉之效。

【验案】何某某，男，13 岁，1977 年 11 月 25 日初诊。癫痫 3 年，前两年间隔 2～3 个月大发作一次。近一年次数加多，特别是近 3 个月最长间隔 3 天发作。近 10 天每天发作 1～3 次。发作以后头痛嗜睡，全身无力。长时间服苯妥英钠及苯巴比妥，近十余天自动停服苯妥英钠，单服苯巴比妥 0.015g，每日 3 次。诊查患儿精神不振，答问比较迟缓。自述夜眠不实，有时被喉中痰液堵醒。舌质红，苔白腻，脉沉弦。辨证：心肝热盛，发为痫症。拟清心平肝、化痰止痫。处方：抗痫灵 84 丸，1 日 3 次，一次服 4 丸。西药苯巴比妥原量继续服用。12 月 2 日复诊：近四天来癫痫发作 2 次，程度轻，时间短，仍继续服上药 2 周。12 月 16 日复诊：近两周癫痫未发作，一般情况较好，夜间很少被痰堵醒。再开原药 2 周。12 月 30 日复诊：癫痫未发作将近 1 个月，一般情况好。暂停苯巴比妥，继续开抗痫灵 2 周。1978 年 1 月 13 日复诊：癫痫仍未发作，开给抗痫灵续服 1 个月观察。

第九节　恶性肿瘤秘验良方

肺　癌

原发性支气管肺癌简称肺癌，是起源于支气管黏膜或腺体的最常见的肺部恶性肿瘤。临床按照特征分为小细胞肺癌和非小细胞肺癌，后者包括除小细胞癌以外的其他上皮癌。按解剖学部位分为中央型肺癌和周围型肺癌。按组织学分为鳞状上皮细胞癌、小细胞未分化癌、大细胞未分化癌和腺癌。

● 肺积方 （安徽名医张念志方）

【组成】灵芝 30g，黄精 30g，党参 10g，百合 20g，南沙参 20g，麦冬 10g，玉竹 10g，石斛 10g，陈皮 10g，茯苓 24g，黄芪 15g，薏苡仁 30g，丹参 10g，牡丹皮 10g，白花蛇舌草 10g，山慈菇 10g，炙甘草 6g。水煎服，每日 1 剂，分 2 次或 3 次温服。

【功效主治】益气养阴，解毒消积。主治肺癌。加减后用于各型肺癌的治疗。

【方解】本方中灵芝、黄芪、党参、百合、麦冬、玉竹等益气养阴（扶正固本）；牡丹皮、丹参、白花蛇舌草、山慈菇等解毒散瘀（祛邪抗癌）。本方组成体现了益气养阴与解毒散结并举之大法。

【加减】如咳痰色黄为痰热阻肺，常选用桑白皮 15g、黄芩 10g、鱼腥草 20g、冬瓜子 15g、芦根 30g 等；如痰中带血，常选用仙鹤草 10g、血余炭 10g、大蓟 10g、小蓟 10g；若胸闷不舒，常选用瓜蒌 15g、薤白 10g、枳壳 10g；若兼胸痛，常选用延胡索 10g、乳香 6g、没药 6g、土鳖虫 10g；若见化疗后骨髓抑制、血象偏低者，常选用大枣 30g、当归 15g、鸡血藤 20g；发热者加青蒿 10g、鳖甲 10g、牡丹皮 10g、地骨皮 10g；纳差，胃脘、腹部不舒，治疗以健脾和胃为主，加白术 15g、半夏 10g、陈皮 10g、鸡内金 10g、谷芽 20g、麦芽 20g；若兼腹胀便秘，则加火麻仁 10g、槟榔 15g、木香 10g、大腹皮 10g。

【验案】患者，女，73 岁。患者于 2012 年初因咯血 2 周，行支气管镜提示肺癌，某肿瘤医院诊断为肺癌晚期，化疗 5 次后，因机体不适而终止。2013 年 1 月前来诊治，症见咳嗽，咳痰，痰中带血丝，气喘，胸闷痛，乏力，口干，纳呆便秘，舌淡红，苔薄黄，舌底脉络迂曲，脉细涩。证属气阴两虚夹瘀。治以益气养阴，兼以化痰祛瘀。方用肺积方加减。

药物组成：灵芝 30g，太子参 20g，黄精 30g，百合 20g，麦冬 10g，玉竹 10g，石斛 10g，陈皮 10g，茯苓 24g，黄芪 10g，薏苡仁 20g，丹参 10g，牡丹皮 10g，白花蛇舌草 10g，半枝莲 10g，山慈菇 10g，仙鹤草 10g，火麻仁 10g，炙甘草 6g。治疗 2 个月后，患者乏力、口干消失，气喘平息，走如常人，饮纳尚可，偶见咳痰中带血丝，原方加血余炭 10g、丝瓜络 10g。患者服中药至今，随访偶有咳嗽咳痰发生，做胸部 CT 示肿块缩小，目前仍坚持在门诊予以中医治疗。

● 养金护肺汤 （河南名医刘怀民方）

【组成】芦根 30g，薏苡仁 30g，冬瓜仁 30g，桃仁 10g，猫爪草 30g，黄芪 30g，蜈蚣 4 条，鸡内金 30g，蜀羊泉 30g，仙鹤草 30g，龙葵 30g，鱼腥草 30g，浙贝母 15g，莪术 12g，玄参 30g，麦冬 15g。水煎服，每日 1 剂，分 2 次或 3 次温服。

【功效主治】清热化痰，攻毒散结，化瘀通络。主治肺癌。

【方解】芦根甘寒轻浮，善清肺热，《本经逢原》称其"专于利窍，善治肺痈、吐脓血臭痰"，为治疗"肺痈"之常用品；而冬瓜仁可清热化痰、利湿排脓，气清则升，助肺气清宣，又味淡而可下渗除湿，故能清上彻下、肃降痰浊，与芦根配合可清宣肺热、涤痰排脓；薏苡仁甘淡而微寒，上清肺热而搜络剔脓，下渗肠胃而除湿，并可扶助脾胃之健运，属祛邪而不伤正之佳品；桃仁活血逐瘀，可助消痈。四药药性平和，共奏清热化痰、逐瘀排脓之效。黄芪补益元气；玄参、麦冬养阴润肺；鸡内金护健脾胃；猫爪草、蜈蚣、蜀羊泉、龙葵、莪术、仙鹤草攻毒散结、化瘀通络；鱼腥草、浙贝母清热化痰、解毒排脓。当代药理学研究证实黄芪多糖、麦冬多糖具有提高免疫力的作用；莪术挥发油、新鱼腥草素、龙葵煎剂、猫爪草皂苷及多糖、蜀羊泉醇提取物、仙鹤草水浸膏均具有抗肿瘤及提高免疫力的作用；鸡内金、蜈蚣均有抗肿瘤作用。

【加减】根据患者体质及病情不同，药物应用有侧重，随证加减。血虚者可加当归补血汤；病程日久阳虚者加附子、干姜；神疲、少气懒言者加白术；肺热咳嗽痰多黏稠者加全瓜蒌、大黄；咳嗽、痰中带血、咯血者加白及、三七粉另冲服；肠腑不通者加火麻仁、肉苁蓉；骨转移者常用乳香、没药、川芎、杜仲、牛膝、补骨脂等；脑转移者常用僵蚕、苍耳子、全蝎、白芷，川芎等；淋巴结转移常用全蝎、僵蚕、山慈菇、夏枯草、海藻、昆布、清半夏、石见穿、穿山甲、皂角刺等；肝转移者加茵陈、柴胡等；癌性发热属阴虚者常用牡丹皮、地骨皮、桑白皮、白薇、鳖甲、生地黄或青蒿鳖甲汤，属气虚者予补中益气汤，热毒蕴结者常用白花蛇舌草、重楼、羚羊角粉（另冲服）。化疗致恶心、呕吐者加旋覆花、代赭石，致大便溏薄者加参苓白术散；致骨髓抑制者加制何首乌、枸杞子、女贞子、鸡血藤；肝损伤者加垂盆草、茵陈；失眠者用甘麦大枣汤，或加远志、合欢皮等；放疗致肺纤维化者加土鳖虫、炮穿山甲；致腹泻者则用参苓白术散加减。

【验案】戴某某，女，45 岁，2008 年 11 月 10 日就诊。患者于2008 年 5 月 26 日在解放军总医院行胸部 CT，提示：左肺上叶舌段周围性肺癌并双肺、左侧胸膜转移；于河南省人民医院 CT 引导下行穿刺，病理示：左肺考虑细支气管肺泡细胞癌，行 EGFR 基因突变检查检测到基因突变。行化疗 6 周期及免疫治疗后口服靶向治疗药物吉非替尼（易瑞沙）。初诊症见：形体消瘦，面部散在红色皮疹、瘙痒，胸闷不适，咳嗽少痰，伴全身困乏，动则气短，纳差，二便正常，舌苔薄白，舌质暗红，脉弦细数。四诊合参，辨证：痰瘀互结、气阴两虚。治则：化痰祛瘀、益气养阴。中药方：芦根 30g，黄芪 30g，薏苡仁 30g，冬瓜仁 30g，桃仁 10g，猫爪草30g，蜈蚣 4 条，鸡内金 30g，蜀羊泉 30g，仙鹤草 30g，龙葵 30g，鱼腥草 15g，浙贝母 15g，莪术 12g，玄参 30g，麦冬 15g，葶苈子15g，茯苓 15g，焦三仙各 30g，党参 15g，牡丹皮 12g，白蒺藜15g。10 剂，水煎，早晚分服。

二诊时面部皮疹消失，胸闷不适、全身乏力减轻，纳食好转，后以此方加减坚持服用至今。2014 年 8 月中旬患者复查见：神志、精神、纳食可，二便正常，胸部 CT 提示病情相对稳定。该患者2008 年 8 月确诊为左肺上叶舌段周围性肺癌并双肺、左侧胸膜转移，病理诊断为细支气管肺泡细胞癌。曾多次化疗及免疫治疗，2008 年 11 月服用靶向治疗药物及中药治疗至今，以养金护肺汤为主加减。该患者动则气短，为肺气亏虚，加党参补气；纳差，加焦三仙以健脾和胃；患者胸水，用茯苓、葶苈子健脾利水，行水逐饮；出现分子靶向药物致皮疹用白蒺藜、牡丹皮。患者确诊时已发生双肺、胸膜转移，出现胸腔积液，经西医治疗后出现毒副反应，开始口服中药治疗，辨证施治，中西医结合治疗已 6 年余，病情相对稳定。通过养金护肺汤治疗，可改善患者临床症状，减轻患者痛苦，增效减毒，从而达到提高患者生活质量、延长生存期的目的。

● 滋阴散结方 （北京名医刘燕池方）

【组成】玄参 10g，浙贝母 10g，牡蛎 10g，沙参 10g，麦冬 10g，生石斛 10g，炙龟甲 15g，鳖甲 15g，山慈菇 10g。水煎服，每日 1 剂，分 2 次或 3 次温服。

【功效主治】滋阴散结。主治肺癌术后，加减后用于肺癌术后病症及预防术后复发。

【方解】玄参、浙贝母、牡蛎是消瘰丸原方中的药物，三者合用可清热化痰、软坚散结；沙参、麦冬、生石斛滋养肺胃之气阴，用以培土生金的同时顾护脾胃后天之本；炙龟甲、鳖甲入肝经及肾经，发挥滋阴软坚之功效；山慈菇能够解毒清热抗癌，对清除癌毒具有一定的作用。

【加减】肺部感染合并出现咳嗽喘促，咳痰黏腻而黄的情况，宜加鱼腥草、枇杷叶、桑白皮以清肺化痰，百部、紫菀、淡竹茹化痰止咳，杏仁宣肺止咳，葶苈子泻肺止咳。若肺气虚而卫外不固，则表现为自汗、盗汗，加党参、麦冬、五味子以收敛止汗。

【验案】杨某，男，72 岁。初诊日期：2007 年 12 月 2 日。患者肺癌术后出现发热症状，体温 38.5℃左右，多日不退，已有月余。观其体征，表现有纳差、体重减轻、虚汗；舌苔黄，脉弦滑。

诊断：肺癌术后；辨证：气阴两虚，余邪化热；治法：养阴益气，健脾消食，清热解毒；方用滋阴散结方加减。

处方：生地黄 30g，沙参 15g，麦冬 15g，生石斛 15g，玄参 15g，地骨皮 20g，浮小麦 30g，生黄芪 15g，太子参 10g，银柴胡 10g，紫草 15g，炒黄芩 10g，金银花 15g，连翘 10g，生石膏（先煎）15g，瓜蒌仁 30g，焦槟榔 69，炒莱菔子 15g，炙龟甲（先煎）15g，炙鳖甲（先煎）15g，五味子 6g。7 剂，每日 1 剂，水煎，早晚分服。

二诊（12 月 12 日）：诸症好转明显，每日体温 36.5℃ 左右，纳佳，体重渐增，虚汗止；舌边尖绛，舌苔黄退、苔薄，脉弦滑数。上方去银柴胡、生黄芪、金银花、连翘、生石膏、瓜蒌仁，加牡丹皮 10g、生牡蛎（先煎）30g、浙贝母 15g、鸡内金 15g、山慈菇 6g、露蜂房 6g。7 剂，每日 1 剂，水煎，早晚分服。药后随访，未见发热再现，食纳正常。

● 解毒消斑汤 （重庆名医胡陵静方）

【组成】水牛角 15g，牡丹皮 15g，赤芍 15g，生地黄 15g，皂角刺 15g，石膏 15g，知母 15g，白茅根 30g，当归 10g，炒麦芽 30g，地肤子 15g，白鲜皮 15g，荆芥 10g，千里光 30g，甘草 6g。水煎服，每日 1 剂，分 2 次或 3 次温服。

【功效主治】清气泄热，解毒凉血，消斑透疹。主治肺癌靶向药物相关性皮疹。

【方解】本方由白虎汤合犀角地黄汤加减而成。白虎汤是治疗阳明气分热盛证的代表方，当疾病发展至阳明气分证阶段，即表邪入里化热或内有郁热，不必阳明热证各症俱在，都可使用白虎汤加味治疗，治以清气泄热。犀角地黄汤为治疗热入血分证之基础方，具有清热宁血而不伤血，凉血散瘀不留瘀的特点。解毒消斑汤如今已广泛运用于痤疮、银屑病、过敏性紫癜等皮肤科疾病。其对于病机转归属于血热、血燥、血瘀时，疗效尤显。解毒消斑汤全方共奏清气泄热、解毒凉血、消斑透疹之功。

【加减】对于血热明显，斑疹鲜红者，重用牡丹皮、赤芍、当归尾等活血凉血散瘀；对于瘙痒难耐者，重用白鲜皮、皂角刺等透疹止痒。

【验案】何某，男，69 岁，2019 年 9 月 27 日初诊。因右上肺腺癌 4 个月，面部皮疹 1 个月就诊。患者 4 个月前无诱因出现右胸疼痛，于重庆某医院行胸部增强 CT 检查，结果提示：右肺上叶结节（大小约 25mm×20mm），考虑肺癌可能性大，伴纵隔淋巴结转移。2019 年 6 月 10 日行右锁骨上淋巴结针吸活检后确

诊为右上肺腺癌 $cT_{2a}N_3M_{1c}$（双肺）ⅣB期。分子病理检测：*EGFR G719A* 基因突变，服用吉非替尼行靶向治疗。服药 1 个月后患者出现面部皮疹、瘙痒，皮疹逐渐增多，瘙痒难耐，故来重庆市中医院就诊。

刻诊：颜面散在红色斑疹，瘙痒伴有皮屑，未见破溃、流脓，偶有咳嗽，咳少许黏稠黄痰，口干，喜饮水，纳差，夜寐不安，小便黄，大便干结，2 日一行，舌红绛、苔薄黄，脉数。西医诊断：①右肺腺癌，纵隔淋巴结转移；②药物性皮疹。中医诊断：①肺积；②药疹。中医辨证：热毒内蕴、气血两燔证；治法：清气泄热、解毒凉血；方选解毒消斑汤。处方：水牛角 15g，牡丹皮 15g，赤芍 15g，生地黄 15g，皂角刺 15g，石膏 15g，知母 15g，白茅根 30g，当归 10g，炒麦芽 30g，地肤子 15g，白鲜皮 15g，荆芥 10g，千里光 30g，酒黄芩 15g，甘草 6g。7 剂，水煎，分 3 次温服。

10 月 8 日二诊：颜面及双上肢皮疹较前减少，瘙痒减轻。仍有咳嗽，夜寐不安。效不更方，原方基础上加桔梗 15g、浙贝母 15g、酸枣仁 15g。10 剂，煎服法同前。

10 月 25 日三诊：颜面及双上肢皮疹明显消退，未诉瘙痒，皮疹处色素沉着，咳嗽减轻。故中病即止，仍微咳嗽，咳白痰，纳食差，改用四君子汤培土生金，随症加减，皮疹未再复发，病情稳定。

食 管 癌

食管癌是从下咽到食管胃结合部之间食管上皮来源的癌，主要有食管鳞癌和腺癌两大类。食管鳞癌是食管鳞状细胞分化的恶性上皮性肿瘤，食管腺癌主要起源于食管下 1/3 Barrett 黏膜的腺管状分化的恶性上皮性肿瘤。食管癌属于常见疾病，是我国发病率以及死亡率均高的消化道恶性肿瘤。目前食管癌确切病因不明，考虑其发病与亚硝胺类化合物、霉菌、不良饮食习惯以及遗传等因素相关。该病主要表现为进行性吞咽困难，手术、放疗、化疗等为主要治疗手段，是严重威胁居民健康的疾病。晚期患者预后差，生存期短。

● 通降解毒方 (贵州名医陈慈煦方)

【组成】旋覆花 10g，代赭石 15g，法半夏 15g，云茯苓 15g，陈皮 10g，瓜蒌皮 10g，薤白 10g，丹参 10g，桃仁 10g，红花 10g，火麻仁 15g，蜈蚣（研吞）3 条，天龙（研吞）5g，重楼 10g，白花蛇舌草 20g，半枝莲 20g。水煎服，每日 1 剂，分 2 次或 3 次温服。

【功效主治】通降解毒。加减后主治各型食管癌、胃癌。

【方解】本方以旋覆花、代赭石、法半夏以降逆；法半夏、陈皮、云茯苓、瓜蒌皮、薤白化痰利窍，消痞开塞；桃仁、红花、丹参活血行瘀；重楼、蜈蚣、天龙、白花蛇舌草、半枝莲抗癌解毒；火麻仁润下通降。全方充分体现了通、降、解毒的基本原则。

【加减】呕吐噎膈、进食受阻，加丁香 3g、柿蒂 9g、刀豆 10g；大便燥结、腹胀不舒，加芒硝 5g（溶化）、肉苁蓉 15g；神疲乏力、精神委顿，加党参 15g、太子参 20g、黄芪 15g；潮热盗汗、口咽干燥，加沙参 15g、麦冬 15g、生地黄 15g、玄参 15g、银柴胡 10g；胃脘隐痛、喜温喜按、朝食暮吐、暮食朝吐、泛吐清水、面色萎黄、大便溏薄，加干姜 5g、丁香 3g、吴茱萸 6g、高良姜 10g、党参 15g。还可视患者具体情况，酌情加入软坚散结药如海藻、昆布；抗癌解毒药如八月札、九香虫、三棱、莪术、三七；消导药如神曲、麦芽、山楂、鸡内金等。

【验案】田某，男 66 岁，1981 年 3 月 4 日初诊。食入则哽，胸膈憋闷，嗳气，矢气，吐痰涎后稍快，不久复阻如前。素嗜饮烈酒，最多时可一次饮酒 2 斤，并有长期吸烟史，日 20 支，诊舌红苔黄，脉细弦。怀疑为食管癌、胃癌，嘱患者做西医检查。治以理气化痰、清热解毒、降逆和胃兼以活血通络。处方：瓜蒌皮、瓜蒌仁各 7g，薤白 9g，陈皮 9g，法半夏 10g，云茯苓 10g，炙甘草 4g，佛手片 12g，薏苡仁 20g，炒枳壳 5g，白术 10g，桃仁 9g，红花 9g，当归 10g，旋覆花（包煎）10g，代赭石（包煎）10g。7 剂。

1981 年 3 月 11 日二诊、3 月 18 日三诊：嗳减，纳食渐好转，原方加丁香 2g，柿蒂 9g。

1981 年 4 月 28 日，上海市肿瘤医院病理诊断：贲门癌，累及食管下段。患者拒绝手术及放疗和化疗。乃调整原法原方，拟通降解毒方治之。处方：旋覆花（包煎）10g，代赭石（包煎）15g，法半夏 15g，云茯苓 15g，陈皮 12g，薏苡仁 20g，丁香 3g，柿蒂 9g，昆布 15g，夏枯草 15g，重楼 10g，丹参 15g，火麻仁 15g，郁李仁 12g，白术 9g，炒谷芽、炒麦芽各 10g，蜈蚣（研吞）3 条，天龙（研吞）5g，芒硝 12g（另包，溶化后服用），白花蛇舌草 30g，半枝莲 15g。

以后一直以此方加减进治，每日一剂，至 1982 年 4 月 13 日，诸症消失，改制丸药，丸重 9g，每次一丸，日服 3 次，又服年余，服食一如常人，遂停药。

● 加减丹参饮 （四川名医姚德蛟方）

【组成】丹参 20g，檀香 10g，砂仁 10g，人参 10g，炒白术 20g，旋覆花 10g，代赭石 10g。水煎服，每日 1 剂，分 2 次或 3 次温服。

【功效主治】行气消积，化痰逐瘀。加减后主治各型胃癌。

【方解】丹参为君药，味苦，性微寒，《本草正义》言其："专入血分，其功在于活血行血，内之达脏腑而化瘀滞"；砂仁、檀香为臣药，其中砂仁为开脾胃、和中气、化痰浊要药；而《本草备要》言檀香"利胸膈，为理气要药"。三药合用有活血行滞，理气化痰的作用，配伍旋覆花、代赭石以降逆止呕；人参、炒白术以益气扶正。

【加减】瘀滞明显者加用桃仁、牡丹皮、木香等活血行气之品；待诸症改善，予以丹参饮配合六味地黄丸加减以善后。

【验案】王某，男，53 岁，2019 年 2 月 2 日就诊。主诉：吞咽困难伴饮水呛咳 2 年。患者自诉平素工作压力较大，急躁易怒，嗜食辛辣以解压，2 年前无明显诱因出现吞咽困难伴饮水呛咳，在华西医院行无痛电子胃镜示：距门齿 31～34cm 处食管后壁可见一较大黏膜下隆起，黏膜表面光滑，局部管腔狭窄。超声胃镜显示：食管下段近贲门有一低回声占位，局部管壁层次消失，病变大小约 4.0cm×5.5cm。病理活检提示食管鳞状细胞癌。诊断为食管鳞癌伴淋巴结转移（$pT_3N_1M_0$，ⅢB期），予以放化疗治疗。放疗第15次时患者恶心、呕吐症状明显，自觉食管及胸部灼痛，拒绝继续放化疗。为求进一步治疗，来我院门诊就诊。现患者恶心、呕吐明显，伴反酸、胸痛、乏力等症状，同时患者自诉胃纳较差，眠差，大便稀溏，小便正常，自发病至今体重减轻约10kg。舌质暗红见散在瘀点，苔薄滑，舌边有齿痕，脉弦。治法：行气活血，化瘀去痰，益气扶正。处方：丹参20g，檀香10g，砂仁10g，人参10g，炒白术20g，旋覆花10g，代赭石10g，桃仁10g，牡丹皮15g，稻芽20g，大枣15g，生甘草5g。7剂，水煎服，每日1剂。

二诊：服药后患者诉恶心、呕吐、胸痛明显改善，乏力减轻，食欲较前好转，食后仍反酸，偶有热气从胃冲至咽喉，急躁易怒，眠可，大便1日1行。舌红，苔白稍腻，脉细滑。因此效不更方，在前方基础上去大枣，加山药30g、薏苡仁30g以健脾祛湿，加柴胡12g、合欢花15g以调畅情志，加瓦楞子30g以制酸止痛，继续服用7剂。

三诊：患者自觉诸症改善明显，欲继续巩固治疗。见舌红，苔薄黄，脉细数。守前法，加用熟地黄、山茱萸以补肾固本，连翘10g、白花蛇舌草30g以清热解毒。

续服7剂。嘱患者注意调畅情志，少食辛辣刺激之品，适当锻炼增强体质，患者在姚德蛟教授门诊随访半年，皆以丹参饮加减化裁治疗，目前患者病情稳定，进食顺利，生活质量较前明显提高。

胃　癌

　　胃癌是指发生于胃部的恶性肿瘤。早期胃癌多数患者无明显症状，少数患者有恶心、呕吐或是类似溃疡病的上消化道症状。疼痛与体重减轻是进展期胃癌最常见的临床症状。患者常有较为明确的上消化道症状，如上腹不适、进食后饱胀，随着病情进展出现上腹疼痛加重、食欲下降、乏力。根据肿瘤的部位不同，也有其特殊表现。贲门胃底癌可有胸骨后疼痛和进行性吞咽困难；幽门附近的胃癌有幽门梗阻表现；肿瘤破坏血管后可有呕血、黑便等消化道出血症状。腹部持续疼痛常提示肿瘤扩散超出胃壁。晚期胃癌患者常可出现贫血、消瘦、营养不良甚至恶病质等表现。

● 胃癌汤（天津名医孙秉严方）

【组成】陈皮、半夏、佛手、枳壳、香附、川厚朴、高良姜、三棱、莪术各10g，菟丝子、牵牛子、槟榔各15g，皂角6g。水煎服，每日1剂，分2次或3次温服。

【功效主治】行气消积，化痰逐瘀。加减后主治各型胃癌。

【方解】六腑以通为用，本方中重用陈皮、佛手、半夏、枳壳、香附、厚朴、槟榔等行气之品，三棱、莪术既能通胃气，同时还有破血逐瘀功效，菟丝子补益肝肾，皂角刺攻坚散结。

【加减】气虚乏力加黄芪、党参、大枣益气扶正；手足心烦热加女贞子、墨旱莲养阴除烦；饮食不振加刀豆、甘松醒脾开胃；消化不良加莱菔子、鸡内金助胃消食；胃寒加干姜、肉桂、附子温胃散寒；胃热加生石膏、蒲公英清胃降火；恶心呕吐加豆蔻、胡椒、竹茹化湿止呕；胃酸增多加乌贼骨、牡蛎抑制胃酸；胃酸缺乏加枯矾、焦山楂补益胃酸；失眠加合欢皮、白芍、琥珀敛阴镇静；大便秘结加大黄、玄明粉（冲服）、枳实泻热通腑。

【验案】王某，男，42岁，天津市某厂工人。素有胃病，于1965年在天津市某医院行"胃大部切除术"，病理检查为"溃疡型腺癌"，曾用化疗法，未能控制胃癌复发。

1966年4月28日患者因进行性消瘦、胸腹胀痛、不能进食而就诊。检查：形体消瘦，左腋下淋巴结肿大，胃脘部板滞而硬，胃脘及脐左旁压痛，舌苔白腻，脉沉细而有力。辨证为肝胃气滞，寒瘀毒结。拟"胃癌汤"加干姜、肉桂、附子各15g，每日1剂。服药1周后，大便排出大量胶冻状物，胸腹胀痛减轻，食欲好转，但身体无力。因久病体弱，胃气过伤，于原方中加党参、黄芪、茯苓各15g，白术10g。2周后饮食增加，面色转红。服药5个月后，体重增加。去原手术医院复查，左腋下肿大淋巴结消失。患者恢复工作，并继服中药治疗约1年。1973年7月追访，患者一切正常，可参加重体力劳动。

● 附：胃癌癌前病变——莪蚕健胃方（湖南名医黄柳向方）

【组成】黄芪 15g，太子参 15g，莪术 10g，白芍 15g，僵蚕 10g，炮穿山甲 10g，百合 10g，当归 10g，茯苓 15g，枳壳 10g，佛手 10g，鸡内金 15g，炙甘草 6g。水煎服，每日 1 剂，分 2 次或 3 次温服。

【功效主治】益气健脾，柔肝理气，化痰祛瘀。加减后主治胃癌癌前病变。

【方解】方中黄芪益气健脾，莪术活血散瘀，两者共为君药；太子参、茯苓益气健脾，僵蚕、炮穿山甲软坚散结，活血化瘀，四者共为臣药；百合、当归、白芍养阴柔肝并佐金平木防肝木乘脾，枳壳、佛手行气消积、化痰除痞，鸡内金健脾开胃、化瘀消积，均为佐药；炙甘草益气健脾，调和诸药，为佐使药。诸药合用，共奏益气健脾、柔肝理气、化痰祛瘀之功。

【加减】临床对于舌苔黄腻，伴湿热或毒邪者，可加薏苡仁 30g、土茯苓 10g、藤梨根 15g、白花蛇舌草 10g 等清热解毒利湿化瘀之品；对于胃痛明显伴有瘀血重者，可合失笑散（蒲黄 10g、五灵脂 10g）；对于面色萎黄，纳差，乏力，苔腻，伴血虚血瘀水饮者，可合当归芍药散；对于肝郁气滞导致胃痛明显者，加柴胡 10g、延胡索 10g。

【验案】患者，佘某，女性，45 岁，2019 年 2 月 17 日初诊。主诉：胃脘部隐痛 10 年余。症见：胃脘部隐痛反复发作，多夜间发作，伴痞满不适，平素性格急躁易怒，易生闷气，易疲倦，稍口干口苦，食欲、夜寐欠佳，偶有恶心欲呕，无反酸烧心，大便不成形，1 日大便 3~4 次，小便调。舌质稍暗红，苔薄黄，脉弦略数。既往：慢性胃炎反复发作，有胃溃疡病史。2018 年 12 月于外院行超声胃镜检查提示：齿状线近食管处可见直径 1.2cm 隆起病变，触之软，不活动，超声呈无回声，层次欠清楚。病理检查示：中度萎缩性胃炎伴结肠型肠上皮化生及部分腺管上皮轻度异型增生。西医诊断：慢性萎缩性胃炎。中医诊断：胃脘痛。辨证：肝郁脾虚，痰瘀互结证。治法：益气健脾，柔肝理气，化痰祛瘀。处方：黄芪 15g，党参 15g，茯苓 15g，莪术 10g，僵蚕

10g，百合 10g，佛手 10g，枳实 10g，当归 10g，白芍 10g，蒲黄 10g，鸡内金 10g，黄连 5g，藤梨根 15g，炙甘草 10g。14 剂，每日 1 剂，水煎服，早晚温服。嘱患者规律作息，进食清淡易消化食物，调畅情志。

2019 年 3 月 2 日二诊：服药后患者自觉胃脘部疼痛较前减轻，食欲较前改善，无恶心呕吐，无口干口苦，夜寐可，腹中肠鸣，大便较前成形，1～2 次/日，小便调。舌质淡红，苔薄黄稍腻，脉弦细。患者食滞较前消散，但中焦仍然虚弱，治疗上继续予以前方加减。处方：黄芪 20g，党参 15g，茯苓 15g，莪术 10g，僵蚕 10g，百合 10g，当归 10g，白芍 10g，鸡内金 10g，佛手 10g，枳壳 10g，藤梨根 10g，薏苡仁 20g，延胡索 10g，炙甘草 6g。14 剂，每日 1 剂，水煎服，早晚温服。

2019 年 3 月 23 日三诊：患者诉服药后胃脘疼痛较前明显缓解，2 天前与人发生口角后感胃脘疼痛加剧，伴痞满不适，两胁胀痛，无恶心呕吐，无口干口苦，纳食欠佳，二便调。舌淡红，苔薄黄，脉弦细。患者本脾胃虚弱，夹有食滞，此次情志不畅导致食滞更甚，治疗上仍予以前方，但加重柔肝理气止痛之品。处方：黄芪 20g，党参 15g，茯苓 15g，莪术 10g，僵蚕 10g，当归 10g，百合 10g，佛手 10g，枳壳 10g，白芍 10g，柴胡 10g，延胡索 10g，鸡内金 10g，炙甘草 10g。14 剂，每日 1 剂，水煎服，早晚温服。再次嘱咐调畅情志。

患者于黄柳向教授门诊处口服中药治疗约 6 个月后，复查胃镜病检示：中度萎缩性胃炎伴结肠型肠上皮化生。

肝　癌

肝癌即肝脏恶性肿瘤，可分为原发性和继发性两大类。原发性肝脏恶性肿瘤起源于肝脏的上皮或间叶组织，前者称为原发性肝癌，是我国高发的、危害极大的恶性肿瘤；后者称为肉瘤，与原发性肝癌相比较为少见。继发性肝脏恶性肿瘤或称转移性肝癌，系指全身多个器官起源的恶性肿瘤侵犯至肝脏。一般多见于胃、胆道、胰腺、结肠、直肠、卵巢、子宫、肺、乳腺等器官恶性肿瘤的肝转移。

● 软肝利胆汤 （广西名医王三虎方）

【组成】柴胡 12g，人参 12g，黄芩 12g，垂盆草 30g，半夏 12g，夏枯草 20g，生牡蛎 30g，山慈菇 12g，土贝母 15g，鳖甲 20g，丹参 20g，延胡索 12g，姜黄 12g，甘草 6g。水煎服，每日 1 剂，分 2 次或 3 次温服。

【功效主治】疏肝健脾，清利湿热，化痰解毒，软坚散结。主治肝癌。

【方解】方中以柴胡、人参疏肝健脾为君药；黄芩、垂盆草清利肝胆湿热为臣药；半夏、夏枯草、生牡蛎、山慈菇、土贝母、鳖甲化痰解毒散结，丹参、延胡索、姜黄理气止痛为佐药；甘草补中益气、调和诸药为使药。全方共奏疏肝健脾、清利湿热、化痰解毒、软坚散结之功。

【加减】湿热较重者加薏苡仁、茵陈；腹水者加大腹皮、五加皮、白茅根；饮食较差，大便溏泄者，加白术、茯苓、陈皮。

【验案】患者，男，52 岁，2004 年 11 月 18 日初诊。患者因黄疸 10 天，曾于 2004 年 8 月 16 日在某医院拟行肝癌切除术，术中因发现肿瘤太大，无法切除，乃行肝门部胆管取癌栓术、左右肝管引流术。术后诊断：①原发性肝癌；②胆管癌；③胆管结石；④慢性乙型肝炎。于 9 月 10 日出院后服用葡醛内酯（肝泰乐）等药物维持治疗。

现症：形体消瘦，带胆汁引流管，声低气怯，两目微黄，食欲尚可，口酸，小便时黄，大便稀，舌红，苔薄黄，脉弦。辨证：湿热成毒，壅结肝胆，邪盛正衰。法当清利肝胆湿热、解毒抗癌、软坚散结、扶正祛邪。以自拟软肝利胆汤加减：柴胡 12g，黄芩 12g，半夏 12g，红参 12g，田基黄 30g，垂盆草 30g，鳖甲 20g，丹参 20g，夏枯草 20g，生牡蛎 30g，山慈菇 12g，土贝母 12g，延胡索 12g，姜黄 12g，甘草 6g。5 剂，每日 1 剂，水煎分 2 次服。

2004 年 11 月 23 日二诊：药后平稳，乃嘱原方坚持服用。

2005 年 6 月 17 日三诊：患者精神气色判若两人，自述回家坚持服药后，病情日见好转，无明显不适，几如常人。曾于 2005 年

5月在某医院复查 B 超和 CT 示"肝胆脾胰未见异常"，乃取出胆汁引流管。查：舌红，苔薄，脉弦。恐死灰复燃，仍用原方 7 剂，巩固疗效。

2006 年 7 月 9 日四诊：患者无明显不适，舌红，苔薄，脉弦。乃小其剂，防止复发。药用：柴胡 12g，黄芩 12g，半夏 12g，红参 10g，田基黄 30g，鳖甲 20g，莪术 12g，姜黄 12g，甘草 6g。继服 5 剂。其后连续来诊，以上方为主，每次 7 剂左右，偶以叶下珠、厚朴、大腹皮、白术、茯苓、薏苡仁酌情加一二味。

2006 年 10 月 24 日五诊：患者健康如常，仍用上方。

2007 年 11 月 29 日六诊：至今距初诊已 3 年多，无明显不适，每月 2 次定时来诊，保持治疗，预防复发。

● 调肝散结方 （河南名医蔡小平方）

【组成】柴胡 15g，黄芩 15g，醋香附 10g，炒枳壳 10g，桃仁 10g，红花 10g，党参 15g，茯苓 15g，当归 10g，川芎 10g，白芍 15g，醋鳖甲 20g，浙贝母 15g，生牡蛎 30g，半枝莲 15g。水煎服，每日 1 剂，分 2 次或 3 次温服。

【功效主治】疏肝健脾，化瘀解毒。主治肝癌。

【方解】本方中柴胡、香附、枳壳、川芎疏肝解郁，调达肝气，使郁滞之肝气得舒；肝体阴而用阳，方中白芍、当归补肝之体以助肝之用；见肝之病，当先实脾，故用党参、茯苓健脾；桃仁、红花祛瘀；半枝莲解毒；醋鳖甲、浙贝母、生牡蛎散结；黄芩清热燥湿、泻火解毒。

【加减】若阳毒较盛，毒热症状明显，则加重楼、夏枯草、蟾酥；若阴毒较重，阴寒症状明显，则加干姜、附子、肉桂、吴茱萸；若瘀滞较重则加三棱、莪术、姜黄、郁金。

【验案】张某，女，64 岁，有糖尿病病史，乙型病毒性肝炎肝硬化 4 年，1 年前发现甲胎蛋白（AFP）升高，B 超显示肝脏结节，一直在某中医门诊服用中药治疗。2019 年 8 月上腹部肿块坚硬胀满疼痛，直径约 7cm，影响进食，遂就诊于本院。

现症：查体提示肝下缘位于右肋缘下 3 横指，剑突下 6 横指，剑突下可触及直径约 7cm 包块，坚硬，压痛，边界不清。查上腹部增强 CT 提示：①肝脏左、右叶多发占位性病变，增强扫描后有明显强化，考虑肝癌，与 2018 年 9 月 CT 结果对比有明显进展；②肝硬化、脾大、门静脉高压；③少量腹水。AFP 2060ng/L，肝功能基本正常。行肝脏占位穿刺活检提示：肝细胞癌。此时患者已无手术机会，家属要求保守治疗，减轻痛苦为主。给予中药治疗，并配合靶向药物甲磺酸仑伐替尼胶囊 2mg，每天 1 次，口服，建议 1 个月后复查。若 1 个月后无明显不良反应，将甲磺酸仑伐替尼加量至 4mg，每天 1 次，口服。

中药以调肝散结方为主，并随证加减，具体药物组成：柴胡 15g，黄芩 15g，醋香附 10g，炒枳壳 10g，桃仁 10g，红花 10g，党参 15g，茯苓 15g，当归 10g，川芎 10g，白芍 15g，醋鳖甲 20g，浙贝母 15g，生牡蛎 30g，半枝莲 15g，醋莪术 10g，陈皮 15g。30 剂，每日 1 剂，水煎 200ml，早晚分服。

1 个月后复查肝功能正常，AFP 385ng/L，患者自觉无特殊不适，建议甲磺酸仑伐替尼增加至每日 4mg。但患者因经济困难，仍按照每日 2mg 服用。中药继续以调肝散结方治疗，因患者饭后腹胀满，给予炒山楂 30g、炒麦芽 15g，继续服用。

2 个月后患者症状明显缓解，触诊及按诊上腹部包块明显减小并变软，进食量增加，能够从事家务劳动。家属因经济条件困难，要求暂不复查，继续服用至 6 个月复查，考虑患者已至肝癌晚期，嘱其继续带中药服用，甲磺酸仑伐替尼继续每日 2mg 口服，中药仍以调肝散结方为主方，略有加减微调。

大 肠 癌

大肠癌是源于大肠腺上皮的恶性肿瘤，又称结直肠癌。可发生在各段大肠，70％发生于左侧，尤以乙状结肠和直肠最多。大肠肿瘤的生长特点是肿瘤的多发性。半年内的同一时间点存在两个或两个以上的肿瘤，称为同时瘤。不同时间点存在两个或两个以上肿瘤，称为异时瘤。病因尚不清楚，发病主要与生活方式、环境和饮食结构有关，某些特殊类型大肠癌可能更多与遗传因素相关。

● 益肠散结汤 （山东名医侯爱画方）

【组成】党参、炒白术各 20g，黄芪 30g，茯苓、薏苡仁各 20g，女贞子、浙贝母、山慈菇各 15g，蜂房、北豆根、郁金、枳壳各 12g，藤梨根、蛇莓各 9g，枳实 20g。水煎服，每日 1 剂，分 2 次或 3 次温服。

【功效主治】益气健脾，化瘀解毒。主治肠癌。

【方解】本方中党参、白术健脾益气，茯苓健脾利湿为君药；臣以女贞子滋补肝肾，浙贝母清热化痰、散结消痈，山慈菇化痰散结；佐以蜂房、北豆根祛风止痛，郁金行气解郁，枳壳理气宽中，藤梨根、蛇莓清热解毒。全方扶正与祛邪并重，能更好地发挥补益正气、抑瘤抗瘤的功效。

【加减】兼有脾肾阳虚，见腹胀隐痛，泻下不止，或伴见大便夹血，血色暗淡，或面色萎黄，四肢不温，舌质淡胖，苔薄白，脉沉细或沉迟者，减去寒凉药物北豆根、藤梨根、蛇莓，加用补骨脂、吴茱萸、肉豆蔻、五味子、干姜、甘草等温阳药。兼肝肾阴虚见腹胀痛，大便干或带血，腰膝酸软，或胁肋胀痛，伴失眠，烦躁易怒，口苦咽干，五心烦热，舌质红、少苔，脉细数者，用益肠散结汤合知柏地黄汤加减。兼瘀毒内结，见腹痛，痛处固定不移，腹内包块，大便脓血，血色暗紫，口唇颜面色暗，舌质淡暗，舌边有瘀斑瘀点，脉沉涩者原方益肠散结汤加用当归、川芎、乌药、甘草、香附、土鳖虫、九香虫、延胡索。

【验案】刘某，男，78 岁，2019 年 6 月 13 日初诊。主诉：直肠恶性肿瘤多发转移 1 年余。患者 2018 年 2 月以 "大便带血 2 月余" 初诊于外院，行胸腹部 CT 发现肝内占位，直肠壁增厚。肠镜示：腺癌。患者拒绝放化疗，现行口服西妥昔单抗加中药维持治疗。

刻下症：神志清，精神可，体力差，易疲乏，偶腹胀，进食后加重，纳差，眠可，大便质稀，2～3 次/天，舌体胖大，边有齿痕，舌质淡暗，苔白腻，脉沉细。综合舌脉症，四诊合参，证属脾虚痰湿，治以健脾益气、燥湿化痰，方选益肠散结汤加减。处方：党参、炒白术各20g，黄芪30g，茯苓、薏苡仁各20g，女贞子、浙贝母、山慈菇各15g，蜂房、北豆根、郁金、枳壳各12g，藤梨根、蛇莓各9g，枳实、木香各20g，六神曲、炒山楂各15g。7剂，每天1剂，水煎服。

6月20日二诊：体力好转，活动量增加，食欲好转，纳食增加，腹胀明显缓解，舌脉大致同前。原方枳壳、木香、六神曲减量为12g，效不更方，原方继服。

7月16日三诊：不适症状明显缓解，体力可，纳眠可。复查腹部CT示肝内占位病变较前明显缩小。继服中药联合靶向药物，随诊至今，病情稳定。

● 补中调肝汤 （山西名医王晞星方）

【组成】生黄芪30g，党参15g，炒白术15g，升麻6g，柴胡10g，当归10g，陈皮10g，白芍15g，女贞子15g，五味子10g，浙贝母30g，石见穿30g，蜈蚣2条，山慈菇30g，夏枯草30g，甘草6g。水煎服，每日1剂，分2次或3次温服。

【功效主治】调和肝脾，解毒利湿。主治大肠癌。

【方解】全方以黄芪为君，补脾益气、升阳固表，可有效缓解大肠癌肝转移患者的疲乏症状；升麻入脾、胃、大肠经，可助脾胃清阳上升，在醒脾除乏之余亦有清热解毒之效；柴胡擅疏肝解郁，与黄芪、升麻同用可升阳举陷，缓解患者肛门坠胀、里急后重等不适；党参、炒白术和中益气、温中燥湿，可强脾胃、增饮食；陈皮行气健脾，可防补益太过，以解"甘能令人中满"之嫌；当归补血和血，合白芍、女贞子、五味子柔肝养血、滋养肝体；夏枯草、浙贝母性寒，可清肝火、开郁结；石见穿清热解毒、活血镇痛；蜈蚣辛温，有攻毒散结、通络止痛之效；山慈菇为临床常用的抗癌药，功能清热解毒、化痰消痈散结。纵观全方，攻补兼施，寒热并用，紧扣病机，严守治则。

【加减】脾虚水泛，湿毒内停，故见腹大胀满，加百合、龙葵、车前子利水渗湿。

【验案】乔某，男，61岁。初诊日期：2018年4月3日。患者

1年前因乙状结肠腺癌行手术治疗，术后常规化疗。1个月前乏力明显，伴胁肋部胀痛，遂至外院就诊。查CT提示：肝内多发低密度结节灶，考虑转移；肝穿刺病理：转移性不典型类癌。为求进一步诊治至门诊就诊。

刻下症：乏力气短，胁肋胀痛，恶心纳差；腹部胀满，肛门坠胀，里急后重，大便日行4～6次，量少质软，小便不利；舌淡胖、有齿痕，舌苔白腻，脉弦滑。

查体：腹部膨隆，叩诊呈浊音。查腹部彩超：中量腹水；肿瘤标志物：CEA 134μg/L，CA199 97U/ml。中医辨证：肝脾两虚，湿毒内停；治法：调和肝脾，解毒利湿。处方：生黄芪30g，党参15g，炒白术15g，升麻6g，柴胡10g，当归10g，陈皮10g，白芍15g，郁金30g，砂仁10g，女贞子15g，五味子10g，百合30g，龙葵30g，车前子30g，蜈蚣2条，浙贝母30g，山慈菇30g，石见穿30g，夏枯草30g，八月札30g，甘草6g。30剂。每日1剂，水煎服。

二诊（5月7日）：精神好转，乏力、胁肋部胀痛、肛门坠胀均较前减轻；不耐劳作，眠浅易醒；大便日行3～4次，小便可；舌淡胖、苔白，脉弦细滑。查体：腹围较前减小，腹部叩诊浊音界较前缩小。腹部彩超示：少量腹水；肿瘤标志物：CEA 112μg/L，CA199 86U/ml。中医辨证：肝脾两虚，湿毒内停；治法：调和肝脾，解毒利湿。首诊方生黄芪增至90g，党参增至30g，另加茯苓30g。30剂。

三诊（6月4日）：乏力气短明显缓解，纳眠可；大便日行3次，质软，肛门坠胀明显缓解，小便调；舌淡、苔白，脉细。腹部彩超示：微量腹水；肿瘤标志物：CEA 87μg/L，CA199 77U/ml。中医辨证：肝脾两虚，痰瘀毒结；治法：调和肝脾，减毒消瘀。5月7日方去百合、龙葵、车前子，继服30剂。

2018年10月复查CT提示：肝内多发低密度结节灶，较前（2018年3月16日）无显著变化。肿瘤标志物：CEA 11μg/L，CA199 53U/ml。患者精神佳，可适当从事家务劳动，纳眠可。继续以补中调肝汤加减巩固治疗，随诊1年余未见疾病进展。

胰　腺　癌

　　胰腺癌是一种恶性程度很高，诊断和治疗都很困难的消化道恶性肿瘤，约 90% 为起源于腺管上皮的导管腺癌。其发病率和死亡率近年来明显上升。

● 调脾抑胰方（江苏名医尤建良方）

　　【组成】潞党参 10g，炒白术 10g，紫苏梗 10g，枳实 10g，全瓜蒌 10g，茯苓 12g，茯神 12g，姜半夏 12g，陈皮 6g，怀山药 15g，薏苡仁 20g，炒谷芽 20g，炒麦芽 20g，猪苓 30g，徐长卿 30g，八月札 30g，炙甘草 6g。水煎服，每日 1 剂，分 2 次或 3 次温服。

　　【功效主治】健脾调中，理气化湿，和降消积。主治胰腺癌腹痛、腹胀、黄疸、食欲不振等。

　　【方解】方中党参、白术、茯苓、陈皮、姜半夏、炙甘草为六君子汤，旨在健脾胃为先，佐以炒谷芽、炒麦芽、薏苡仁、怀山药健脾胃、消食化积，同时予以徐长卿、八月札行气止痛，兼有抗肿瘤功效。

　　【加减】腹胀者，加大腹皮、佛手；腹痛剧烈者加醋柴胡、延胡索；脾虚食欲亢进者加黄芪、桂枝、白芍；恶心呕吐者加姜竹茹、旋覆花、代赭石；伴黄疸、肿块压迫胆总管严重者加山慈姑、虎杖、青黛、野菊花、茵陈、栀子、制大黄；大便秘结者加重全瓜蒌用量，另加决明子、生大黄；伴腹水者加冬瓜皮、车前子、商陆、甘遂。

　　【验案】曹某，女，58 岁。患者 2005 年 5 月起出现反复上腹部疼痛，向腰背部放射，在当地医院行腹部 B 超及 CT 示胰腺占位。行剖腹探查术，术中见胰腺颈部包块，直径约 3cm，质硬，包绕肠系膜上血管，胰腺上缘淋巴结肿大，直径约 1cm，胆总管下端僵硬，无法分离，遂行胆总管空肠吻合术，术后病理：胰头癌。术后上腹痛缓解，偶有腰背酸痛，因白细胞数低下，未行化疗。术后 2 个月就诊。初诊时，患者神疲乏力、面色萎黄、食欲不振、上腹痛引腰背、巩膜轻度黄染、形体消瘦。体检：右上腹可触及直径约 4cm 的肿块，质硬、固定。舌淡，苔白腻，边有齿痕，脉沉。体重 43kg，Karnofsky 评分 50 分。肿瘤放射性免疫检测：CA199 797.5U/ml，CEA 89ng/ml，CA125 106U/ml。TBIL 74μmol/L，DBIL 52μmol/L。证属正虚积阻，脾胃失调，湿郁气滞。对此患者从脾胃入手，以健脾和胃为主，辅以理气化湿，消积退黄。予调脾抑胰基本方加茵陈 30g、延胡索 20g、佛手 10g、大腹皮 10g、郁金 15g、白芍 15g。同时配服由青黛、野菊花、山慈菇、三七粉按 1：3：2：2 比例配制而成的散剂（装空心胶囊），每次 1g，每日 2 次。服药 3 个月后病情逐渐好转。黄疸消退，腹痛消失，食欲正常。后一直服用调脾抑胰基本方。1 年后复查 CT、B 超，胰头部肿块直径 2cm，肿大的淋巴结亦已消失。多次复查各项肿瘤放射性免疫检测指标，全部恢复正常，患者体重增加 3kg，生活如常人。Karnofsky 评分 100 分。

● 健脾消癌方 （湖南名医蒋益兰方）

【组成】党参 15g，黄芪 20g，白术 10g，茯苓 15g，法半夏 9g，白花蛇舌草 20g，半枝莲 20g，薏苡仁 20g，郁金 15g，莪术 10g，重楼 10g，枳壳 8g，甘草 6g。水煎服，每日 1 剂，分 2 次或 3 次温服。

【功效主治】肝郁蕴热，化浊解毒。主治胰腺癌。

【方解】方中党参为君，健脾益气，《本草正义》载其"健脾运而不燥，滋胃阴而不湿……养血而不偏滋腻"，合茯苓、白术、甘草为四君子汤益气健脾，补而不峻，以补后天之源，而疗诸虚不足，达到扶正培本的目的；黄芪甘温，补气健脾为臣，薏苡仁健脾渗湿，共奏健脾益气之效，此为扶正；半枝莲、白花蛇舌草清热解毒、消瘀散结，郁金、枳壳、莪术、重楼以行气除痞、清热解毒，法半夏顺气和中、消痰化瘀，以上药物共用之为佐，此为祛邪；甘草调和诸药为使。

【加减】胁肋疼痛者可加白芍、全蝎、延胡索以柔肝、通络、利气；腹胀者加厚朴下气除满以缓腹胀。

【验案】陈某某，男，40 岁，因"发现胰腺癌 11 个月余"于

2016 年 4 月 10 日初诊。患者于 2015 年 5 月中旬出现腹胀腹痛、恶心、呕吐，呕吐胃内容物，遂至当地医院就诊，完善相关检查，CT 示：胰腺占位（2.1cm×2.0cm），肝脏多发占位（最大约4.6cm×3.3cm）。行穿刺病理检查示：胰腺导管腺癌，确诊为胰腺癌、肝转移、$T_2N_0M_1$ Ⅳ 期。治疗上予吉西他滨加替吉奥化疗4 周期，并行 2 周期 TALE 治疗。2016 年 4 月 8 日至湖南省肿瘤医院复查胸腹部 CT 提示：胰腺占位较前增大（2.7cm×2.5cm），肝多发转移瘤部分较前增大（最大约 5.8cm×4.3cm），胸部未见异常。血清 CA199 365.60U/mL。患者遂于 2016 年 4月 10 日来我院门诊就医，症见：左胁偶胀痛，肠鸣频繁，偶感右胁烧灼感、厌油恶心、腹胀、纳呆，偶感口干口苦，四肢乏力，面色微黄，夜寐可，小便可，大便时溏时泄；舌淡，苔薄黄，脉细弦。诊断：胰腺癌。证型：肝郁蕴热型，伴有脾虚证。治法：疏肝解郁，清热解毒，辅以益气健脾。方以健脾消癌方加减：明党参 15g，黄芪 20g，白术 10g，茯苓 15g，法半夏 9g，白花蛇舌草 20g，半枝莲 20g，甘草 6g，石见穿 20g，郁金 15g，枳壳 8g，枸杞子 10g，柴胡 10g，白芍 10g，牡丹皮 10g，全蝎 3g，厚朴 10g，延胡索 15g，重楼 10g。15 剂，水煎服，每日 1 剂，分 2 次温服。

2016 年 6 月 24 日二诊：服用上方后，患者诉左胁胀痛较前明显好转，已无厌油恶心，肠鸣较前减轻，无腹胀腹痛，但仍偶感肝区烧灼痛，纳寐可，小便可，大便偶溏，无口干口苦。四肢乏力症状较前减轻，面色发黄较前改善，舌红，苔薄白，脉弦细。患者症状较前减轻，治疗上予健脾消癌方加减，原方上去明党参，改为生晒参 10g，另加灵芝 15g、竹茹 10g、黄芩 10g、百合 20g、藤梨根15g，全蝎改为 6g。15 剂，水煎服，每日 1 剂，分 2 次温服。其后一直在蒋教授处予健脾消癌方加减治疗。

2019 年 4 月 16 日三诊：患者诉未感明显肝区烧灼痛，已无厌油恶心及左胁胀痛，无腹胀，纳寐可，二便调，无口干口苦，四肢无乏力，面色无发黄。舌淡红，苔薄白，脉细弦。复查 CT 提示：胰腺占位较前缩小（2.0cm×2.0cm），肝多发转移瘤部分较前稍缩小（最大约 4.9cm×4.0cm），胸部未见异常。血清 CA199

19.50U/mL。患者在我院诊治疗期间未使用任何西医治疗手段，现患者精神可，生活自理，生存质量得以提高，临床症状较前明显好转，肿瘤缩小，病情稳定至今。

胆 囊 癌

胆囊癌是起源于胆囊黏膜上皮细胞的恶性肿瘤，是胆道系统最常见的恶性肿瘤，约占胆道恶性肿瘤的70%以上，其发病部位位于胆囊。依据肿瘤起源于胆囊的解剖部位不同，分为胆囊底部、体部、颈部和胆囊管等部位的胆囊癌，其中以胆囊底部、颈部、体部发病更为多见。

● 清胰化积方加味 （上海名医刘鲁明方）

【组成】半枝莲30g，白花蛇舌草30g，蛇六谷15g，太子参10g，白术10g，薏苡仁20g，绞股蓝30g、豆蔻5g。水煎服，每日1剂，分2次或3次温服。

【功效主治】清热化湿解毒，健脾助运生津。主治胆囊癌。

【方解】方中半枝莲、白花蛇舌草清热解毒、利湿消肿为君药；蛇六谷化痰散积、解毒消肿为臣药；太子参、白术、薏苡仁健脾化湿，顾护脾胃，使脾旺不受邪，祛邪不伤正，绞股蓝扶正清热、解毒化痰为佐；豆蔻芳香醒脾、化湿和胃、行气宽中为使。诸药合用，共奏消积扶正之功。

【加减】临证中见黄疸者，加黄芩、青蒿、茵陈以清疏少阳，利胆退黄；见纳差、呕吐、腹胀者，加入焦三仙、枳壳、莱菔子以消食和胃助运；见发热、溺赤短、口燥咽干者，加入生地黄、芦根、石斛以养阴生津退热；见腹满痛、大便干结者，加入虎杖、大黄、蒲公英以泻热通腑，使邪有出路，里气通和，急结得缓。

【验案】患者，男，52岁，2016年9月8日初诊。主诉及病史：患者因上腹部胀满不适1月余就诊。患者2016年7月18日行胆囊癌结肠转移手术，术后病理：中低分化腺癌，切缘阴性，淋巴结未见转移。症见：上腹胀满，胃纳一般，口苦口干，大便干结，小便短黄，舌淡红，苔薄黄腻，脉弦。辨证：湿热毒蕴，气津两伤。治法：清热化湿解毒，健脾助运生津。处方：半枝莲 30g，白花蛇舌草 30g，浙贝母 30g，山慈菇 10g，蛇六谷 15g，莪术 15g，郁金 10g，姜黄 10g，红豆杉 3g，灵芝 30g，太子参 15g，炒白术 15g，薏苡仁 30g，豆蔻 10g，半夏 10g，黄连 5g，枳实 10g，干姜 10g，虎杖 30g，玄参 30g，生地黄 30g。21 剂，水煎服，每日 2 次，辅以八宝丹胶囊，每日 3 次，每次 2 粒。

2016 年 9 月 28 日二诊：腹胀较前减轻，大便偏干，夜寐欠佳，舌淡红，苔中后部黄腻，脉弦。处方：原方加北沙参 30g 养阴生津，酸枣仁 30g 养血安神，21 剂。

2016 年 10 月 21 日三诊：药后口干减轻，胃纳好转，夜寐改善，大便正常，舌淡红，苔薄黄，脉弦。处方：原方半枝莲加至 60g，21 剂，并嘱患者药渣外敷于右胁肋处以助药力。之后坚持服药至今，患者胃纳可，无明显腹胀、恶心、嗳气等不适，二便正常，定期复查血常规、肝肾功能、肿瘤标志物等未见明显异常，影像学检查提示胆囊占位灶与 2016 年 7 月相仿，肿瘤未进展。

● 胆胰合症方（甘肃名医裴正学方）

【组成】柴胡 12g，枳实 10g，白芍 15g，甘草 6g，大黄 6g（后下），黄连 6g，黄芩 10g，木香 10g，丹参 10g，草豆蔻 10g，延胡索 10g，川楝子 20g，制乳香 6g，制没药 6g，三棱 10g，莪术 10g。水煎服，每日 1 剂，分 2 次或 3 次温服。

【功效主治】疏肝解郁，清热化湿。主治胆囊癌。

【方解】该方以柴胡疏肝散为基础加减化裁而成，方中柴胡、枳实、白芍、甘草疏肝解郁；大黄、黄连、黄芩清热燥湿；丹参、木香、草豆蔻和胃降逆；乳香、没药活血化瘀；延胡索、川楝子行气止痛；三棱、莪术破血消结。

【加减】黄疸者，加茵陈、栀子、大黄，亦加金钱草、虎杖、半枝莲，加强清热退黄之功；胃脘部不适者，以四君子汤、六君子汤、香砂六君子汤、半夏泻心汤常用；胸痛者，加越鞠丸；肠鸣腹泻者，运用附子理中汤的同时，善用花椒助力；大便秘结者，多用大承气汤、小承气汤；胃气上逆者，用旋覆代赭汤，重者用丁香柿蒂散；合并肝炎、肝硬化者，加当归、黄芪、板蓝根；氨基转移酶升高者，加金银花、白花蛇舌草等清热解毒以降低氨基转移酶，或用五味子粉、三七粉这些降低氨基转移酶的专用药。

【验案】患者，女，60岁，2017年7月10日初诊。主诉：右胁肋疼痛3月余。现病史：患者3个多月前进食油腻食物后出现右胁部疼痛，在某医院就诊，B超、CT检查示：①胆囊占位性病变，侵犯肝脏；②肝内外胆管轻度扩张。实验室检查结果显示：CA199＞1000U/ml、癌胚抗原210μg/L；空腹血糖10mmol/L，总胆红素150μmol/L，谷丙转氨酶84U/L，谷草转氨酶78U/L。考虑病情已属癌症晚期，无手术指征，遂就诊于裴老门诊。刻下症见：患者神志清，精神可，右胁肋疼痛，尤以进食油腻食物后疼痛加重，食欲差，睡眠尚可，大便秘结，小便量少、色黄，舌质红，苔黄腻，脉滑数。患者有2型糖尿病病史。西医诊断：①胆囊癌，肝继发恶性肿瘤；② T_2DM。中医诊断：胆癌，证属肝胆湿热证。治宜疏肝解郁，清热化湿。给以胆胰合症方加减，处方：柴胡12g，枳实10g，白芍15g，甘草6g，大黄6g（后下），黄连6g，黄芩10g，木香10g，丹参10g，草豆蔻10g，延胡索10g，川楝子20g，制乳香6g，制没药6g，三棱10g，莪术10g，海藻10g，昆布10g，茵陈15g，栀子12g，白花蛇舌草15g，半枝莲15g，龙葵15g。20剂，每日1剂，水煎400mL，分早晚两次温服。

2017年8月5日二诊：自述服药20剂后诸症明显减轻，ALT、AST正常。效不更方，续进15剂。此后1年多次就诊于裴老门诊，均以胆胰合症方加减治疗，病情相对平稳、生活如常。

颅内肿瘤

颅内肿瘤又称"脑瘤"，是神经外科最常见的疾病。多数是起源于颅内各组织的原发性颅内肿瘤。继发性颅内肿瘤则来源于身体其他部位的恶性肿瘤转移或邻近组织肿瘤的侵入。

◉ 加减通窍活血汤（广东名医陈锐深方）

【组成】党参25g，大枣15g，茯苓25g，黄芪30g，川芎10g，全蝎 6g，桃仁 10g，赤芍 10g，瞿麦 30g，红花 10g，盐牛膝 15g，三七 10g，猫爪草 30g。水煎服，每日 1 剂，分 2 次或 3 次温服。

【功效主治】益气活血，豁痰散结。主治脑瘤。

【方解】方中党参、大枣、茯苓、黄芪固护正气；川芎、桃仁、赤芍、红花、三七活血通络；猫爪草化痰散结；全蝎加强破血化瘀、搜风通络、豁痰散结之功，并可引药入脑；盐牛膝补肝肾、活血、利尿；瞿麦利水。全方集攻补为一体，攻邪而不伤正，补而不滋腻。

【加减】头胀耳鸣者加石菖蒲 10g；头痛明显者加延胡索 20g、僵蚕 10g。

【验案】张某，男，78 岁，2011 年 5 月因头痛行 CT 检查，结果提示"右肺上叶周围型肺癌，大小约 55mm×33mm，左侧额顶叶多发占位病变，最大约 32mm×28mm，考虑脑转移"。肺穿刺活检结果示"腺癌"，行埃克替尼靶向治疗，1 粒，每日 3 次。每月复查，病情稳定，直至 2012 年 6 月头痛加重，伴有四肢抽搐，CT 示"颅内转移较前增多增大，肺占位同前"。停服埃克替尼，患者不愿配合脑部放疗，2012 年 7 月 8 日来本院门诊就诊，症见：头痛头晕，反应稍迟钝，恶心欲呕，咳嗽、咳痰、色白、质稀，难入眠，右侧手指麻木、四肢肌力减弱，舌淡暗，苔薄白，脉沉弦。CT 复查结果提示在原来脑转移灶的基础上，伴周边轻度水肿。考虑病情较前进展，门诊予通窍活血汤配合益气健脾、清肺化痰药物。处方：赤芍 15g，桃仁 15g，红花 10g，川芎 15g，全蝎 10g，僵蚕 20g，石菖蒲 10g，党参 25g，茯苓 20g，黄芪 30g，牛膝 20g，瞿麦 30g，猫爪草 30g，鱼腥草 30g，芦根 15g，麦冬 15g。每日 1 剂，水煎煮至 200ml，复煎 1 次，分 2 次服用，饭后温服，共 14 剂。

半个月后复诊，头痛头晕减轻，仍有咳嗽，无痰，睡眠一般，右侧手麻好转，无抽搐，四肢乏力同前。在原方基础上加红景天、牛大力各 20g。之后复诊均在上方基础上加减。

2012 年 12 月复诊，症状明显好转，无头晕头痛，无手麻，四肢乏力明显好转，稍咳嗽、咳痰，睡眠一般。CT 复查结果示"肺原发灶大致同前，脑部多发性腔隙性梗塞，左侧额叶软化灶，脑萎缩"，考虑脑转移灶好转，原发灶消失，处方予活血化瘀及清肺化痰并重治疗。

2013年5月复诊患者精神状态良好，思维敏捷，除偶有咳嗽外，无明显异常。头颅MRI结果示"左侧额叶软化灶，脑萎缩，椎动脉及脑动脉未见明显异常"。CT结果提示肺原发灶基本消失。处方用药以益气补肾、清肺化痰为主以巩固治疗，具体如下：党参25g，鱼腥草30g，枳壳15g，枇杷叶10g，浙贝母15g，三七10g，全蝎5g，红豆杉6g，黄芪30g，补骨脂15g，益智仁20g，丹参15g，布渣叶10g，百合30g，积雪草10g，煎服法同前。患者间断服用中药治疗，至今病情稳定，一般情况良好。

● 经验三方（上海名医刘嘉湘方）

【组成】经验方1：生黄芪30g，当归9g，川芎9g，赤芍12g，白芍12g，地龙30g，瓜蒌皮15g，王不留行15g，夏枯草15g，海藻15g，生牡蛎30g，生南星30g，蛇六谷30g，蜂房12g。本方在王清任《医林改错》中补阳还五汤的基础上加用化痰散结药物形成此方，该方用于气虚血瘀之脑瘤患者，每每奏效，多年来积累了大量病例。

经验方2：生地黄30g，熟地黄24g，女贞子15g，枸杞子15g，生南星30g，蛇六谷30g，天葵子30g，蜂房12g，夏枯草12g，海藻12g，生牡蛎30g，赤芍12g，牡丹皮6g，白蒺藜15g。此方用于肝肾阴虚证之脑瘤患者，在补益肝肾的同时，酌情加淫羊藿、肉苁蓉等温肾壮阳之品，旨在阳中求阴，使阴得阳升而泉源不竭，加强益肾填精之效。

经验方3：党参12g，白术9g，干姜6g，姜半夏15g，生南星12g，熟附子6g（先煎），白芍9g，蛇六谷30g，天葵子30g，王不留行9g，炙甘草6g。此方用于以神疲乏力、形体肥胖、头胀、耳鸣、腰酸、舌体胖、脉沉细为主症之脾肾阳虚、痰毒内结的肿瘤患者。水煎服，每日1剂，分2次或3次温服。

【功效主治】补气养血，益肾填精，温补脾肾，化痰软坚。主治脑瘤。

【方解】上方中蛇六谷、生南星、天葵子、夏枯草、海藻、生牡蛎化痰，软坚散结；还可加用陈皮以理气和胃，鸡内金、谷芽、麦芽以健脾消食，注意顾护胃气；同时结合现代药理学研究成果，使辨证与辨病有机结合，如选用的蛇六谷等，均被实验证明具有抗癌作用；生南星化痰之功甚著，现代药理证实其又有抗癌作用，故常用于痰毒内结之脑瘤。

【加减】若抽搐，加蜈蚣 2 条、蝉蜕 3g；若头痛明显，加白芷 9g、蔓荆子 9g。

【验案】张某，男，47 岁。因"突然头晕，继而神志不清跌倒在地"，在某医院行头颅 CT 检查，发现第三脑室后部中线略偏右等密度病灶伴脑积水，诊断为"脑部肿瘤"前来门诊就诊。自诉头晕，头胀眼花，胃纳尚可，二便自调。查体：眼睑下垂，舌质偏红，苔薄，脉细小弦。辨证为肝肾阴虚，肝火夹痰上扰清窍。治拟滋阴养肝，化痰软坚，散结消肿。药用：生地黄 30g，熟地黄 24g，女贞子 12g，枸杞子 12g，天南星 30g，蛇六谷 60g，夏枯草 15g，海藻 15g，牡蛎 30g，白蒺藜 15g，重楼 15g，蜂房 12g。另用星蜈片，每次 5 片，每日 3 次。此方加减连续服用半年余，头晕头胀症状明显减轻，复查 CT 提示第三脑室后部病灶与治疗前相比明显缩小，脑积水有所改善。药已中的，乘胜追击。方中再加用皂角刺 12g、野菊花 30g，又服用中药 10 月余，再复查 CT，原病灶基本消失，继续服用前方加减 5 年余，已经恢复。

● 脑瘤平 （江西名医黄李法方）

【组成】天龙、蜈蚣、全蝎、水蛭各 3g，薏苡仁、白花蛇舌草各 30g，属峻剂。水煎服，每日 1 剂，分 2 次或 3 次温服。

【功效主治】攻癌散结消瘤。主治脑瘤。

【方解】全方以天龙为君药，天龙又名壁虎、守宫，杨仁斋言壁虎"亦犹蜈、蝎之性能进经络也……守宫祛风，不可不知"。天龙主祛风、定惊、散结、解毒，因其性善走窜，断尾能生，尤善搜刮经络血管之风，故为君药。蜈蚣、全蝎、水蛭共为臣药，《医学衷中参西录》谓："蜈蚣，走窜之力最速，内而脏腑，外而经络，凡气血凝聚之处皆能开之。性温有微毒，而专善解毒，凡一切疮疡诸毒皆能消之。"蜈蚣、全蝎相须为用，可增强全方祛风解毒散结之效，又能制约天龙咸寒之性。黄老师认为，胶质瘤周围新生血管是支持其侵袭性扩展的必要条件，破血通经尤为重要，而破瘀之力最强当属水蛭、蜈蚣、全蝎、天龙、水蛭皆为毒物，虽为下品，但对肿块、癥积实有疗效；再佐以薏苡仁、白花蛇舌草，清凉解毒，调补脾胃。

【加减】若头痛明显，加白芷12g、川芎10g。

【验案】患者俞某，女，34岁，右额叶少突胶质瘤术后。患者2017年2月因突发头痛，诊断为脑胶质瘤。行手术切除，病理报告提示右额叶少突胶质细胞瘤CWHO Ⅲ级，术后行放化疗治疗。2017年5月19日初诊，症见：头痛、头昏乏力，记忆力减退，肢冷、口干，晨起咳嗽有痰，痰白不易咳出，夜寐欠佳，无恶心呕吐及视物旋转，胃纳一般，便秘、小便可，舌胖大暗红，边有齿痕，舌下脉络青紫，苔白稍腻，脉沉细涩。诊断：脑胶质瘤术后。中医辨证：脾肾气虚、痰瘀交阻于脑。治宜益气健脾，祛风化痰，祛瘀散结。拟方：天龙、水蛭、全蝎、蜈蚣各3g，薏苡仁、白花蛇舌草各30g，黄芪15g，生晒参6g，姜半夏9g，川芎10g，白芷12g，白术15g，三棱9g，补骨脂10g，枇杷叶、浙贝母各12g，酸枣仁15g，茯苓12g，甘草6g。

二诊：患者精神可，诉头痛头晕较前减轻，咳嗽乏力明显好转，纳食较前增加，但服药后易出现腹胀不适等症状，夜寐可，舌胖淡苔白厚，脉沉涩。守前方，去枇杷叶、浙贝母、酸枣仁、茯苓、甘草，加山药、海螵蛸各20g，百合12g，厚朴9g。

三诊：精神可，易感疲劳，四肢不温，无头痛头晕，无恶心呕吐，胃纳可，夜寐安，大便溏，舌淡苔薄白，脉沉细。拟方：天龙、蜈蚣各3g，薏苡仁、白花蛇舌草、黄芪各30g，附子9g（先煎）、淫羊藿12g，川芎、红花各10g，白术15g，三棱9g，补骨脂10g，山药20g，麦冬、百合、当归各12g，厚朴9g，陈皮6g，吴茱萸5g，甘草6g。

2018年1月26日复查头颅MRI：右额肿瘤术后改变，周围未见明显强化灶，提示未见肿瘤复发。后于"脑瘤平"基础方上反复化裁，加减治疗数年，每6个月定期复查头颅MRI，2020年11月9日阅片2018年1月26日头颅MRI未见明显变化。治疗至今，患者未见肿瘤复发，目前已正常工作、生活。

鼻 咽 癌

鼻咽癌是指发生于鼻咽腔顶部和侧壁的恶性肿瘤，发病率为耳鼻咽喉恶性肿瘤之首，常见临床症状为鼻塞、涕中带血、耳闷堵感、听力下降、复视及头痛等。鼻咽癌大多对放射治疗具有中度敏感性，放射治疗是鼻咽癌西医的首选治疗方法。

● 参芪苓蛇汤 （浙江名医何若苹方）

【组成】 生晒参9g，猫人参30g，黄芪30g，猪苓12g，茯苓12g，白花蛇舌草30g，枸杞子12g，女贞子18g，石斛12g，重楼9g。水煎服，每日1剂，分2次或3次温服。

【功效主治】 益气养阴，清热解毒。主治鼻咽癌或者鼻咽癌放疗后康复治疗。

【方解】 方中女贞子、枸杞子益肾阴以补先天之本；石斛、生晒参益气滋阴，黄芪益气健脾，培后天以利先天；猫人参、白花蛇舌草、重楼清热解毒抗癌；茯苓、猪苓利水渗湿抗肿瘤。

【加减】 兼热毒炽盛，出现咽喉疼痛，以急性咽喉炎或急性口腔炎为主要临床表现，具体表现为口腔干燥溃疡，咽黏膜糜烂，受照射野皮肤红肿热痛，头部胀痛，小便黄、大便秘结，舌红苔黄，脉弦数等。常以基础方加金银花12g、玄参12g、天冬12g、麦冬12g、野菊花15g、生甘草10g等清热解毒、滋阴生津。见阴虚火旺者，多表现为身热口渴、心烦不寐、午后潮热、夜寐盗汗、尿黄便结、颧红、舌红少津而干、脉细数。常加知母10g、黄柏9g、牡丹皮10g、龟甲20g、生地黄12g、玉竹12g、天花粉12g等滋阴清热、生津润燥。若上焦热象明显，出现干咳、鼻腔干燥等肺之阴津亏虚者，加用天冬、麦冬、天花粉、葛根等养阴生津。兼气阴两虚型症见气短乏力、动则汗出、少气懒言、咽干口燥、便干、舌红少苔、脉细无力等，加用增液汤（生地黄12g、玄参12g、麦冬9g）、沙参12g、制黄精30g、葛根8g

等养阴益气、生津润燥。

【验案】吕某，女，58岁，2012年12月22日初诊。患者2009年发现鼻咽癌，行淋巴结清扫术，并化疗5次，放疗36次。病理检查示：鳞癌。现口咽干燥，口腔时易溃疡，疲乏无力，胃纳一般，大便每日一行，舌质红、舌苔薄燥，脉细弦。治宜扶正祛邪。处方：西洋参3g，鲜铁皮石斛12g（另煎），枸杞子20g，女贞子18g，黄芪30g，猪苓12g，茯苓12g，白花蛇舌草30g，重楼9g，猫人参30g，淮小麦30g，蒲公英30g，生甘草10g，大枣30g，天冬9g，麦冬9g，桔梗8g，薏苡仁30g，玄参9g。14剂。

2013年1月19日二诊：诸症有改善，有胆结石，偶有嗳气泛酸。初诊处方减桔梗汤，加佛手12g、金钱草30g，共14剂。

2013年3月2日三诊：患者吞咽较顺，情绪较佳，诸症尚稳。二诊处方去蒲公英、淮小麦、佛手，加生地黄12g。继服。

● 鼻咽癌经验方 （浙江名医叶益平方）

【组成】金银花、连翘、浙贝母、石上柏各15g，白茅根30g，五爪龙15g，山慈菇10g，盐蛇干5g，桔梗15g，太子参、生薏苡仁各30g，甘草6g。水煎服，每日1剂，分2次或3次温服。

【功效主治】益气健脾，清热解毒。主治鼻咽癌。

【方解】方中太子参、五爪龙益气扶正，并可借正气以行药力；白茅根甘寒轻浮以清肺热，薏苡仁甘淡凉，上清肺热而清热解毒、下利肠胃而渗湿健脾；浙贝母清热化痰散结；病位在上，金银花、连翘气味芳香，既可疏散风热、清热解毒，又可透邪从上而解；桔梗载药上行；甘草清热解毒、调和诸药；山慈菇、盐蛇干、石上柏清热解毒，以加强抗癌之功。

【加减】颈部肿块明显者，加生南星、山海螺、猫爪草以增祛瘀消积之功；涕血明显者，加仙鹤草、侧柏叶、墨旱莲以止血；头晕头痛明显者，加全蝎、蜈蚣以搜风通络止痛；鼻塞明显者，加苍耳子、辛夷以宣通鼻窍；阴血亏虚明显者，加生地黄、桑椹、鸡血藤以滋阴养血；气虚明显者，加西洋参、菟丝子以健脾益气。

【验案】吕某，男，48岁，司机，2011年10月10日初诊。患者因"回吸性涕血、鼻塞半个月"至某医院就诊，查鼻咽镜病理示

"非角化性未分化型癌"，查鼻咽部 MRI 示 "鼻咽顶后壁软组织增厚"。2011 年 5 月 6 日至 2011 年 9 月 10 日于该院行同步放化疗治疗。化疗后，患者感鼻咽干涩，口干明显。刻下症：鼻咽干涩，口干，乏力，纳差，夜眠差，二便尚可，舌红，苔少，脉细数。西医诊断：鼻咽非角化性未分化型癌放化疗后。中医诊断：失荣（气阴两虚）。治以益气养阴、清热解毒为法，拟方：玄参 15g，麦冬 15g，生地 30g，金银花、连翘、浙贝母、石上柏各 15g，白茅根、五爪龙各 30g，桔梗 10g，太子参 20g，薏苡仁 30g，甘草 6g，炒鸡内金 15g，知母 6g，茯神 15g。1 天 1 剂，水煎服，连服 14 天。

2011 年 10 月 25 日二诊：服药后鼻咽干涩好转，胃纳、夜眠改善，但咽痛、咽干不适，舌红，苔少，脉细。上方去炒鸡内金、知母、茯神，加木蝴蝶 10g、盐竹蜂 3g，1 天 1 剂，水煎服，连服 14 天。

2011 年 11 月 9 日三诊：患者咽痛缓解，稍感口干，余无明显不适，胃纳、夜眠可，二便调，舌脉如前。上方去木蝴蝶、盐竹蜂、金银花、连翘，加全蝎 5g、蜈蚣 3 条、山慈菇 10g。1 天 1 剂，水煎服，续服 14 天。患者随后坚持于门诊就诊，至今行中医药治疗已 5 年余。现一般情况良好，稍感鼻塞、口干，余无明显不适。

舌　癌

舌癌就是发生于舌部的恶性肿瘤，最常见的发生部位是在舌缘中 1/3 以及此区的舌腹面，舌癌是最常见的口腔部肿瘤之一。舌癌初期一般无明显症状，之后逐渐出现疼痛、口臭、言语及吞咽功能障碍。舌癌最有效的治疗方法是手术切除和放射治疗。

● 牵正散加味（江苏名医周仲瑛方）

【组成】制白附子 10g，制南星 12g，僵蚕 10g，露蜂房 10g，肿节风 20g，法半夏 10g，全蝎 5g，重楼 15g，漏芦 15g，山豆根 6g。水煎服，每日 1 剂，分 2 次或 3 次温服。

【功效主治】搜风化痰解毒。主治舌癌。

【方解】白附子、半夏、胆南星化痰，周老常取牵正散之意用于头颈部肿瘤、中风、面瘫、癌性疼痛等；全蝎穿筋透节，逐湿除风；僵蚕治中风失音，并一切风疾；露蜂房、重楼、漏芦、山豆根清热解毒。

【加减】放疗后气阴两虚可加南沙参、北沙参、石斛、知母等益气养阴之品。

【验案】患者，女，39岁，2012年5月18日初诊。主诉：舌癌术后，言语、饮食不利1个月。病史：2012年4月患者对镜自检发现舌背面有1个"鸽蛋"大小肿块，自觉言语不清，舌体活动不利，影响进食，至南京市某医院就诊。病理活检：腺样囊性癌。胸部CT检查示：两肺多发小结节，考虑多发肺转移瘤可能。遂行右舌腺样囊性癌病灶扩大切除术＋下颌骨方块截骨术＋双侧颈淋巴结清扫术＋气管切开术＋左股前外侧皮瓣转移修复术。术后病理：（右舌）腺样囊性癌；右颌下1/1，右颈深上1/1，右颈深中1/2淋巴结转移性腺样囊性癌。患者及家属拒绝放化疗，延医周老。刻下症见：患者不能正常构音，言语困难，流质饮食，经口注入，下颌部麻木，口角流涎，大便有时欠实。既往有乙肝大三阳病史。体格检查：咽喉稍暗，苔淡黄薄腻，脉细滑兼数。西医诊断：舌腺样囊性癌术后。中医诊断：舌岩，证属痰瘀郁结，风毒上攻，气阴两伤。治宜搜风解毒，化痰通瘀。处方：制白附子10g，制南星12g，僵蚕10g，露蜂房10g，肿节风20g，法半夏10g，全蝎5g，重楼15g，漏芦15g，山豆根6g，玄参10g，马勃5g，泽漆15g，诃子肉10g，益智仁10g，生黄芪15g，生蒲黄（包煎）10g，炮穿山甲（先煎）5g，半枝莲20g。7剂，1天1剂，水煎，早晚餐后温服。

2012年5月25日二诊：近来常有饥感，餐次增多，舌干、唇干，大便每日1次，构音不清，进食有时稍呛，张口幅度稍增大。咽弓黏痰减少，舌干唇燥，苔浊，脉细滑。前方去山豆根，改泽漆15g为20g，改生黄芪15g为20g，加山慈菇15g、天冬10g、麦冬10g、白花蛇舌草20g。用法同前。

2012年6月8日三诊：近来患者面部两侧下颌有绷紧感，口腔无明显不适，下唇内侧溃疡，构音不清。饮食略作呛。晨醒口干，大便每日1次，苔淡黄腻质暗，脉细滑。前方加夏枯草12g、土茯苓 25g。用法同前。

2012 年 6 月 29 日四诊：构音低微欠清，两侧腮部仍有绷紧感，上腭时发溃疡，口干，饮食知饥，大便每日 1 次，脉细滑。前方改泽漆 20g 为 15g，加金果榄 6g、天葵子 15g。用法同前。

2012 年 7 月 20 日五诊：近来晨起咽喉有痰，咳咯则舒，上腭溃疡好转，舌面有小溃疡，吞咽功能稍有恢复，口不干。仍有饥感，大便每日 1 次。颈部手术切口红赤瘙痒。咽后壁稍有痰，淋巴滤泡增生，上腭有溃疡。前方加冬凌草 20g、鱼腥草 20g、苍耳草 15g。

2012 年 8 月 10 日六诊：自觉症情尚稳定，两下颌时有发胀，左下齿咬物胀痛，夜半稍有咳嗽。CT 检查示两肺多发高密度影，考虑舌癌两肺转移。与 2012 年 4 月检查结果对比，变化不著。前方加改泽漆为 20g，去益智仁，加南沙参 12g、北沙参 12g、猫爪草 20g。用法同前。其后守法继进，随症加减，随访至 2017 年 7 月 18 日，吞咽尚可，构音较清晰，口腔无明显不适，复查 CT 肺部结节情况同前，未见明显肿瘤复发转移征象。

喉　癌

喉癌是指发生在喉部的肿瘤，分原发性和继发性两种。原发性喉癌指原发部位在喉部的肿瘤，以鳞状细胞癌最为常见。继发性喉癌指来自其他部位的恶性肿瘤转移至喉部，较为少见。喉癌症状主要为声嘶、呼吸困难、咳嗽、吞咽困难等。本病主要通过手术治疗，结合放化疗，多数患者症状可缓解，保留喉功能。

● 喉癌经验方 （江苏名医刘沈林方）

【组成】金银花 15g，连翘 15g，桑白皮 15g，地骨皮 15g，南沙参 15g，北沙参 15g，麦冬 15g，白薇 10g，夏枯草 10g，浙贝母 10g，桔梗 6g，甘草 3g。水煎服，每日 1 剂，分 2 次或 3 次温服。

【功效主治】清热解毒，散结消肿，宣降肺气。主治喉癌。

【方解】方中金银花气味芳香，能清热解毒而不苦遏；连翘则不仅能清热解毒，亦有散结消肿、治恶疮之功；地骨皮、桑白皮、桔梗、甘草清热解毒利咽为佐；沙参、麦冬、白薇清热除烦，生津止渴为使；夏枯草、浙贝母清热化痰散结。

【加减】如发热、局部肿胀疼痛明显者，加用僵蚕、蝉蜕等虫类药物，取其善行易于到达病所的特点，以加强搜风剔邪之力。

【验案】患者马某，男，64 岁，2019 年 5 月 25 日初诊。患者2019 年 3 月 2 日在外院行全喉切除术，诊断为声门型喉癌，术后出现咽瘘，影响后续治疗。患者既往有喉部息肉摘除史，有 10 余年饮酒史及长期吸烟史，每日吸烟 20 支以上。就诊时可见颈部较大面积皮肤发红，局部肿胀，影响颈部活动，喉腔缺损，伤口处不停有分泌物渗出，需要家属帮助清理，患者情绪低落，易怒焦躁，口干欲饮，动则易汗，胸闷气短，食欲一般，有时头痛耳鸣，睡眠不安。舌质红，舌面少津，中有较深裂纹，苔黄，脉弦。诊断：喉癌，辨证属热毒伤津，肺气受损，失于宣肃。治法拟清热解毒，散结消肿，宣降肺气。处方：金银花 15g，连翘 15g，桑白皮 15g，地骨皮 15g，南沙参 15g，北沙参 15g，麦冬 15g，白蔹 10g，夏枯草 10g，浙贝母 10g，僵蚕 10g，蝉蜕 6g，桔梗 6g，炙甘草 3g。14剂，每日 1 剂，水煎，早晚分服。局部伤口周围予疮灵液合养阴生肌散外敷，每日 1 次。

二诊：2019 年 6 月 19 日。患者诉服上药后局部分泌物减少，咳嗽、咳痰减少，饮食、二便基本正常，查其伤口周围红肿已经消退，喉腔缺损处渗出物亦明显减少，舌质淡红，苔薄白，脉细。前方基础上加白及 10g、五味子 6g，继予 14 剂口服，1 个月以后患者咽瘘愈合，得以顺利使用电子喉。后患者定期复诊，至今病情稳定。

甲状腺癌

甲状腺癌是起源于甲状腺滤泡上皮的肿瘤，是内分泌系统中最常见的恶性肿瘤，是目前发病率增长最快的恶性肿瘤之一。任何年龄均可发病，但以 30～50 岁者居多，女性患病多于男性。甲状腺癌常表现为无痛性颈部肿块或结节，一般手术是最主要的治疗方法，多数甲状腺癌患者预后良好，不影响自然寿命。

● 加减逍遥散 （内蒙古名医耿刚方）

【组成】当归、赤芍、白芍、醋柴胡、炒白术、茯苓、炙甘草各10g。水煎服，每日1剂，分2次或3次温服。

【功效主治】疏肝健脾，化痰解毒。主治甲状腺癌。

【方解】方中既有柴胡疏肝解郁，又有当归、白芍养血柔肝。尤其当归之芳香可以行气，味甘可以缓急，更是肝郁血虚之要药。白术、茯苓健脾祛湿，使运化有权，气血有源。炙甘草益气补中，缓肝之急，为佐使之品。

【加减】祛瘀活血加三棱、莪术及土鳖虫；解毒配栀子、黄芩、白花蛇舌草或白英；化痰选白芥子、青礞石和半夏；在治疗中还善用虫类药比如全蝎、蜈蚣、天龙等，意在攻毒通络。脾胃为后天之本，气血生化之源，脾之健运则正气充足，可使祛邪而不伤正，因此几乎每方加用砂仁、鸡内金之类护脾胃之品。

【验案】孟某某，女，62岁。2011年1月行甲状腺癌切除术，术后行I^{131}治疗后一直行内分泌治疗（口服左甲状腺素钠片），病情稳定。2013年6月甲状腺癌复发并双侧颈部淋巴结多发转移，因不愿接受手术及放射性治疗故求中医治疗。诊见：胸闷，气短，急躁易怒，乏力，纳寐差，舌淡胖、苔白腻，脉弦细。中医诊断为石瘿，辨证为肝郁脾虚，痰毒互结证。治以疏肝健脾、化痰解毒为法。中药处方以逍遥散加减：当归、赤芍、白芍、醋柴胡、炒白术、茯苓、醋香附、半夏、白芥子、白英、砂仁（后下）各10g，全蝎3g，蜈蚣1条，黄芪15g。10剂。水煎服，早晚温服，每日1剂。

二诊：患者情绪稳定，胸闷气短稍有减轻，仍感乏力，纳可寐差，二便调；舌淡、苔白腻，脉弦细。上方中加党参10g，以增强益气健脾之力；加炒酸枣仁、合欢花各15g，夜交藤10g养心安神。再服30余剂，上述症状基本消失。之后以疏肝健脾、化痰解毒为大法，以逍遥散为主方辨证加减治疗，间断服药6年余，每半年复查甲状腺彩超或CT病灶，一直变化不明显。

乳　腺　癌

乳腺癌是发生于乳腺上皮或导管上皮的恶性肿瘤，病因尚不完全清楚，可能与家族史和乳腺癌相关基因、生殖因素、性激素、营养和饮食、环境因素等有关。早期乳腺癌多数无明显症状，多在健康普查中发现，大多为乳房无痛性肿块，晚期出现乳头回缩、乳腺皮肤"酒窝征"或橘皮样变、腋窝淋巴结肿大等表现。

● 乳腺癌经验方（安徽名医李平方）

【组成】柴胡、郁金、白术、茯苓、黄芩、枳壳各 10g，蜈蚣 1 条，猫爪草、鸡内金各 20g，甘草 5g。水煎服，每日 1 剂，分 2 次或 3 次温服。

【功效主治】疏肝理气，解毒通络。主治乳腺癌。

【方解】方中柴胡、郁金均入肝经，具有疏肝解郁的功效，郁金兼能行气，共为君药。猫爪草归肝、肺二经，具有解毒化痰散结之效；蜈蚣归肝经，善走能行具有很强的攻毒散结、通络之功，二药共为臣药。枳壳宽胸理气，与郁金合用畅达气机；黄芩泻火解毒，助猫爪草解瘤毒；白术、茯苓健脾益气，一可实脾气防肝郁乘脾，二可通过补脾气达扶正抗邪之效；鸡内金消食和胃，顾护胃气。五药共为佐药。甘草解毒，调和诸药，功兼佐药与使药。全方药味不多，配伍合理，共奏疏肝理气、解毒通络之功。

【加减】兼气血亏虚者加黄芪益气，当归、鸡血藤养血；兼乳房胀痛甚者加香附、延胡索增强疏肝理气之效，且延胡索又兼止痛之功；兼血瘀之象者加川芎、桃仁活血行气，重者改用莪术、土鳖虫、三棱破血消癥；化疗期间兼胃气上逆、脾气亏虚，症见恶心、呕吐、乏力者加姜半夏、旋覆花降逆止呕，党参健脾益气；兼肝肾不足，腰酸膝软者，加熟地黄填补肾精、充髓，山茱萸、怀牛膝肝肾并补，强筋健骨；兼肝郁化火伤阴，阴虚内热者，加生地黄、麦冬、枸杞子滋阴，龙胆草泻肝火，牡丹皮清虚热；兼夜间难以入眠或寐而不安者加酸枣仁、首乌藤养心安神等。

【验案】患者王某，65岁，因"乳腺癌术后半月余"，于2020年10月13日来院就诊。刻下症：情绪低落，时作太息，乳房胀痛，每遇情志不遂，胀痛加重，面色晦暗，食少，舌淡、苔白腻，脉弦。治以疏肝理气、解毒通络兼化湿，药用如下：柴胡、郁金、延胡索、黄芩、炒白术、茯苓、枳壳各10g，砂仁、全蝎各6g，夏枯草、鸡内金各20g，甘草5g。煎水后，分早晚服，每日1剂。同时嘱患者保持积极乐观的心态。

2020年10月26日二诊，刻下症：患者太息及乳房胀痛已除，面色较前略显光泽，纳食增加，舌质淡、苔薄，脉细缓。后收入我科行化疗联合靶向治疗，化疗期间患者出现纳差、乏力、恶心、反酸、无呕吐，情绪低落，大便难解，舌淡、苔白腻，脉弱。治疗以疏肝解郁、解毒通络，兼健脾和胃、降逆止呕为主。方药如下：柴胡、郁金、黄芩、旋覆花、枳壳、白花蛇舌草各10g，吴茱萸6g，黄连3g，蜈蚣1条，火麻仁15g，党参、炒白术、鸡内金各20g，甘草5g。水煎，分早晚服，每日1剂。患者服药1周后，乏力较前明显改善，已无恶心、反酸，大便通畅，舌淡、苔白，脉缓。现定期行靶向及口服中药治疗。

● 滋阴解毒方 （江苏名医徐荷芬方）

【组成】南沙参、北沙参各15g，川石斛12g，生黄芪15g，天冬、麦冬各12g，玄参12g，怀山药15g，制黄精15g，炒白术12g，蒲公英15g，仙鹤草15g，白花蛇舌草15g，枸杞子15g，桑椹15g，红景天12g，女贞子12g，山茱萸10g，生甘草3g。水煎服，每日1剂，分2次或3次温服。

【功效主治】滋阴清热，扶正解毒。主治乳腺癌。

【方解】南沙参、北沙参、川石斛、天冬、麦冬滋养肺胃之阴，生津润燥；生黄芪益气固表扶正；仙鹤草、白花蛇舌草、蒲公英清热解毒，现代医学研究证实，仙鹤草、白花蛇舌草具有抑制肿瘤生长的作用；炒白术、怀山药固护胃气，培补后天之本；制黄精既能滋补肺胃，也能补气健脾；枸杞子、桑椹、女贞子、山茱萸滋补肝肾，滋阴养血，调理冲任；红景天益气活血；生甘草调和诸药，清补兼顾。

【加减】失眠盗汗，虚烦躁扰，可加用酸枣仁、五味子、当归；若患者情志抑郁，忧思太过，可加用郁金、柴胡；若患者化放疗后食欲不佳，纳呆腹胀，可加用炒谷芽、炒麦芽、六神曲、佩兰。

【验案】马某，女，53岁，2016年10月24日初诊。主诉：右乳癌术后5个月，化疗8次，放疗进行中。患者于2016年5月19日在江苏省人民医院在全麻下行"右乳癌保乳根治术"，术后病理示：右乳浸润性导管癌，Ⅱ、Ⅲ级，肿块大小1.5cm×1cm×1cm，切缘（－），腋窝淋巴结转移（2/20）。免疫组化示：ER（＋＋）、PR（－）、Her-2（＋＋）、P53（－）、CKS/6（－）、PCNA（＋）、TS（－）、TOP-2约20%（＋）、Ki-67 20%～30%（＋）。FISH检查示：*Her-2*基因无扩增。术后运用EC方案4个疗程、紫杉醇注射液（泰素）4个疗程，两周内密集化疗8次，于2016年9月6日结束。放疗于2016年5月20日开始，于2016年10月29日结束，共放疗30次，并口服他莫昔芬。2016年10月13日于江苏省肿瘤医院查肿瘤指标：CEA 4.14mg/ml、CA125 14.94U/ml，CA153 10.06U/ml。患者目前头晕目眩，稍有口干，手足发麻，双腿酸软，纳食可，夜寐可，二便可。舌暗红，苔白厚，脉弦细。辨证属阴虚风动、正气亏损，治当滋阴息风、扶正解毒。方用滋阴解毒方加减，处方：南沙参、北沙参各10g，苍术、白术各10g，仙鹤草15g，白花蛇舌草15g，蒲公英15g，天冬、麦冬各10g，薏苡仁20g，枸杞子15g，桑椹15g，怀山药15g，制黄精15g，玄参12g，钩藤10g，僵蚕10g，红景天12g，炒杜仲15g，女贞子12g，炒谷芽、炒麦芽各12g，生甘草3g。14剂，水煎服，每日1剂，早晚温服。

2017年2月15日二诊：患者目前咳嗽咽痒，白天咳重，无发热，无鼻塞流涕，余无特殊不适，饮食尚可，睡眠欠佳，二便正常。现仍服他莫昔芬治疗。舌红，苔薄白，脉弦数。患者手足发麻及双腿酸软症状缓解，故风邪已祛，阴液得以濡润。目前咳嗽咽痒，肺失宣肃，原方去僵蚕、钩藤、苍术，加川石斛12g、金荞麦20g、杏仁12g、浙贝母20g以滋阴清热、生津止咳。14剂，煎服法同上。后患者坚持服用滋阴解毒方2年余，服药期间定期复查血常规、生化、肿瘤标志物、乳腺彩超及相关影像学检查，未见明显异常。

2019 年 3 月 20 日三诊：患者目前一般情况可，食欲尚可，睡眠可，大便日行一次。舌红，苔微腻，脉滑数。患者苔微腻，脉滑，可知目前患者水湿停聚于内，在滋阴解毒方的基础上加用猪苓、茯苓各 15g，佩兰 10g，苍术 10g 以健脾行气、利水祛湿。同时嘱患者调畅情志，适当锻炼。后舌苔由腻转薄，续服滋阴解毒方，目前病情平稳。

卵 巢 癌

卵巢癌是指发生在卵巢的恶性肿瘤性疾病，是女性生殖器官常见的恶性肿瘤之一，发病率仅次于宫颈癌和子宫内膜癌。卵巢癌以上皮癌最多见，其次是恶性生殖细胞肿瘤，其中卵巢上皮癌死亡率占各类妇科肿瘤的首位，对女性生命造成严重威胁。卵巢癌早期多无症状，晚期可出现下腹部不适、腹胀、食欲下降等消化道症状，主要的治疗方式包括手术切除、药物治疗和放射治疗，总体预后较差。

● 温肾消癥方 （河南名医蒋士卿方）

【组成】淫羊藿 30g，土炒白术 30～60g，茯苓 50g，泽泻 20g，当归 30g，赤芍、白芍各 20g，川芎 15g，香附 15g，通草 9g，茜草 15g，肉桂（后下）15g，熟地黄 50g，生鸡内金 30g，砂仁（后下）10g，小茴香 6g，厚朴 10g，海金沙 30g，蜈蚣 3 条。水煎服，每日 1 剂，分 2 次或 3 次温服。

【功效主治】温补脾肾，养血活血利水。主治卵巢癌。

【方解】该方中淫羊藿温补肾阳治本，土炒白术健脾益气培后天养先天，二药先后天并补共为君药。茯苓、泽泻、通草、海金沙、当归、赤芍、白芍、川芎、茜草各药共为臣药，养血活血、利水渗湿，为卵巢癌血水同病而设，且防治腹水。香附、厚朴理气行血利水湿，且预防肠梗阻；小茴香温下元以化寒湿；肉桂温肾，熟地黄填精养血；鸡内金、砂仁健脾，且防滋阴养血之品碍胃；蜈蚣灵动助阳，以毒攻毒，诸药共为佐药。全方配伍，共奏温肾健脾益气、理气活血利水、抗癌解毒之功。

【加减】肾虚重者加补骨脂、杜仲、骨碎补、巴戟天、枸杞子、菟丝子；血虚重者加鸡血藤；气虚重者重用土炒白术至60g，并加黄芪；血瘀重者加三七粉；寒湿重者加细辛、干姜、白芥子；未手术者加鳖甲或口服大黄蟅虫丸；腹水明显者选加玉米须、猪苓、冬瓜皮；双下肢水肿者用鸡鸣散加减治疗；腹胀明显选加紫苏梗、炒槟榔；化疗后白细胞低者用黄芪50g、鸡血藤30g，炖乌鸡一只，食疗以升白细胞。

【验案】孙某，女，60岁，2018年2月4日初诊。患者于2018年1月26日行卵巢癌根治术，2018年2月2日化疗1次，由于体质极差难以耐受化疗故寻求中医药治疗。首诊见：患者神志清，精神差，面色晦暗无光，身体消瘦，神疲乏力，食欲差，无恶心呕吐等消化道症状，腹腔积液，舌质暗，裂纹舌，无苔。中医辨证为脾肾气虚，阴血大亏，瘀水互结证，治宜温补脾肾、养血活血利水。处方：茯苓50g，炒白术30g，泽泻30g，当归30g，白芍25g，赤芍15g，川芎15g，黄芪18g，鸡血藤30g，酒女贞子15g，淫羊藿20g，菟丝子20g，玉米须30g，冬瓜皮30g，熟地黄50g，砂仁10g，生鸡内金30g，肉桂10g，紫苏梗15g。10剂，每日1剂，水煎服。

2018年4月12日二诊，服上方期间患者由于感染、高热，住院治疗，中药停服，在感染、高热控制后继续服用中药，刻诊见：患者神志清，精神好转，体力增，食欲增，腹水减少，舌质暗较前减轻，裂纹舌减轻，见舌苔。前方微调继续，处方：茯苓50g，炒白术40g，泽泻20g，当归30g，赤芍、白芍各20g，川芎15g，黄芪18g，鸡血藤30g，酒女贞子15g，淫羊藿30g，枸杞子20g，玉米须30g，海金沙30g，熟地黄60g，砂仁10g，生鸡内金30g，肉桂10g，厚朴18g，通草9g，茜草15g，香附15g，小茴香6g。10剂。

2018年4月29日三诊，患者自述服用上方后，身体大有好转，刻诊见：患者神志清，精神可，体力可，偶有小腹下坠感，腹水基本消除，舌质暗淡，有裂纹，苔薄白。前方微调继服，处方：茯苓50g，炒白术50g，泽泻20g，当归30g，赤芍、白芍各20g，川芎 15g，黄芪 18g，鸡血藤 30g，酒女贞子 15g，淫羊藿 30g，枸杞子 20g，玉米须 30g，海金沙 30g，熟地黄 60g，砂仁 10g，生鸡内金 30g，肉桂 10g，炒枳实 20g，通草 9g，茜草 15g，香附 15g，小茴香 6g。患者复诊均在此方基础上加减，目前病情稳定。

● 滋水调肝方 （山西名医王晞星方）

【组成】熟地黄、山茱萸各 15g，蜈蚣 2 条，当归 10g，白芍 30g，知母 10g，黄柏 10g，柴胡 10g，炙甘草 6g。水煎服，每日 1 剂，分 2 次或 3 次温服。

【功效主治】滋补肝肾，解毒利湿。主治卵巢癌。

【方解】方中熟地黄、山茱萸合而为君，滋肾填精，治病之根本；当归、白芍补血敛肝，使肝有所藏，共用为臣；阴亏则虚火内生，知母、黄柏潜阳而清虚热，柴胡辛燥，既使君药补而不滞，又合臣药共调肝之气血，三药共为佐药；甘草为使，调和诸药。

【加减】若患者腹水明显，用百合、龙葵清热解毒、利水消肿而不伤正，或加大腹皮、车前子、牵牛子等利水消肿；若患者体质较弱，疲乏明显，则可以补中益气汤为基础加味以健脾扶正，使抗邪有力；若患者便溏、带下量多、黄臭，可用土茯苓、薏苡仁清利湿热；腹痛较甚者，加延胡索、五灵脂、乌药等活血行气止痛；各种证型均可根据具体临床特点酌情加解毒散结、抗癌之品，如山慈菇、浙贝母、菝葜、白花蛇舌草、三叶青等；若出现肝转移，则加石见穿、蜈蚣等入肝经散结；若肿瘤处于急进期，则用大剂量蛇六谷以解毒散结。

【验案】刘某，女，45 岁，2018 年 1 月 23 日初诊。患者 2016 年 12 月 28 日因下腹部疼痛就诊于某医院，完善相关检查后确诊为"卵巢癌"，2017 年 1 月 4 日行手术根治，术后病理示双侧卵巢高级别浆液性腺瘤癌，左侧宫旁组织见少许分化的癌。2017 年 1 月 24 日至 2017 年 7 月 7 日行 TC 方案化疗 4 个周期，骨髓抑制明显，停止化疗。2017 年 10 月 24 日复查，病情平稳。诊时症见：活动时下腹部疼痛明显，脐周亦痛，食纳、睡眠可，大便质可，1～2 日 1 行，小便调，舌淡红，苔薄，脉弦细。辨证属肝肾两虚，湿毒内结。治法：滋补肝肾，解毒利湿。方用滋水调肝方加减。药用：白芍、土茯苓、百合、龙葵、乌药、浙贝母、蛇六谷（先煎 1h）、山慈菇各 30g，生薏苡仁 20g，熟地黄、苍术、山茱萸各 15g，蜈蚣 2 条，当归、柴胡、天龙各 10g，炙甘草 6g。30 剂，每日 1 剂，水煎服。

3 月 6 日二诊：上方服后腹痛明显缓解，近乎消失。现症见：腰腿酸困或痛，稍活动即觉疲乏，夜间似觉潮热，食纳、睡眠可，二便调。证属肾阴亏虚。治法滋阴清热，解毒散结。药用：土茯苓、百合、龙葵、乌药、石见穿、蛇六谷（先煎 1h）、山慈菇、浙贝母各 30g，生薏苡仁 20g，熟地黄、山茱萸、苍术各 15g，知母、黄柏、天龙各 10g，蜈蚣 2 条，甘草 6g。30 剂，每日 1 剂，水煎服。

4 月 25 日随诊，患者服上方后腰腿酸困或痛明显减轻，疲乏好转，夜间潮热消失。计划气温转暖复查后再次就诊。

前列腺癌

前列腺癌是发生在前列腺的上皮性恶性肿瘤，是男性泌尿生殖系统最常见的恶性肿瘤。前列腺癌是一种进展特别缓慢的癌症，疾病早期阶段不易发现，国内患者临床表现主要为排尿费力、腰痛、尿急、尿频、尿痛等尿道症状，主要通过前列腺癌根治术和手术或者药物去势等治疗。早期前列腺癌可以治愈，晚期以保守治疗为主。

● 前列腺癌经验方（广东名医崔学教方）

【组成】党参 30g，黄芪 30g，白花蛇舌草 30g，半枝莲 30g，淫羊藿 15g，炒白术 12g，山慈菇 15g，补骨脂 15g，石斛 10g，茯苓 15g，陈皮 6g，板蓝根 15g，郁金 15g，夏枯草 10g，土鳖虫 3g，大枣 5 枚。水煎服，每日 1 剂，分 2 次或 3 次温服。

【功效主治】益肾健脾扶正，清热解毒散结，疏肝行气祛瘀。主治前列腺癌。

【方解】纵观全方，党参、黄芪、白花蛇舌草、半枝莲为君，其中党参、黄芪补中益气、补肾健脾，白花蛇舌草、半枝莲解毒抗瘤、化痰散结。黄芪补中益气健脾，为上中下内外三焦之药，党参与之相须为用，共筑补益之功效。《广西中草药》谓："白花蛇舌草清热解毒、活血利尿。"白花蛇舌草主入下焦水道，并携半枝莲直达病所，清热解毒散结。半枝莲与白花蛇舌草是治疗肿瘤的常用药，具有良好的抗癌之效，二者常以药对形式出现在临床治疗肿瘤为主的各经验方中。淫羊藿滋补肾气，白术健脾益气，山慈菇清热败毒、消痈散结，三者为臣药，共辅君药，增强益肾健脾扶正之功，清热解毒散结之效。佐以补骨脂补肾阳，石斛滋肾阴，茯苓健脾渗湿，陈皮理气燥湿，板蓝根、夏枯草加强清热解毒、散结消瘤之效，郁金疏肝行气散结，土鳖虫破血行气祛瘀。使以大枣和中健胃。

【加减】若见患者形体消瘦、神疲气短乏力、畏寒肢冷、舌淡薄白、脉沉迟等，考虑患者肾阳亏虚甚重。治疗此类患者应善用血肉有情之品，如鳖甲、阿胶等，补益肝肾、填精益髓。同时可重用白术健脾益气，固后天之本，并可防补益药过于滋腻伤脾。阳损必及阴，可酌情加用生地黄、黄精滋补肾阴，并达阴中求阳之效。若见患者面色萎黄、食少便溏、乏力自汗、舌淡胖有齿痕等，考虑患者脾虚更甚，用药应重补脾气，兼以行气，可重用方中党参、白术、茯苓、陈皮，加用半夏，成六君之法，补后天兼滋先天。若见患者小便不利，尿道灼痛，会阴坠胀，舌红苔黄腻，病程反复迁延等，则为湿热蕴结，临证中可酌情加用二妙散，黄柏苦以燥湿，寒以清热，其性沉降，长于清下焦湿热，而苍术辛散苦燥，长于健脾燥湿，二者标本兼顾。亦可酌情加木通、车前草、滑石，取八正散之意，清利湿热。若见患者郁结失眠，五心烦热，小便不利，大便干燥，舌淡苔薄，脉弱，则为肝肾阴虚，临证治疗中可加大原方中郁金用量，并加用柴胡疏肝，牡丹皮清热，与原方中茯苓共成"三泻"之义，并用生地黄、当归滋肝养阴，配以白芍柔肝养阴。若见患者暴躁易怒，两胁疼痛，痛如针刺，尿痛有血，舌质紫暗或有瘀斑，脉弦涩等，则为气血瘀滞，临证治宜疏肝理气、活血化瘀，可加大原方中郁金用量，并加用柴胡、香附疏肝理气，川芎为血中气药，活血行气之效极佳，可配以生地黄、白芍养肝柔肝，桃仁、三七活血化瘀。

【验案】患者曹某，男，78 岁，3 年前因"体检发现 PSA 升高"查 total PSA 35.730ng/ml，free PSA 3.260ng/ml，f/t PSA 0.091ng/ml，MRI 提示前列腺不大，最大横径 45mm，外周带右后后部见斑片异常信号，呈稍长 T_1 长 T_2 信号，弥散受限，约 20mm×11mm。行 B 超引导下经直肠前列腺穿刺活检术，术后病理提示前列腺腺癌（Gleason 评分 4+3=7 分），患者及家属拒绝行前列腺癌根治术，予以药物去势（皮下注射戈舍瑞林 3.6mg/28d＋口服比卡鲁胺 150mg/d），服药后睾酮达去势水平。16 个月后患者复查，睾酮仍处于去势水平，PET-CT 提示双肺见可疑转移灶。

2020 年 6 月就诊，症见：患者神清，精神一般，面色稍萎黄，小便频多，偶有肉眼血尿，无尿急尿痛，头晕乏力，全身酸痛，偶有胸闷心悸，偶自汗出，稍畏寒，食少纳差，眠一般，大便溏薄，体重减轻，舌淡稍胖有齿痕，苔微白，脉弱微弦滑。中医诊断：积聚（脾肾两虚证）；西医诊断：去势抵抗性前列腺癌（前列腺腺癌伴肺部转移 $T_{3a}N_xM_{1c}$，Ⅳ期）。治法以温补脾肾、扶正抑癌为主，拟方如下：党参 60g，黄芪 30g，白花蛇舌草 30g，半枝莲 30g，淫羊藿 15g，炒白术 20g，阿胶 6g，山慈菇 15g，补骨脂 15g，石斛 10g，陈皮 6g，郁金 15g，夏枯草 10g，土鳖虫 3g，大枣 5 枚。服药 10 剂后患者诉小便次数明显减少，头晕乏力、自汗症状改善；随症调方，服药 20 剂后每日小便 2～4 次，无肉眼血尿，无头晕乏力、自汗，全身酸痛明显改善，纳可；随症调方，服药 45 剂后偶有全身酸痛，无特殊不适，面色较初诊明显红润，体重上升 4kg。

膀　胱　癌

膀胱癌广义上指起源于膀胱的恶性肿瘤，一般为产生于膀胱壁上皮组织和间质组织的恶性肿瘤。膀胱癌是泌尿系统三大肿瘤之一，其发病率和病死率均居恶性肿瘤前列，通常表现为无痛性血尿，随着肿瘤持续生长和浸润，会使间歇性血尿转变为持续性血尿。晚期可出现排尿不畅，甚至尿潴留、上尿路梗阻等症状。

● 脾肾方 （湖南名医蔡美方）

【组成】党参 15g，黄芪 15g，白术 15g，茯苓 15g，陈皮 15g，灵芝 10g，女贞子 12g，墨旱莲 12g，枸杞子 10g，牛膝 10g，甘草 5g。水煎服，每日 1 剂，分 2 次或 3 次温服。

【功效主治】补益脾肾。主治膀胱癌。

【方解】方中党参、黄芪补中益气共为君药，白术、茯苓健脾祛湿，参、术、苓、草取四君子汤之意以益气健脾；灵芝扶正固本；女贞子、墨旱莲则蕴二至丸之意以补益肝肾，《医方集解》有云"女贞甘平，少阴之精，隆冬不凋，其色青黑，益肝补肾；旱莲甘寒，汁黑入肾补精，故能益下而荣上，强阴而黑发也"；菟丝子甘温滋补肾阳；枸杞子平补而润，《景岳全书》载其"味甘微辛，气温，可升可降。"

【加减】热毒内结者可加用半枝莲、龙葵、藤梨根、蒲公英；瘀毒内结者可选用郁金、全蝎、石见穿等；湿重者可加菝葜、土贝母、土茯苓以利湿解毒消肿；症见尿血者，则以治标为主，多予生地黄、白茅根、牡丹皮、三七、仙鹤草之类以止血；兼有湿热者可加猪苓、石韦、淡竹叶等利湿通淋或予小蓟饮子加减；下腹部胀痛可加莪术、延胡索以行气止痛；小便不利者以补益脾肾为主，可加用滑石、瞿麦、车前子、金钱草以利尿通淋，同时酌情加用解毒散结之品；腰胁部疼痛者可予杜仲、牛膝、狗脊、桑寄生等以补肝肾、强筋骨；腰痛明显者可加安痛藤、青风藤等以通经活络；口苦者加用黄芩；食少纳呆者加山楂、谷芽、麦芽、鸡内金等健脾助消化。

【验案】周某，男，71 岁，2016 年 6 月开始无明显诱因出现肉眼血尿，伴尿频、尿急，有时有明显尿痛症状，于当地医院行 CT 检查提示膀胱多发占位，行病理检查确诊为膀胱癌。患者因个人原因拒绝手术及化疗，为求口服中药治疗，于 2016 年 12 月 5 日前来就诊。初诊时症见：肉眼血尿，伴尿频、尿急，无明显尿痛症状，伴右侧腰腹部疼痛，口干不苦，胃纳少，夜寐可，大便尚调。舌暗红，苔黄腻，脉弦。既往有"房颤"病史。诊断：尿血（下焦湿热证）。患者反复尿血半年余，乃湿热瘀毒之邪蕴结于膀胱，迫血妄行所致。结合急则治其标的原则，故首当止血。治法：清热利湿，凉血止血。方药：生地黄 12g，淡竹叶 15g，石韦 15g，白茅根 30g，猪苓 15g，仙鹤草 30g，土茯苓 30g，山茱萸 15g，石见穿 30g，半边莲 20g，山药 30g，牡丹皮 10g，藤梨根 15g，三七 10g。15 剂，水煎，每天 1 剂，分 2 次服。

2017 年 1 月 16 日二诊：诉已无肉眼血尿，但仍有腰腹部胀痛不适，时有耳鸣，偶口干，无口苦，胃纳欠佳，夜寐安，尿色黄，尿频、尿急，无尿痛症状，大便尚调。舌紫红，苔薄黄，脉弦细。患者已无尿血，考虑病程已有半年余，瘀热毒邪郁结日久，久病必虚，损及脾肾，故见耳鸣、腰痛等症状，若妄加攻伐，恐正气更虚，故以补益脾肾、扶正益气为主，辨证为脾肾亏虚，治以补益脾肾。方药：党参 12g，黄芪 15g，白术 15g，土茯苓 30g，灵芝 10g，女贞子 12g，墨旱莲 12g，牛膝 15g，枸杞子 10g，杜仲 10g，三七 5g，半枝莲 15g。15 剂，水煎，每天 1 剂，分 2 次服。

2017 年 3 月 1 日三诊：诉时有尿频，无明显尿血、尿痛等症状，仍有腰部隐痛，自觉腹胀，偶口干，无口苦，胃纳尚可，夜寐安，大便尚调。考虑患者正气渐复，可酌情加用清热解毒散结之品，故在二诊方基础上加用菝葜、石见穿、全蝎、狗脊、延胡索、鸡内金。现患者带瘤生存至今，一直未行手术及化疗，坚持口服中药，精神可，生活自理，病情稳定。

● 益肾解毒汤 （湖南名医黎月恒方）

【组成】茯苓、陈皮各 10g，薏苡仁 30g，土茯苓 20g，半枝莲 30g，扁蓄、瞿麦各 10g，车前子 15g（包煎），乌药 10g，香附、郁金各 10g，甘草 5g。水煎服，每日 1 剂，分 2 次或 3 次温服。

【功效主治】散结抗癌，清利湿热，补肾疏肝。主治膀胱癌。

【方解】方中茯苓、陈皮、薏苡仁以健脾益气，土茯苓、半枝莲等甘淡渗利；扁蓄、瞿麦、车前子等入膀胱经，清热利湿通淋；

乌药以温肾散寒、缩尿止遗。

【加减】肝肾亏虚者可加杜仲、枸杞子等入肝肾经以滋补肝肾、补益肾精；心神不安、忧思难寐者加酸枣仁、合欢皮、首乌藤以养心宁心、解郁安神；尿血者，加小蓟、白茅根等凉血止血；瘀毒蕴结型可加鳖甲、土鳖虫等药物以加强解毒散结逐瘀之功；肾虚者根据其侧重点的不同，应用淫羊藿、山药、益智仁、补骨脂等益肾类药物以补肾滋肾、暖肾温肾，平衡肾之阴阳。

【验案】患者陈某，男，56岁，2018年3月21日初诊。主诉：膀胱癌电切术后10天。患者于2018年3月7日因尿血至医院检查，完善彩超提示膀胱占位。后于2018年3月11日行电切术，病灶呈片状分布，切除较大病灶2.0cm×1.8cm×0.5cm肿块。术后病理提示：局灶高级别乳头状尿路上皮癌。刻下症见：神志清，精神欠佳，腰腹时感酸痛不适，纳食一般，夜寐尚可，小便稍感疼痛，尿色深黄，大便正常，舌质淡暗，苔白厚，脉沉弦。西医诊断：膀胱尿路上皮癌电切术后。中医诊断：癃积。辨证：肾虚毒瘀证。治法予以扶正解毒、攻补并施，主以散结抗癌、清利湿热、补肾疏肝，兼以止血。方拟益肾解毒汤加减，处方如下：黄芪30g，党参20g，薏苡仁30g，茯苓10g，土茯苓20g，半枝莲30g，扁蓄10g，瞿麦10g，车前子15g（包煎），乌药10g，制香附10g，郁金10g，女贞子10g，菟丝子10g（包煎），淫羊藿10g，山药15g，小蓟10g，益智仁20g，杜仲10g，甘草5g。21剂，水煎服，每日1剂。

2018年10月24日二诊：患者口服上述中药，无特殊不适，现神志清，精神可，无明显腰腹酸痛不适感，纳食较前改善，夜寐一般，小便无明显疼痛，偶有灼热感，大便正常，舌质暗，苔黄稍厚，脉弦。处方：上方去山药、小蓟、益智仁、杜仲，加泽泻10g、鳖甲30g（先煎）、土鳖虫10g、石见穿20g。35剂，水煎服，每日1剂。

2019年6月17日三诊：患者定期服用中药，现神清，精神良好，纳可，夜寐较差，二便调，舌质淡红，苔薄白，脉弦。处方：上方去淫羊藿、泽泻、石见穿，加酸枣仁30g、合欢皮20g、首乌藤 30g。28 剂，水煎服，每日 1 剂。

肾 癌

肾癌是因肾实质泌尿小管不同部位上皮细胞癌变所引起的恶性肿瘤，其病因与肥胖、吸烟、高血压、长期服用激素类及解热镇痛类药物等有关。随着疾病发展，可引起血尿、腰痛、腰腹部肿物及高血压、贫血、红细胞增多症等局部或全身症状，严重时可出现骨痛、骨折、咯血等症状。肾癌是我国成年人常见的恶性肿瘤，好发于 40～60 岁。肾癌的预后与肿瘤的期别、淋巴结转移数目、肿瘤的部位及病理类型有关。

◉ 自拟滋水调肝方 （山西名医王晞星方）

【组成】当归 10g，苦参 10g，浙贝母 30g，知母 10g，黄柏 10g，山茱萸 10g，生地黄 10g，炒苍术 15g，薏苡仁 20g，土茯苓 30g。水煎服，每日 1 剂，分 2 次或 3 次温服。

【功效主治】清热利湿，滋肾凉血。主治肾癌。

【方解】当归主养血润燥，苦参主入阴、利窍、除伏热，浙贝母能疗郁结兼清水液之源，即浙贝母主"淋沥邪气"，苦参主"溺有余沥"。结合现代药理学研究，当归贝母苦参丸还多应用于泌尿系感染、前列腺增生等。苍术、薏苡仁、土茯苓偏重于清利湿热；生地黄、山茱萸重于滋补肾阴，知母、黄柏偏重于滋阴降火，临床疗效较佳。

【加减】阴虚血热之象，加女贞子、墨旱莲、百合以滋阴凉血；尿血加白茅根、大蓟、小蓟行清热凉血之功；为增强散结抗癌之效可加龙葵、白慈菇、白花蛇舌草等。

【验案】患者王某，男，55 岁。初诊时间：2017 年 8 月 22 日。病史：患者 2017 年 8 月 16 日因腰痛、尿血于山西某三甲医院行胸腹部 CT，发现右肾盂占位，考虑右肾癌可能性大。遂行肾脏穿刺，病理示：（左肾）透明细胞型肾细胞癌。结合免疫组化，符合肾细胞癌。刻下症：间断性尿血，腰痛腰困，右下肢疼痛、麻木，夜间潮热盗汗、目干涩，口干、口苦，头晕时作，阴囊潮湿，瘙痒，手心发热感，纳眠可，大便一日一行，质干，小便不利，有涩痛感。无既往史、过敏史。辨舌脉：舌红，苔黄腻，脉细数。中医辨证当属肾虚湿热兼有血热证。治法治则：清热利湿、滋肾凉血。方药：当归 10g，苦参 10g，知母 10g，黄柏 10g，生地黄 10g，炒苍术 15g，薏苡仁 20g，土茯苓 30g，白茅根 30g，大蓟 30g，小蓟 30g，女贞子 15g，墨旱莲 15g，百合 30g，龙葵 30g，浙贝母 30g，山慈菇 30g，白花蛇舌草 30g，炙甘草 6g。30 剂，水煎服，每日 1 剂，早晚分服。

2017 年 10 月 6 日二诊：服上方后患者阴囊瘙痒、尿血症状均有所好转。刻下症：偶有阴囊瘙痒，偶有尿血，腰困，右下肢偶有酸困麻木感，纳眠可，大便调，小便涩痛。中医辨证当属肾虚湿热兼有血热证。治法治则：清热利湿、凉血止血。方药：当归 10g，苦参 10g，炒苍术 15g，薏苡仁 20g，土茯苓 30g，莪术 30g，三棱 10g，大蓟 30g，小蓟 30g，生地黄 30g，牡丹皮 10g，玄参 15g，山慈菇 30g，浙贝母 30g，冬凌草 30g，白花蛇舌草 30g，炙甘草 6g。30 剂，水煎服，每日 1 剂，早晚分服。

2017 年 11 月 10 日三诊：服上方后尿血、下肢麻木症状消失。复查 CT：左肾占位，与 2017 年 8 月 16 日 CT 旧片对比，未见明显变化。癌胚抗原 7.23ng/ml。刻下症：偶有夜间口干，潮热盗汗，纳眠可，大便调，小便频。中医辨证当属肾虚湿热。治法治则：清利湿热、滋阴补肾。方药：当归 10g，苦参 10g，土茯苓 30g，薏苡仁 20g，熟地黄 15g，牡丹皮 30g，黄芪 20g，白术 15g，茯苓 15g，百合 30g，龙葵 30g，山慈菇 30g，浙贝母 30g，白花蛇舌草 30g，冬凌草 30g，炙甘草 6g。14 剂，水煎服，每日 1 剂，早晚分服。患者一直门诊中药治疗，病情稳定。

急性白血病

急性白血病是造血干细胞的恶性克隆性疾病，发病时骨髓中异常的原始细胞及幼稚细胞大量增殖并抑制正常造血，广泛浸润肝、脾、淋巴结等脏器，表现为贫血、出血、感染和浸润等征象。急性白血病若不经特殊治疗，平均生存期仅 3 个月左右，短者甚至在诊断数天后即死亡。

● 参芪杀白汤 （湖南名医马志忠方）

【组成】黄芪 15g，党参 15g，天冬 12g，沙参 12g，生地黄 15g，地骨皮 12g，黄芩 10g，甘草 6g，半枝莲 15g，白花蛇舌草 30g。水煎服，每日 1 剂，分 2 次或 3 次温服。

【功效主治】清热凉血，滋阴解毒。主治急性白血病。

【方解】方用黄芪、党参补气，天冬、沙参、生地黄、地骨皮养阴清热，半枝莲、白花蛇舌草、黄芩、甘草清解热毒。

【加减】纳呆食少，加炒白术 12g、焦槟榔 10g 以健脾消食；紫癜，加茜草 15g、仙鹤草 30g 以凉血止血。

【验案】患者，男，24 岁，于 1997 年因"胸痛、气急 3 天"入院，并发大量血性胸水，当时血常规示：WBC $12.2×10^9/L$，N 48%，L 52%，Hb 142g/L，PLT $48×10^9/L$。经常规治疗无效，请血液科会诊，因查脾大、胸骨压痛及浅表淋巴结肿大，即行骨髓穿刺检查，确诊为急性淋巴细胞性白血病-L1 型，此时，患者已合并心力衰竭、弥散性血管内凝血（DIC）、扁桃体极度肿大几乎相合。治以益气养阴、清热解毒。处方：黄芪 15g，党参 15g，天冬 10g，沙参 10g，生地黄 15g，地骨皮 12g，黄芩 10g，甘草 6g，半枝莲 15g，白花蛇舌草 30g，茜草 15g，仙鹤草 30g，每日 1 剂，水煎服。因其就诊时呼吸极度困难，病情危重，遂行 DOLP 方案化疗，纠正心力衰竭及 DIC，配合支持疗法，在首次化疗达到完全缓解后，予参芪杀白汤治疗，诸症明显缓解，后进行巩固、强化化疗，与中医药治疗相交替，化疗间隔期逐渐延长，间隔期内均应用参芪杀白汤治疗，至半年一次、化疗 2 次后于第 4 年停止化疗，继续服用参芪杀白汤扶正抗癌，调节免疫功能 1 月后，停药至今，现已成家，正常生活工作。

● 犀角地黄汤加味 （贵州名医许玉鸣方）

【组成】广犀角粉 1g（水牛角 50g 代，下同），赤芍 12g，生地黄 30g，牡丹皮 15g，龙葵 15g，生石膏 30g，玄参 15g，茜草 15g，黄芩 10g，白花蛇舌草 30g，大青叶 30g，白茅根 30g，栀子 10g，半枝莲 30g。水煎服，每日 1 剂，分 2 次或 3 次温服。

【功效主治】清热解毒，凉血止血。主治急性白血病。

【方解】方中犀角清热凉血止血力专，但因犀牛为国家保护动物，故目前多以羚羊角粉代替犀角。生地黄、玄参协同羚羊角解除血分热毒，加强止血功能，赤芍清营凉血，牡丹皮清热凉血散瘀，同时加用生石膏、大青叶、龙葵、白花蛇舌草、半枝莲、栀子、黄芩等以加强清热解毒、凉血止血之效。本方药物咸寒入营，凉血苦降，能使热挫而血止、毒清而阴复。

【加减】舌苔黄腻者，可加滑石 30g、薏苡仁 30g 以清热利湿。高热神昏者，加紫雪散清热开窍醒神。热毒重出血明显者，加青黛 15～20g（包煎）以清热解毒。

【验案】患者葛某某，男，19 岁，未婚，知青，贵州修文县人。患者因全身酸软无力、食欲减退、牙龈出血、双下肢皮下出血、畏寒发热，于 1978 年 10 月 4 日到某县医院求治。当时血检报告为：白细胞总数 $2.6 \times 10^9/L$，分类：中性粒细胞 73%。怀疑为血液系统疾病而于次日上午转于贵阳某医院住院治疗。入院后，于 10 月 7 日、9 日两次做骨髓检查，其结果均为增生明显活跃，尤其是粒细胞系统极度增生，均为原始型。第一次报告原始粒细胞占 97.5%，第二次报告原始粒细胞占 99.5%，其他系统明显抑制。两次结论为：急性粒细胞白血病。患者在经多次化疗后，考虑身体承受能力无法再化疗于 1978 年 10 月 19 日请许老会诊，采用中医治疗。

一诊（10 月 19 日）：患者发热汗多，汗出而热不解，面色苍黄，牙龈、皮下出血，心悸，舌质淡而少苔，脉弦细、右大于左。中医分型：毒入骨髓型。治法：清热解毒，凉血消瘀。处方：广犀角 9g，生石膏 30g，生地黄 30g，牡丹皮 9g，青黛 9g，蒲公英 24g，金银花 24g，芦荟 6g，白茅根 18g，半枝莲 15g，柴胡 6g，鳖甲 24g，龟甲 21g，地骨皮 12g，槐花 12g，白花蛇舌草 30g，甘草 9g。5 剂，水煎服，每剂服一日半，日服 2 次。

二诊（10 月 28 日）：服 5 剂，发热减轻，汗出减少，出血症状减轻，心悸渐平，食欲渐增，睡眠尚可，脉象较之前平和，原方加减再进。处方：一诊原方加紫草茸 15g，3 剂，每 2 日服 1 剂，日 2 次。

三诊（11 月 4 日）：诸症进而减轻，原方加减再进。处方：广犀角 6g，生石膏 30g，牡丹皮 9g，青黛 9g，芦荟 6g，半枝莲 15g，槐花 15g，白花蛇舌草 30g，鳖甲 24g，龟甲 15g，沙参 18g，太子参 18g，丹参 15g，当归 9g，柴胡 9g，莱菔子 9g，甘草 6g。6 剂，2 日服 1 剂，日服 2 次。

四诊（11 月 15 日）：诸症趋平，面色红润，脉舌基本正常，患者已可上街走动。外周血象：血红蛋白 103g/L，白细胞 5.6×10^9/L，分类正常。患者要求出院，许老以原方加减再进，以期巩固，并嘱其注意休息。处方：广犀角 6g，生石膏 18g，生地黄 30g，牡丹皮 9g，青黛 9g，半枝莲 15g，蒲公英 15g，芦荟 6g，白花蛇舌草 30g，柴胡 9g，莱菔子 9g，太子参 18g，沙参 18g，茯苓 15g，当归 9g，丹参 15g，鳖甲 24g，龟甲 21g，麦冬、天冬各 15g，甘草 6g。10 剂，2 日服 1 剂，日服 2 次，2 个月后复诊。患者于 1979 年 2 月复查外周血及骨髓，检测结果表明病情完全缓解。之后到某技工学校上学，已正常生活学习。

慢性髓细胞性白血病

慢性髓细胞性白血病又称慢性粒细胞白血病，是一种发生在多能造血干细胞上的恶性骨髓增生性疾病，主要涉及髓系。其临床特点是外周血粒细胞显著增多并有不成熟性，在受累的细胞系中可以找到 Ph 染色体和 *BCR-ABL* 融合基因。本病病程较缓慢，脾脏肿大。由慢性期、加速期最终发展至急变期。

● 扶阳生血汤 （黑龙江名医陈景河方）

【组成】沙参 100g，当归 20g，白芍 50g，黄精 30g，生地黄 30g，丹参 30g，菟丝子 30g，阿胶 30g，天冬 20g，龟甲胶 10g，鹿角胶 10g，黄芪 50g，生龙骨 20g，生牡蛎 20g，制何首乌 30g，女贞子 30g，墨旱莲 30g。水煎服，每日 1 剂，分 2 次或 3 次温服。

【功效主治】育阴扶阳，气血双补。主治慢性髓细胞性白血病。

【方解】慢性髓细胞性白血病患者在其出现贫血症状时，治疗宜养阴扶阳、补气益血。方中沙参养阴润肺、益胃生津为主药。当归、白芍、生地黄、丹参、何首乌、阿胶、龟甲胶补血；黄芪、黄精、菟丝子、鹿角胶补气温阳；女贞子、墨旱莲、天冬滋补肝肾，又能凉血止血。生龙骨、生牡蛎软坚散结，宁心安神。古人曾曰："善补阴者必阳中求阴，善补阳者必于阴中求阳。"又说："有形之血难以速生，无形之气所当急固。"意在说明，贫血患者治疗宜气血双补、阴阳兼顾，本方对白血病之治疗，即为育阴扶阳、气血双补，通过扶正来提高机体免疫力，达到祛邪之目的。

【加减】肾虚腰痛者，可加山茱萸 10g、怀山药 20g、乳香珠 20g、没药 20g、土鳖虫 3g。

【验案】徐某，女，39 岁，齐齐哈尔车辆厂工人，1980 年 9 月诊治。患者患病后，现在哈尔滨医科大学附属医院被诊断为慢性粒细胞白血病，并给予西药治疗，病情稍有缓和后回到齐齐哈尔市服用中药治疗。接诊时，患者除有血象改变外，有明显的贫血表现，自感心悸气短，动则汗出，乏力，头晕目眩，睡眠多梦，月经量少，腰酸腿软，体质瘦弱，说话声音低微，面色黄白，舌质淡白，脉细弱。给予扶阳生血汤加减治疗，连续服药 1 年，病情稳定，后又继续上班工作，但每逢身体不适即来服药，如此连续治疗 10 年有余，坚持工作直到退休，病情得到控制。

淋 巴 瘤

淋巴瘤起源于淋巴结和淋巴组织，其发生大多与免疫应答过程中淋巴细胞增殖分化产生的某种免疫细胞恶变有关，是免疫系统的恶性肿瘤。

● 五海郁金牛黄汤 （北京名医张培宇方）

【组成】金樱子 15g，郁金 12g，昆布 12g，海藻 15g，海蛤壳 30g，海浮石 30g，瓦楞子 15g，五味子 6g，人工牛黄 1.5g（汤药送服，日 2 次）。水煎服，每日 1 剂，分 2 次或 3 次温服。

【功效主治】清热解毒，化痰散结。主治淋巴瘤之火毒痰瘀较重者。

【方解】方中以昆布、海藻、海蛤壳、海浮石、瓦楞子为五海，味咸，性寒，可软坚散结。昆布、海藻、海蛤壳、海浮石四味性寒，有化痰之功，并可清热于痞坚之下。朱丹溪云瓦楞子能消血块，化痰积，有疗瘰瘤、癥瘕、瘿瘤之用。郁金，《唐本草》称其"血积下气……破恶血"。徐灵胎谓其为气中之血药，"川郁金，凉心散郁，破血下气"。张山雷在《本草正义》中称其："专入血分，能行血中之气，下气行血，开结止痛是其专长。"另以五味子酸敛、金樱子收涩之性聚痰邪而得共逐之效。牛黄，其生于阴幽之所，制必避日光而阴干，可谓得阴气之重，故其能清至高之热，镇惊定狂，功与犀角类同。不同者，其性善走，能通诸窍，故中风入脏，常藉此开窍醒神，李东垣："凡中风入脏者，必用牛、雄、脑、麝之剂，入骨髓，透肌肤，以引风出。"其又能通络散结，热毒结聚之瘰疬、肿毒，多有用之，如后世犀黄丸是也。徐灵胎："甘凉，清心利窍，豁痰安神……通心化痰，治心家之热痰。"现天然牛黄难得而贵重，故以人工牛黄代替。故本方牛黄治火毒为先锋，五海郁金丸化痰消瘀兼透郁热为后合，全方共奏直达火毒痰瘀之所，一并分消之功。

【加减】痰多，见胸闷，痰结胸膈者，加清半夏加强利气消痰之效；如见有痰、咳嗽、大便不畅，肺、大肠气机不利者，加全瓜蒌化痰通腑，导痰热从大肠而去；春夏之季，加夏枯草清解郁结之阳气；血瘀，加丹参、赤芍、川芎以活血，助散瘀之功；伴少阳枢机不利者，加柴胡、黄芩、清半夏以利气消痰、疏解少阳。

【验案】金某，女，23岁，初诊时间：2011年3月4日。主诉：前胸、后背发作性刺痛3月余。现病史：患者1月初无明显诱因出现前胸痛，伴后背牵涉痛，无压榨感，无心慌、胸闷，无咳嗽咯血，良久不能缓解。就诊于当地医院，查胸部CT提示纵隔占位性病变，查PET/CT提示局部代谢活性增高，经病理检查，诊断为弥漫大B细胞淋巴瘤。拟行CHOP方案化疗，现为求中医治疗，就诊于门诊。中医四诊：望，形体中等，神情忧郁，面红、目赤，舌红，苔黄欠润。问：患者于国外求学4年，几近毕业，自述压力很大，现患病辍学治疗。时时发热多汗，体温最高39℃，恶热，前胸、后背闷痛，久久不得缓解，无咳嗽，无头晕头痛，纳可，口渴，喜凉饮，有痰略黄不多，无腹痛腹胀，眠差，二便可。切：左脉弦大，右脉大关部滑。浅表淋巴结未触及。诊断：恶核，痰毒郁结，阳明热盛。治则治法：解毒清热，化痰疏郁，清降阳明。处方：五海郁金丸合白虎汤加减。药用：郁金12g，金樱子12g，昆布15g，海藻15g，海浮石30g（先煎），海蛤壳30g（先煎），瓦楞子15g（先煎），生石膏15g（先下），知母12g，糙米15g，人工牛黄1.5g（冲服）。7剂，水煎服，日1剂，分2次服用。

二诊（3月11日）：患者诉服药4剂后，发热多汗有所缓解，胸痛较前减轻，3天前开始行CHOP方案化疗，现发热缓解，仍时有胸闷痛，恶心，纳差，体重。面红较前减轻，舌红，苔黄略腻，脉大之势略减。处方：上方去人工牛黄，加清半夏15g（先煎1h）。14剂，煎服同前。

三诊（3月25日）：患者胸痛缓解，恶寒温覆而不解，低热，多汗，头晕，乏力气短，痰色略黄，口渴喜热饮，纳差，腹胀，大便溏，小便可，舌淡红，苔薄黄略腻，脉体略大，无力。处方：太子参15g，生黄芪30g，炒白术15g，升麻9g，桔梗12g，柴胡12g，炙甘草18g，当归30g，厚朴9g，紫苏叶12g。14剂，水煎服，日1剂，分2次服。

四诊（4月8日）：患者低热多汗缓解，无头晕，乏力气短明显减轻，仍畏风寒，四肢不温，伴有麻木，活动后易出汗，面色少华，纳差，心烦、多梦，恶心，眠差，二便尚调。左脉沉细，右脉弱。处方：生黄芪30g，桂枝12g，白芍12g，炙甘草18g，生龙骨30g（先煎），生牡蛎30g（先煎），砂仁6g（后下），黄柏12g，阿胶珠15g，鹿角胶9g，龟甲胶12g，炒栀子12g。14剂，水煎服，日1剂，分2次服用。口服健脾益肾颗粒，10mg/次，日2次，巩固善后。

● **加减阳和汤**（北京名医张培宇方）

【组成】炒白芥子12g，干姜9g，炙甘草18g，鹿角胶9g，熟地黄30g，肉桂12g，炙麻黄12g，川芎15g。水煎服，每日1剂，分2次或3次温服。

【功效主治】温经补血，化痰通络。主治恶性淋巴瘤下焦阳虚血弱之证。症见浅表淋巴结肿大不甚，伴耳鸣、疲乏、畏寒、眠差、四末不温、肢体麻木，舌淡瘦小，苔白。此证多见于患者素体肾阳不足，化疗后耗伤精血者。

【方解】方中鹿角胶补一身之阳，胶类之物，兼能养血。熟地黄填补肾中阴血。肉桂温经通脉，引火归元，温补下焦元阳而不燥。炙甘草合干姜以成温健中焦之功。得以上诸味填补阴阳之助，炙麻黄在此导不足之营卫，合白芥子赴阴寒痰结之巢以散结肿。若下焦虚寒，肝气郁结于下，而血虚不甚者，以解下焦结气为急，治以利气为法，熟地黄、麻黄，一阴一阳，一柔一刚，为针对阳虚血弱阴疽病所之对药；川芎有"上行头目，下调经水，中开郁结，血中气药"之美誉，其性辛温，于阳虚血弱兼瘀而致手足麻木者，可佐以活血化瘀、温通经脉。

【加减】下焦虚寒，肝气郁结，见腹股沟淋巴结肿大，双下肢水肿，脚凉者，去熟地黄、炙麻黄，加乌药、青皮、香附、小茴香、牛膝。

【验案】李某，男，48 岁，初诊日期：2001 年 6 月 13 号。主诉：颈项部、腋下、腹股沟淋巴结肿大反复发作 2 年余。现病史：患者 2 年前无明显诱因出现颈项部、双腋下、腹股沟淋巴结肿大，伴低热，未予重视，后出现明显体重下降，遂就诊于当地医院，经病理检查，诊断为"非霍奇金淋巴瘤"，遂行 CHOP 方案化疗，全身肿大浅表淋巴结均缩小。1 年后复发，近 1 年内，经多次化疗后反复复发浅表淋巴结肿大。以颈项部、两腋下、腹股沟淋巴结肿大为主要表现，伴双下肢水肿。现化疗后 1 个月，再次出现双腋下、下颌下、腹股沟淋巴结肿大，伴双下肢水肿，为寻求中医治疗，就诊于门诊。中医四诊：望，形体偏胖，面白少华，下颌下可见肿大突起肿物，皮色不变。舌质淡暗，苔白根部厚腻。问：无发热，无汗出，畏寒，四肢不温，四肢麻木不仁，双下肢困重，胁肋部胀满不适，乏力，无口渴，眠可，腰膝酸软，大便不畅，小便少。切：下颌下、双腋下、腹股沟可触及多个肿大淋巴结，最大约 4cm×4cm 大小，质韧，不易活动，无压痛，皮温不变。双下肢中度水肿，皮肤不温。脉沉细。

中医诊断：恶核，阳虚气滞。治则治法：温阳行气。处方：白芥子 12g，鹿角胶 9g，干姜 9g，肉桂 12g，炙甘草 18g，牛膝 9g，乌药 30g，青皮 12g，香附 12g，山慈菇 12g。14 剂，水煎服，日 1 剂，分 2 次服用。

二诊（6 月 27 日）：患者四肢浮肿、双下肢困重感明显减轻，腹股沟肿大淋巴结较前缩小。舌淡，苔白，脉沉细。处方：继服上方 14 剂。

三诊（7 月 11 日）：四肢水肿基本消失，腹股沟肿大淋巴结明显缩小，仍感四肢不温、麻木刺痛，畏寒，腰膝酸软，眠可，纳欠佳，无口干。舌淡暗，苔白，脉沉细。处方：上方去乌药、青皮、香附，加熟地黄 30g、炙麻黄 12g、川芎 15g、炒麦芽 15g。14 剂，水煎服，麻黄先煎 1h 去上沫，日 1 剂，分 2 次服。

分析：患者为老年男性，以浅表淋巴结肿大伴四肢水肿为主要表现，其肿按之即起，凹陷不甚，伴胁肋胀满不适，证属气肿。畏寒、肢冷、双下肢困重，脉沉细，病在少阴，为阳虚之证。四肢麻木不仁，舌淡暗，脉细，为血虚兼有寒之象。患者化疗多次，耗伤气血，折伤阳气，致湿浊之邪内生，阻遏气机，结而为病。综观四诊，患者病位在肝肾，病性虚实夹杂，目前以气滞之实为急，兼有阳虚血弱之本，病属恶核，阳虚血弱，兼寒凝气滞之证。急则治其标，以温阳行气为先以散结，用方以阳和汤去熟地黄、炙麻黄以温补少阴之阳，因病以下焦结气为主，加乌药、青皮、香附取天台乌药散之意以暖肝、散寒行气。加山慈菇清解内伏之毒邪。二诊时，患者气滞之象已见缓解，考虑气滞兼湿浊停阻，两者同现，治气为先，气顺则湿浊自归其道，故继服前方。三诊之时，患者气滞、湿浊停阻之证已去十之八九，可转治阳虚血弱之证，以阳和汤原方，佐活血、健脾消积之品，益肾之阴血，温填肾之元阳，翼其血足、阳运，痰瘀散，毒邪解。

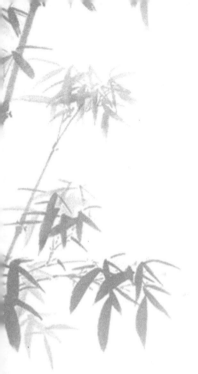

《第二章》
外科病症秘验良方

冻 伤

冻伤是由于寒冷潮湿作用引起的人体局部或全身损伤。轻时可造成皮肤一过性损伤，要及时救治；重时可致永久性功能障碍。

● 当归四逆汤（上海名医姜春华方）

【组成】当归9g，桂枝9g，制附片6g（先煎），白芍9g，甘草6g，木通6g，鸡血藤15g。水煎服，每日1剂，分2次或3次温服。

【功效主治】养血通脉。主治冻疮。

【方解】姜老认为："冻疮属于寒阻经络致手足冷，脉沉细，为厥阴病当归四逆汤证。"本方易细辛为制附片与桂枝同用，为加强温阳通脉作用，又加鸡血藤活血通络。

【验案】李某，女，37岁，1975年12月25日初诊。两手冻疮已逾10年，每年冬季发作，指臂红肿带紫，略有痛痒，触之冰凉。脉沉细，苔薄白。辨证为寒盛血虚，不能荣于四末，宜养血通脉，予以当归四逆汤加减。药用：当归9g，桂枝9g，制附片6g（先煎），白芍9g，甘草6g，木通6g，鸡血藤15g。共服药20余剂而愈。次年冬天未再发。

烧 烫 伤

烧烫伤是生活中常见的意外伤害，沸水、滚粥、热油、热蒸汽的烧烫是常发生的事。对某些烧烫伤，如果处理及时，则不会导致不良后果。

● 赤石丹（石柱名医徐荣先方）

【组成】"赤石丹"由赤石脂、冰片两味组成。其配伍比例为10∶1。制法：将两药分别研成细末，过筛，再将所得之细末和匀，密贮于瓷瓶（广口玻璃瓶亦可）内备用。用法：①凡烧伤面未溃烂而有水疱者，局部消毒后以消毒之三棱针刺破水疱，待积液排尽，局部用盐水洗净，用药棉拭干，再将药末调入生菜油中，涂敷患处，每日换药一次。②烧伤部已溃者，先用生理盐水洗净溃面，再将药末撒于患面（亦可用菜油调敷），并以消毒纱布覆盖患面，每日换药一次。

【功效主治】收湿生肌，消肿止痛。主治烧烫伤。

【方解】方中重用赤石脂收湿生肌，配伍冰片消肿解毒止痛。

【验案】陈某某，男，3 岁。1981 年 12 月 7 日，臂部被火烧伤，创面 3cm×4.5cm，周围尚有数个大小不等之水疱，经上法处理六次后全面结痂自脱，未留瘢痕。

毒蛇咬伤

毒蛇咬伤是由具有毒牙的毒蛇咬破人体皮肤，继而毒液侵入引起局部和全身中毒的一类急症。据统计，我国的毒蛇有 48 种，其中危害较大的有以下种类：眼镜蛇科的眼镜蛇、眼镜王蛇、金环蛇、银环蛇；蝰蛇科的蝰蛇、尖吻蝮蛇（五步蛇）、烙铁头蛇（龟壳花蛇）、竹叶青蛇、蝮蛇；以及海蛇科的十多种蛇类。这些毒蛇多数分布于广东、广西、台湾、福建、湖南、湖北、云南、江西、浙江、江苏、贵州、四川等地。长江以北毒蛇种类较少，以蝮蛇常见；海蛇分布于我国东南沿海。毒蛇咬伤多见于夏秋季节。毒蛇咬伤后，若经及时急救治疗，可以避免或减轻中毒症状；如延误治疗，则可引起不同程度的中毒，严重者可危及生命。

● 蛇伤解毒汤 （南通名医倪毓生方）

【组成】半枝莲、半边莲、金银花、白花蛇舌草各 30g，菊花、白芷、生地黄、车前草各 15g，六一散（包煎）、赤芍、重楼各 10g，生大黄（后下）12g，玄明粉（冲服）3g。水煎服，每日 1 剂，分 2 次或 3 次温服。

【功效主治】清热解毒，凉血祛风，通利二便。主治蝮蛇咬伤。

【方解】本方取"七星剑"中半枝莲、重楼，合"夺命汤"中金银花、赤芍，配白花蛇舌草、半边莲，以大队药物清热解毒。其中重楼又名"七叶一枝花"，是季德胜老先生治蛇伤之经验要药。

据《本草纲目》记载半边莲有"治蛇伤"作用，现代研究证实，其含山梗菜碱，有显著呼吸兴奋和抗蛇毒作用。半枝莲既可解蛇毒，又凉血活血消肿，还可利水排毒。生地黄、赤芍凉血补血，治火毒动血之证。菊花、白芷能祛风通窍、消肿止痛、理血明目，其中白芷对中枢神经系统有兴奋作用，又可解热镇痛、抗炎抗菌和解蛇毒。大黄、玄明粉清热泻火、泻下逐瘀通便，车前草、六一散清热利尿，此两组药体现了使邪有出路的排毒理念。另外，生大黄配生地黄、赤芍凉血逐瘀，合车前草、六一散清热利尿，可防浊瘀伤肾，半边莲、半枝莲有解毒护肝之功，生地黄又能养护心肾之阴，体现了保护重要脏器的思想。

【加减】颈项强直等动风明显者佐以羚角钩藤汤；火毒偏甚伴肾损害者合小蓟饮子；伴肝损害者配黄连解毒汤；神昏者加安宫牛黄丸；心损害者加生脉散或取蟾酥 0.0375g，牛黄、麝香各 0.075g，共研末，早晚鼻饲，或加六神丸。

【验案】陈某，女，65 岁，农民，江苏如东县人。初诊日期：2010 年 9 月 12 日。主诉：右足毒蛇咬伤 19h，伴肿痛、血尿。否认心、肝、肾病史。伤时见蛇体约一尺长，土褐色。伤后患肢瘀肿疼痛，于当地个体蛇医处予外用"蛇药"治疗，效不佳，于伤后 10 余小时出现血尿，急来本院。诊见：右下肢瘀肿疼痛，轻度视物模糊，恶心、呕吐，咽痛，无发热，纳少，汗多，血尿，尿少（1h 约 200ml），大便未解。舌红、苔黄，脉弦数。查体：神清，精神萎靡，复视，双上眼睑轻度下垂，呼吸尚平稳，心律尚齐，双肺呼吸音粗，腹平软，肝脾未扪及，双肾区轻叩痛，右足背见 1.0cm 粗大齿痕 1 对，渗淡红液，其旁见 1 枚血水疱，患肢瘀肿至大腿根部，右腹股沟可及肿大淋巴结并触痛。血常规：白细胞 $15.6 \times 10^9/L$，中性粒细胞 88%；尿常规：隐血（＋＋），蛋白（＋＋），无管型，尿素氮 11.1mmol/L，肌酐在正常范围；肝功能：天冬氨酸氨基转移酶（AST）350U/L，丙氨酸氨基转移酶（ALT）420U/L；电解质：钾 4.8mmol/L，钠 128mmol/L；心电图：窦性心动过速。西医诊断：右足蝮蛇咬伤。中医诊断：蝮蛇咬伤（重型）风火兼证。治法：排毒解毒。外治：局部消毒后以银针行八风穴穿刺，挑破血水疱，由近心端向远心端按摩排出毒液。内治：清热解毒，凉血祛风，通利二便。处方：半枝莲、半边莲、蒲公英、白花蛇舌草、白茅根各 30g，菊花、白芷、车前草、小蓟各 15g，六一散（包煎）、赤芍、重楼、生大黄（后下）各 10g，生地黄 20g。3 剂，浓煎 200ml，分次频服。另外，注射抗蝮蛇毒血清 6000U，并应用抗生素、地塞米松，用 5％碳酸氢钠碱化尿液，补充血容量维护内环境稳定，应用利尿合剂，中西医结合治疗。治疗 1 天后尿色转淡，尿量大于 1000ml/24h，呕吐恶心症状缓解，嘱其口服补充能量及体液。

3 天后二诊：诸症减轻，尿色淡黄，患肢瘀肿稍减退，舌红、苔黄，脉弦。尿常规：隐血（＋），电解质正常，尿素氮 8.1mmol/L，肌酐正常。以中医治疗为主，无菌敷料包裹患肢创口，隔天换药，内治拟前方去小蓟，加泽泻、郁金各 10g。7 剂。继续治疗 1 周后患肢瘀肿基本消退，诸症缓解明显，病情好转，又调理数日，入院 2 周后，诸症皆除，复查各项指标均正常，病愈出院。

急性乳腺炎

急性乳腺炎是乳腺的急性化脓性感染，是乳腺管内和周围结缔组织炎症，多发生于产后哺乳期的妇女，尤其是初产妇更为多见。有文献报道急性乳腺炎初产妇患病占 50％，初产妇与经产妇之比为 2.4∶1。哺乳期的任何时间均可发生，但以产后 3～4 周最为常见，故又称产褥期乳腺炎。

● 瓜蒌连翘汤 （河南名医王艳阳方）

【组成】全瓜蒌 15g，连翘 30g，漏芦 10g，荷叶 15g，桔梗 10g，皂角刺 15g，赤芍 15g，通草 6g，浙贝母 15g，丝瓜络 15g，生甘草 6g。水煎服，每日 1 剂，分 2 次或 3 次温服。

【功效主治】通乳络，去乳积，清虚热，散郁结，补气血。主治急性乳腺炎。

【方解】方中全瓜蒌归胃、肺、大肠经，具有清热涤痰、宽胸散结之功效；连翘清热解毒，消肿散结，疏散风热；漏芦、赤芍、荷叶、通草、丝瓜络清热解毒，消肿止痛，疏通经络；桔梗、通草、浙贝母清热散结，化痰通乳；皂角刺直达病所，攻结聚之邪，溃坚破结；甘草清热解毒，调和诸药。全方主要以通乳络、去乳积、清虚热、散郁结、补气血来达到治疗目的。

【加减】热重，加生石膏 20g；乳汁不通，加路路通 15g、王不留行 15g；恶露较多，加当归尾 5g、益母草 20g；气虚明显，加黄芪 15g；血虚，加鹿角霜少量。

● 乳痈散结汤 （江苏名医许芝银方）

【组成】蒲公英 20g，青皮 5g，橘叶 10g，橘核 15g，牡丹皮 10g，赤芍 10g，漏芦 20g，生甘草 5g。水煎服，每日 1 剂，分 2 次或 3 次温服。

【功效主治】疏通乳络，和营散结。主治急性乳腺炎。

【方解】方中以蒲公英为君，入肝、胃两经，古今列本品为乳痈之要药，取其疏郁通乳、消痈散结之效；与青皮、橘叶、橘核相使配伍，以加强疏导厥阴之滞；因气机阻滞乳络，常导致气血郁滞，郁而化热，热入血分或气郁化瘀，瘀热互结，故配伍牡丹皮、赤芍以清热凉血、和营止痛；配伍漏芦以通经下乳、消痈散结；配伍生甘草以清热解毒、调和诸药。故全方共奏疏通乳络、和营散结之功，以促进乳汁通畅排出，使乳汁郁积处得以消散。

【加减】若为单纯乳汁郁积，而热象尚不显者，常配伍郁金、路路通、荔枝核等，以增强理气通乳之效。若气滞热壅，全身热象较甚者，常配伍轻清的金银花、连翘以清热解毒。若肝郁气滞，郁而化火，烦躁易怒，舌边红、苔较黄、脉弦者，常配伍黄芩、夏枯草以清泄肝胆木火之郁结。依据许教授经验，若治之尚早，即初起乳房红肿或不红，局部皮肤不热或微热，乳内结块，不十分痛者，经治疗 3～4 天后，硬块软散，诸症减，可望消散而不致化脓溃破。

【验案】患者某某，女，27 岁。2007 年 12 月 10 日初诊。主诉：双侧乳房胀痛 10 天。病史：产后 50 天，10 天前无明显原因出现乳房肿胀疼痛，排乳欠畅，不伴恶寒发热。查体：两乳房膨隆，皮色尚正常，左乳房外上方可扪及肿块，范围约 4cm×3cm，触痛不明显，按之无明显波动感，舌质淡，舌苔薄白，脉细。测体温：37.2℃。血常规示：WBC $8.8 \times 10^9/L$，中性粒细胞（N）64%，淋巴细胞（L）22%。乳腺彩超示：双侧乳腺哺乳期改变、左乳腺外侧囊性包块，乳汁淤积可能。诊断为"急性乳腺炎——乳痈（外吹）"。此为乳汁淤积，乳络不通，乳汁壅滞结块，乳房气血失和，而成乳痈。治拟理气和营、通乳散结。

处方：蒲公英20g，青皮5g，橘叶10g，橘核15g，牡丹皮10g，赤芍10g，漏芦20g，荔枝核15g，通草5g，生甘草5g。5剂。常规煎服。并嘱咐患者每日喂乳前湿热敷配合按摩通乳。

2007年12月15日二诊：乳房胀痛仅局限于左乳房外上方，肿块渐软。许教授认为这系气机阻滞，乳汁壅塞所致，乃以原法续治，以善其后。原方加郁金10g、路路通15g，以加强理气通乳之功。其后患者症状基本缓解，调理而愈。

乳腺增生症

乳腺增生症是指腺泡上皮、纤维组织、乳腺导管、乳小叶的单项或多项良性增生。其主要是由于内分泌激素失调所致。乳腺增生症是女性最常见的乳房疾病，其发病率占乳腺疾病的首位。近些年来该病发病率呈逐年上升的趋势，年龄也越来越低龄化。据调查70%～80%的女性都有不同程度的乳腺增生，多见于25～45岁的女性。

● 四逆散合消瘤丸 （贵州名医冯先波方）

【组成】柴胡15g，白芍20g，当归15g，郁金15g，青皮15g，三棱10g，莪术10g，木通5g，甲珠5g，夏枯草15g，牡蛎15g（先煎）浙贝母15g，丹参30g，川芎15g，降香15g，甘草10g。水煎服，每日1剂，分2次或3次温服。

【功效主治】疏肝解郁，活血散结。主治乳腺增生症，适用于肝郁气滞为主，兼有血瘀表现者。

【方解】方中以疏肝行气解郁的四逆散加减为主，同时合消瘤散结名方消瘤丸（夏枯草、牡蛎、浙贝母）治疗，并加以丹参、降香、川芎等活血化瘀之品。其经验用药上常常加用三棱、莪术破血行气散结的药对，既能活血化瘀、行气止痛，又能软坚散结，现代研究证明其有很好的抗肿瘤作用。同时加用血肉有情之品甲珠（炮制后的穿山甲），其走窜之力最强，《医林纂要》谓其"杀虫，行血，攻坚散瘀"，有很好的消肿散结功效。诸药合用，使肝气疏、乳络通、痰瘀散，用之于临床，效果显著。

【验案】周某，女性，31 岁，2010 年 5 月 17 日初诊。双侧乳房胀痛 2 年余，洗澡时自己能摸及肿块，压之疼痛，患者以为是乳腺癌，在西医院做红外线、钼钯检查示双侧乳腺增生，服用中成药后胀痛减轻。近 3 个月来工作压力大，加上夫妻关系不和，双侧乳房疼痛反复发作，月经前期尤甚，且经量少、色暗有瘀块，经后减轻。伴易怒，纳眠尚可。舌暗、苔薄白，脉弦细。辨证属肝经气滞，兼有血瘀。治以疏肝解郁、活血行气，仿四逆散合消瘤丸之意。处方：柴胡 15g，白芍 20g，当归 15g，郁金 15g，青皮 15g，三棱 10g，莪术 10g，木通 5g，甲珠 5g，夏枯草 15g，牡蛎 15g（先煎），浙贝母 15g，丹参 30g，川芎 15g，降香 15g，甘草 10g。嘱服 5 剂，每日 1 剂，忌辛辣、发物。并嘱患者注意保持心情愉快。

二诊：乳房疼痛明显减轻，肿块变软，舌质偏红、苔薄白，脉弦细。上方初见成效，治守原法。服药 2 个月，经前乳房胀痛消失，两乳肿块大多消失，月经正常。

幽门梗阻

幽门是消化道最狭窄的部位，正常直径约 1.5cm，因此容易发生梗阻。由于幽门通过障碍，胃内容物不能顺利入肠，而在胃内大量潴留，导致胃壁肌层肥厚、胃腔扩大及胃黏膜层的炎症、水肿及糜烂。临床上因患者长期不能正常进食，并大量呕吐，导致严重的营养不良、低蛋白血症及贫血，并有严重脱水、低钾血症及碱中毒等水、电解质紊乱。

● 温中通幽汤 （湖南名医李济民方）

【组成】白术、制附片 10g（先煎）、藿香、神曲各 10g，干姜、肉桂、砂仁各 6g，姜半夏 15g，炙甘草 5g。文火水煎 2 次（第 1 次先煎附子 30min），2 次共取药液 500ml，混合分 2 次温服，每日 1 剂。

【功效主治】温补脾肾，化食止呕。主治幽门梗阻。

【方解】温中通幽汤之肉桂、干姜、制附片温补脾肾之阳，白术、砂仁、藿香、半夏、炙甘草温中和胃止呕，神曲消食化积。据现代药理分析，方中药物均有解除痉挛、消除水肿之作用。

【加减】上腹部胀痛甚者加厚朴、大腹皮各 10g，伴有烧灼感者加黄连 6g。

【疗效】用本方治疗 60 例幽门梗阻患者，其中治愈 56 例（症状及体征消失，经 X 线钡餐复查，确认梗阻解除者）占 93.30%，无效 4 例（服药后进少量流汁虽未呕出，但病情反复者）占 6.7%。治疗时间最短 4 天，最长 9 天，平均时间 6 天。56 例治愈病例，1 年后随访，无 1 例复发。

● 枳术汤加味 （河南名医倪海军方）

【组成】枳实 15g，白术 20g，枳壳 15g，莱菔子 12g，砂仁 10g，槟榔 15g，连翘 10g。上药加水 400ml，浸泡半小时，武火煎沸 20min，取汁约 150ml；再加水武火煎取 100ml，两汁混合，趁热频服，以不呕吐为度。一般 6h 服完。需用第 2 剂者，枳实加至 30g，煎法同上，待第 1 剂药服完 12h 后续用。

【功效主治】健脾和胃，调理气机。主治幽门梗阻。

【方解】枳术汤是仲景为治疗脾弱气滞、失于转输所致的"心下坚，大如盘"而设的方剂，其病机与幽门梗阻辨证相同，故取枳术汤行气健脾，辅莱菔子、砂仁以和胃，佐连翘清其积热，槟榔助消积化食，枳壳协枳实升清气、降浊气，现代药理研究证实枳实、枳壳可使胃肠运动收缩节律增强。诸药合用，达到脾虚得补，胃气得和，气机得调，幽门通畅而梗阻得除。

【验案】李某，男，12 岁，1990 年 3 月 9 日诊。呕吐 12 天，辗转数医，经静脉输液、灌肠、胃肠减压及中药承气汤等治疗无效，饮水或少进饮食即吐，不入不吐，胃脘痞胀而不拒按，已 2 周未大便，小便正常。消化道钡餐造影提示：幽门完全性梗阻。西医建议手术治疗，家属求余一试。查舌质淡红，苔腻，脉缓滑。证属脾虚不运，中焦痞塞，胃腑不能受纳水谷。治宜健脾和胃，调理气机。投枳术汤加味。药用：枳实 15g，白术 20g，枳壳 15g，莱菔子 12g，砂仁 9g，槟榔 15g，连翘 9g，1 剂水煎，少饮频服，不使呕吐。12h 后下如枣样硬便 4 粒，继下稀溏便约 1000ml，便后腹胀减，服稀粥 200ml 而未再呕吐。后改服补中益气汤 2 剂调理，呕吐一直未作，大便通畅，X 线钡餐造影复查幽门通过顺利，病告痊愈。

消化道息肉

消化道息肉是消化道黏膜慢性炎症引起局部黏膜增生肥厚而形成的黏膜隆起样病变，也可以是腺瘤或错构瘤。主要见于大肠（结肠和直肠），其次为胃息肉。

● 自拟乌梅汤 （江西名医叶毅方）

【组成】乌梅 30g，丹参 15g，大血藤 30g，甲珠 10g，重楼 15g。水煎服，每日 1 剂，分 2 次或 3 次温服。

【功效主治】活血化瘀，软坚消肉。主治消化道息肉。

【方解】自拟方中重用乌梅为主药，取其酸柔软坚祛瘀消恶肉之力，更配以丹参、甲珠软坚化瘀，重楼、大血藤活血解毒。诸药合用，恶肉得平。

【加减】脾虚腹泻者加制附片、党参、干姜温脾阳；肠道湿热者加黄连、黄柏清利湿热。

【验案】桂某某，女，45 岁，工人，于 1992 年 10 月 7 日就诊。初诊症见：腹中雷鸣，少腹时作疼痛，神疲体瘦，头痛烦躁，喜热饮，大便溏薄不爽，夹赤白黏液，日数行，舌质淡红、苔厚黄白相兼，脉弦。体检：体温 37.3℃，心、肺无明显异常，腹平软，肝、脾未触及，左下腹压痛明显，无反跳痛，肠鸣音稍活跃。钡灌肠及纤维结肠镜检查，提示慢性溃疡性结肠炎并乙状结肠息肉（2粒均为广蒂，约 2cm×2cm）。因患者及家属拒绝手术治疗，遂投自拟乌梅汤加味。药用：乌梅 30g，丹参 15g，大血藤 30g，甲珠 10g，重楼 15g，制附片 6g（先煎），干姜 5g，蜀椒 3g，黄柏 8g，黄连 6g，西党参 10g，当归 6g。每日 1 剂，治疗半个月后，腹痛肠鸣减轻，舌苔变薄，改用六君子汤合自拟乌梅汤治疗。1992年11月18日患者述大便时出血增多，于粪便中发现一肉团状物，送病理切片，提示"绒毛状息肉"，继服药物月余又随粪便中排出一肉团状物。纤维结肠镜复查提示溃疡性结肠炎基本痊愈，息肉脱落。守用六君子丸调理，嘱患者注意饮食起居，随访至今未发现异常。

胆囊息肉

胆囊息肉是指胆囊壁向腔内呈息肉样突起的一类病变的总称，又称"胆囊隆起性病变"。临床上所指的胆囊息肉包括胆囊炎症所引起的黏膜息肉样增生、胆囊黏膜细胞变性所引起的息肉样改变、胆囊腺瘤性息肉以及息肉样胆囊癌等。胆囊息肉在病理上有良性息肉和恶性息肉之分。

● 消息汤 （浙江名医李树康方）

【组成】柴胡9g，金钱草30g，小青皮9g，莪术15g，茜草30g，虎杖30g，半边莲30g，夏枯草9g，皂角刺9g，炙甲片9g，生薏苡仁60g，全瓜蒌30g，枳壳9g。水煎服，每日1剂，分2次或3次温服。

【功效主治】疏肝利胆，散结消肉。主治胆囊息肉。

【方解】李树康以自拟消息汤治疗胆囊息肉十余例，大多数获息肉消失之效。本方为疏肝利胆之剂，并重用散癥积、消息肉之品，方中半边莲利水消瘤，生薏苡仁利湿消肿，现代药理研究证明其有抗瘤之效。全瓜蒌润滑脏腑、化痰除积，合夏枯草、皂角刺则软坚之力倍增。茜草活血利水，配以炙甲片攻坚（或炙甲片、炙鳖甲等量研粉服用，每日2次，每次3g）。虎杖通络，则水湿癥积易驱。小青皮、枳壳、莪术（主要成分榄香烯为抗瘤之要药）均为破气之品，气行则瘀痰俱散。柴胡引经而疏肝胆，再借金钱草化石排石之力以消息肉。全方主药合力，佐使互导，故屡获良效。

【验案】方某，男，35岁，干部。因体验B超发现胆囊息肉（0.8cm）于1993年10月8日来诊。自觉胁腹隐胀，余症不显，苔薄腻，脉弦细。予消息汤：柴胡 9g，金钱草 30g，小青皮 9g，莪术 15g，茜草 30g，虎杖 30g，半边莲 30g，夏枯草 9g，皂角刺 9g，炙甲片 9g，生薏苡仁 60g，全瓜蒌 30g，枳壳 9g。上方断续服用三个月后，B 超复查胆囊息肉消失。

胆囊炎、胆石症

胆囊炎和胆石症是消化系统常见疾病，两者常同时存在，互为因果，故合并叙述。胆石症是指胆道系统的任何部位发生结石的疾病。胆囊炎是胆囊的炎症性病变，约有 70％ 的胆囊炎患者胆囊内有结石存在。

● **周氏经验方**（甘肃名医周信有方）

【组成】胆囊炎处方：柴胡 9g，黄芩 9g，栀子 9g，茵陈 30g，板蓝根 20g，虎杖 20g，金钱草 30g，败酱草 20g，赤芍 20g，丹参 20g，郁金 15g，枳壳 9g。根据病情加减，大便干结者可加生大黄 9g；呕吐加半夏 9g，竹茹 9g；腹痛重加延胡索 20g，川楝子 9g；若出现黄疸，茵陈、赤芍均可加至 60g。水煎服，每日 1 剂，分 2次或 3 次温服。

胆石症处方：柴胡 30g，茵陈 40g，青皮 30g，郁金 30g，槟榔 30g，大黄 9g，延胡索 15g，香附 15g，川楝子 9g，枳实 20g，鸡内金 20g，金钱草 30g，赤芍 20g。水煎服，1 个月为 1 个疗程。

【功效主治】疏肝理气，利胆通腑。分别主治胆囊炎、胆石症。胆石症处方主要适用于分布在胆囊、胆总管、肝管中的直径不超过 1cm 且不伴有粘连、嵌顿等情况的小结石。

【方解】胆囊炎处方中，以柴胡、黄芩清肝胆之热，配以茵陈、板蓝根、虎杖、金钱草、败酱草清热解毒排脓，现代药理研究证明其具有很好的消炎功效；赤芍缓急止痛，丹参、郁金、枳壳行气止痛。胆石症处方中尤以破气药青皮、枳实、槟榔最为明显；方中所用的赤芍、郁金、延胡索等活血祛瘀药，有祛瘀利胆排石之功；柴胡、茵陈、金钱草等均有较明显的利胆作用。

【验案】患者，女，38 岁，因右胁及后背胀痛 1 月余来诊，症见口苦，纳呆，时恶心呕吐，右上腹压痛及叩击痛明显，小便黄赤，舌苔黄腻，脉弦滑数。B型超声检查为胆囊慢性炎症。辨证属湿热蕴结于肝胆，肝络失和，胆不疏泄，湿热交蒸。治宜清热利湿，疏肝利胆，和胃降逆。

处方：柴胡 9g，黄芩 9g，栀子 9g，茵陈 30g，板蓝根 20g，虎杖 20g，金钱草 30g，败酱草 20g，赤芍 20g，丹参 20g，郁金 15g，枳壳 9g，竹茹 9g。水煎，每日服 3 次，辅以舒肝消癥丸，每次服 1 丸，每日 3 次。6 日后复诊，患者述服药 3 天后诸症皆除，嘱继服原方 10 日，以巩固疗效。半年后患者因它病来诊，述胆囊炎未再复发。

慢性阑尾炎

慢性阑尾炎是指阑尾急性炎症消退后而遗留的阑尾慢性炎症病变，如管壁纤维结缔组织增生、管腔狭窄或闭塞、阑尾扭曲、与周围组织粘连等。慢性阑尾炎分为原发性和继发性两种。原发性慢性阑尾炎起病隐匿，症状发展缓慢，间断发作，病程持续较长，几个月到几年。病初无典型的急性发作史，病程中也无反复急性发作的现象。继发性慢性阑尾炎是首次急性阑尾炎发病后，经非手术治疗而愈或自行缓解，其后遗留临床症状，久治不愈，病程中可再次或多次急性发作。

● 大黄牡丹汤 （河南名医李建超方）

【组成】大黄 10g，牡丹皮 20g，桃仁 15g，芒硝 10g，冬瓜仁 10g。水煎服，每日 1 剂，分 2 次或 3 次温服。

外敷：取 500g 芒硝生用，外敷腹部，由于芒硝对皮肤有一定腐蚀性，故用棉袋把芒硝包装严实，放置在患者腹部包块处，每次 2h，每天 2 次。

上述治疗 7 天为 1 个疗程，1 个疗程后无好转，可再继续下一个疗程。

【功效主治】泻热逐瘀，散结消肿。主治慢性阑尾炎。

【方解】大黄牡丹汤出自《金匮要略·疮痈肠痈浸淫病脉证并

治第十八》，方中君药大黄泻火解毒，逐瘀通便；臣药牡丹皮凉血散瘀；芒硝和大黄相须相使，可泻下通便、软坚止痛；佐药桃仁有活血化瘀、解毒消痈之功；使药冬瓜仁排脓散结。五味合用，共奏泻热逐瘀、散结消痈之功。加减药物中金银花、连翘、蒲公英清热解毒，赤芍、乳香、没药、土鳖虫活血通络散瘀，川楝子、厚朴行气止痛，败酱草、薏苡仁利湿解毒、破瘀排脓。方中大黄、牡丹皮、桃仁联用有消炎抑菌、镇痛消肿、防止肠粘连、促进包块吸收等作用。芒硝，味苦咸，无毒，苦能泻热，咸能软坚散结，芒硝外敷可软坚泻下，清热除湿，消肿疗疮。从西医上讲芒硝可止痛消炎，预防感染，改善局部循环，促使脓肿吸收，促进和恢复消化道功能等。

【加减】高热不退时可适当加金银花、连翘、蒲公英；腹部包块明显，舌瘀象较重加赤芍、乳香、没药、土鳖虫；腹胀腹痛比较明显时可加川楝子、厚朴；腹部包块伴脓肿可加败酱草、薏苡仁。

【验案】患者李某，女，38岁，职员，2013年5月以"右下腹反复疼痛3年余"入住我院。入院时神志清，精神可，呼吸平稳，无发热，右下腹腹胀疼痛，无恶心呕吐，大小便正常，纳可，寐可，舌黄苔白腻，脉弦。体温36.2℃，脉搏80次/分，呼吸19次/分，血压120/70mmHg。查体：腹平软，右下腹部可触及一包块，部位固定，未见肠型及胃肠蠕动波，肝、脾肋缘下未触及，未触及腹部包块。右下腹部轻压痛，无反跳痛，无腹肌紧张。移动性浊音（－），肝区叩击痛（－），肾区叩击痛（－），肠鸣音4次/分。血常规：WBC 8.5×10^9/L。腹部B超提示：右下腹可见一6.2cm×2.5cm欠均匀偏低回声，外形欠规则，边界欠清，阑尾炎可能性大。X线钡剂灌肠造影：阑尾不显影，阑尾腔梗阻。西医诊断：慢性阑尾炎；中医诊断：肠痈湿热蕴结证。治则：泻热逐瘀，散结消肿。处方：大黄10g，牡丹皮20g，桃仁15g，芒硝10g，冬瓜仁10g，厚朴12g，黄连10g，赤芍10g，蒲公英10g，甘草10g。3剂，水煎服，日1剂。芒硝500g外敷右下腹部，每次2h，每日2次。治疗第3天：右下腹痛较前减轻，轻度腹泻，每日2次，下腹部仍可触及包块。治疗第6天：下腹部腹胀腹痛明显缓解，排便正常，下腹部可触及包块范围减小。治疗第10天：患者腹痛腹胀症状消失，下腹部包块消失，诸症消失，化验血常规各项正常，腹部无阳性体征。

炎性外痔

炎性外痔属于外痔的一种，常由肛缘皮肤损伤和感染引起，多有肛门疼痛，排便时疼痛加重，便血，肛门部有少量分泌物。局部检查肛旁隆起的肿物，色红，充血明显，有触痛，有时可伴有全身不适和发热。

● 消肿活血定痛汤（青海名医周辉方）

【组成】赤小豆30g，泽泻、木通、白芷、乳香、没药、川牛膝、牡丹皮各9g。水煎服，每日1剂，分2次或3次温服。

【功效主治】清热消肿，活血定痛。主治炎性外痔。

【方解】方中赤小豆、泽泻、木通清热消炎，白芷、乳香、没药活血止痛，川牛膝、牡丹皮活血化瘀。

【加减】燥火型：基本方加麦冬15g，玄参、火麻仁、瓜蒌各30g，天花粉24g。湿热型：基本方加滑石24g，葛花9g，或加三妙丸。瘀血型：基本方加芒硝9g，桃仁、三棱、莪术各4.5g。热毒型：基本方加五味消毒饮或黄连解毒汤。虚寒型：基本方去泽泻，加通草、白术、藿香、茯苓各9g，冬瓜仁24g，苍术4.5g，厚朴6g，白扁豆6g，薏苡仁24g。

【验案】张某，男，20岁。2004年5月8日因肛缘肿痛1天就诊。患者1天前因长途驾驶后，出现肛缘肿物，胀痛。就诊时见截石位3点肛缘有圆形肿物，局部水肿，有1cm×2cm×3cm大小，扪及其中有圆形血栓可活动，中医诊断为牡痔（气滞血瘀），西医诊断为血栓外痔伴局部水肿。治疗以消肿活血定痛汤基本方加芒硝、桃仁、三棱、莪术，每天1剂，分2次服用，4天后，水肿及血栓消退，痊愈。

采用本方共治疗158例，治愈149例，好转9例，总有效率100%。治疗天数最长10天，最短3天。

疝　气

疝气，即人体内某个脏器或组织离开其正常解剖位置，通过先天或后天形成的薄弱点、缺损或孔隙进入另一部位。常见的疝有脐疝，腹股沟直疝、斜疝，以及切口疝、手术复发疝、白线疝、股疝等。腹壁疝多由于咳嗽、喷嚏、用力过度、腹部肥胖、用力排便、妊娠、小儿过度啼哭、老年腹壁强度退行性变等原因引起腹内压增高，迫使腹腔内的游离脏器如小肠、盲肠、大网膜、膀胱、卵巢、输卵管等脏器通过人体正常的或不正常的薄弱点或缺损、孔隙进入另一部位。

● 邓氏经验方 （广东名医邓锦生方）

【组成】荔枝核 30g，橘核 15g，茯苓 20g，白术、苍术、泽泻、乌药、川楝子各 10g，肉桂（后下）、沉香（后下）、小茴香各5g。水煎服，每日 1 剂，分 2 次或 3 次温服。

【功效主治】疏肝理气，温寒化湿。主治疝气。

【方解】方中荔枝核、橘核直入厥阴，为治疝之要药；小茴香、肉桂温化厥阴之寒湿；川楝子、乌药、沉香疏肝理气；茯苓、泽泻通利水湿，白术实脾燥湿。诸药相配，共奏温寒祛湿、疏肝行气之功，故对疝气有良效。

【加减】如湿郁化热，去肉桂、小茴香，加黄柏、大黄各 10g，猪苓 20g；疼痛明显加延胡索 10～15g。小儿则酌减用量，并分2～3 次内服。

【验案】

例1：黄某某，男，20 岁，1975 年 11 月 20 日来诊。患者素有疝气下坠，连续两年参加征兵，皆因患疝气未能通过体检。查患者阴囊肿胀下坠，有如拳大，舌淡红，苔厚白而润，脉缓大。辨为寒湿下注，气结厥阴，治以温寒化湿，行气消胀。用上述内服原方，外洗用原方，每日各 1 剂，各用 4 剂，症状消失。当年体检合格应征入伍。

例2：王某某，男，8 岁，1977 年 3 月 15 日来诊。家长代诉：

1年多前发现患儿阴囊下坠肿胀，时胀时缩，在某某医院检查，诊为疝气，服药治疗半年无效，建议手术治疗，患儿家长不同意，特来求治。查患者阴囊肿胀下坠如小碗大，轻度压痛，身体胖，食欲好，小便黄赤，大便干结，隔日一行，夜寐烦躁，日间喜饮水，次数频繁而饮量少，舌红，苔黄厚，脉弦数。辨为湿郁化热、气结不通，治当泻热祛湿、理气行水。内服方用基本方去白术、肉桂、小茴香，加黄柏、大黄、延胡索各5g，猪苓10g；其余各药用量减半，加水两碗煎成大半碗，分3次服。外洗用原方，药量减半。每天各1剂，治疗6日后，疝气基本消除，追访3年未见复发。

泌尿系统结石

泌尿系统结石是指发生于泌尿系统的结石，又称尿石症。包括肾、输尿管、膀胱和尿道等部位的结石。

● 加味三草汤 （黑龙江名医沈凤臣方）

【组成】王不留行20g，夏枯草50g，车前草20g，金钱草50g，白芷15g，茯苓10g，生大黄10g，鸡内金15g，延胡索10g，威灵仙30g，莪术10g，甘草10g。每天1剂，水煎，分2次早晚服用。14天为1个疗程，连服1～3个疗程。每疗程后复查1次。

【功效主治】解痉消石，行气止痛。主治泌尿系统结石。

【方解】本方剂中威灵仙能去湿通络，解痉消石。现代药理研究表明生大黄能加强结石蠕动，也能反射性引起输尿管蠕动促进排石；茯苓、车前草可助通淋利尿，能加速结石移动及排出。本方剂重用王不留行，该药性走而不守，善行血脉，能走血分、利水道，活血又行水；而鸡内金、延胡索具有行气止痛、软坚化石、扩张输尿管的作用；甘草调和诸药。所以诸药合用大大加强了溶石排石的功效，故收到良好的效果。

【加减】气虚加党参、黄芪；阴虚加生地黄、北沙参、麦冬；结石过大、难移位者，加鸡内金；肾积水加泽泻、车前子；肾绞痛加乳香、没药；尿血加三七、小蓟。

【疗效】用上方治疗142例泌尿系统结石患者，其中男102例，女 40 例；年龄最大 58 岁，最小 21 岁；病程最长者为 8 年，最短者为 2 个月；结石最大 15.3mm×17.5mm，最小 4.1mm×3.4mm。其中肾结石 48 例，输尿管结石 49 例，尿道结石 25 例，膀胱结石 2 例，多部位结石（2 个部位及以上）18 例。全部病例的诊断均符合"尿石症"的诊断标准，并经 X 线腹部平片或输尿管逆行造影、B 超检查证实。

经 3 个疗程治疗，共治愈率 91.1%，好转率 7.3%，总有效率为 98.4%。

高血压性脑出血

高血压性脑出血是高血压病最严重的并发症之一，常发生于 50～70 岁，男性略多，冬春季易发。高血压病常导致脑底小动脉发生病理性变化，突出表现是在这些小动脉的管壁上发生玻璃样或纤维样变性和局灶性出血、缺血和坏死，削弱了血管壁的强度，出现局限性扩张，并可形成微小动脉瘤。因情绪激动、过度脑力与体力劳动或其他因素引起血压剧烈升高，导致已病变的脑血管破裂出血所致。

● 化痰通腑醒脑汤 （湖南名医刘君方）

【组成】生大黄 10g，芒硝 10g，枳实 10g，胆南星 10g，羚羊角 6g，全瓜蒌 30g，竹茹 10g，石菖蒲 10g，黄芩 10g。水煎服，每日 1 剂，分 2 次或 3 次温服。呕吐等不能口服者可给予保留灌肠，昏迷或吞咽困难者可给予胃管鼻饲。

【功效主治】通腑荡热涤痰。主治高血压性脑出血属痰热内蕴者。

【方解】本方以通腑荡热涤痰为主，方中生大黄、芒硝合为君药，一则通降阳明胃腑之势、泻热降浊，二则釜底抽薪，使火热之邪从下而出，三则荡涤阻滞于胃肠的痰热积滞，使痰热速下，邪有出路。综上起到"一窍通而诸窍皆通，大关通而百关皆通"之用。配合羚羊角平肝息风，清热醒脑开窍；瓜蒌、竹茹、胆南星化痰，祛中焦之浊邪；石菖蒲开窍醒神。全方共奏化痰热、通腑气、醒神明之功效，诸症而痊。

【加减】痰盛者加天竺黄、川贝母等；热甚者加石膏、栀子；神志不清者可加用安宫牛黄丸；口眼歪斜或抽搐者可加全蝎、僵蚕、蜈蚣。

【验案】

例1：患者，女，72岁，2012年8月20日因突发神志不清，左侧肢体偏瘫半小时入院。既往属高血压3级极高危组，2型糖尿病病史10余年，血压、血糖控制不佳。患者入院时症见突发昏仆，不省人事，鼻煽痰鸣，面赤气粗，左侧肢体偏瘫，腹部胀满，大便秘结，小便失禁，舌质暗红，苔黄腻，脉滑数。体查：BP 220/100mmHg，神志不清，右侧瞳孔缩小，对光反射迟钝，左侧鼻唇沟变浅，伸舌右偏。颈强直，有抵抗，左侧肢体肌力0级，双侧巴宾斯基征阳性。辅助检查：头颅CT示右侧内囊出血。随机血糖18.2mmol/L。根据患者临床表现，中医辨证为中风中脏腑之痰热闭窍。中医治法应予化痰通腑、醒神开窍。自拟化痰通腑醒脑汤加减。服药方法：鼻饲汤剂用大黄10g、芒硝10g（后下）、枳实10g、厚朴10g、全瓜蒌30g、胆南星12g、羚羊角粉6g（冲服）、天竺黄10g、川贝母10g、石菖蒲10g、石决明10g，1剂/天，分2次服。配合鼻饲安宫牛黄丸1丸，1次/天，以及醒脑静注射液20ml溶于250ml生理盐水中静脉滴注，1次/天。3天后，患者共解大便6次，腹部胀满明显减轻，血压下降至145/90mmHg，10剂后患者神志转清，左侧肢体肌力为Ⅱ级。

例2：患者，男，64岁，2013年4月16日因头痛、头昏，伴右侧肢体乏力，言语不利半天入院。既往高血压3级极高危组，病史8年。患者因与人争吵后突发头痛、头昏，右侧肢体活动不利，行走不稳，言语不利，入院时口中痰多，腹胀便秘，舌质红，苔黄腻，脉滑数。体查：BP190/100mmHg，神志清楚，双侧瞳孔等大等圆，对光反射灵敏，左侧鼻唇沟变浅，伸舌右偏。颈软，无抵抗，左上肢肌力Ⅰ级，左下肢Ⅱ级，双侧巴宾斯基征阴性。辅助检查：头颅CT示脑内右侧顶叶出血，约25ml。根据患者临床表现，中医辨证为中风中经络之痰热腑实证。中医治法应予化痰通腑泻热。自拟化痰通腑醒脑汤加减。方药：大黄10g、芒硝10g（后下）、枳实 10g、厚朴 10g、全瓜蒌 30g、胆南星 12g、天竺黄 10g、川贝母 10g、天麻 10g、钩藤 10g、黄芩 10g、石决明 10g、全蝎 3g、僵蚕 10g。1 剂/天，分 2 次服。服药 2 剂，解大便 3 次，腑气通畅，头昏、头痛及腹胀明显缓解，血压下降至 150/90mmHg，连服 1 周后，患者口中已无痰，左上肢肌力Ⅱ级，左下肢肌力Ⅲ级。后根据舌脉、症状，辨证为气虚血瘀，改用补阳还五汤化裁治疗 1 个月后，患者言语清晰，左侧肢体肌力Ⅳ级，好转出院。2 个月后随访恢复正常，无后遗症发生。

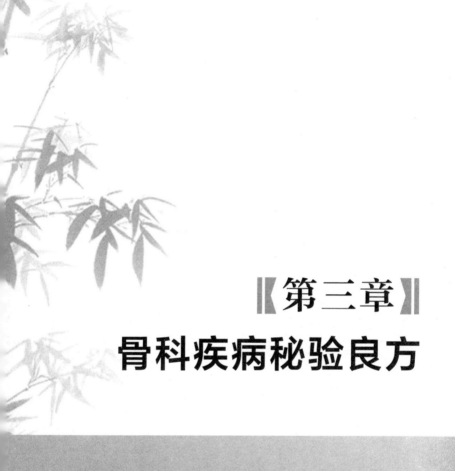

《第三章》
骨科疾病秘验良方

颈椎病

颈椎病是指颈椎间盘及其附属结构退行性改变，及其继发椎间关节退行性改变，刺激或压迫脊髓、神经、血管损害而表现的相应症状和体征。颈椎病的病因和发病机制极为复杂，至今未完全阐明，不同类型其病因不尽相同。总的来说，是颈椎骨性或者软组织结构的退行性改变导致其发病。

● 痛安汤 （广东名医韦贵康方）

【组成】三七 9g，龙骨 30g，降香 12g，白芍 15g，丹参 30g，甘草 5g，葛根 30g。水煎服，每日 1 剂，分 2 次或 3 次温服。

【功效主治】舒筋活络止痛。主治颈椎病。

【方解】本方中三七、丹参能增强活血化瘀止痛之功，龙骨、降香相配，有潜阳降气的作用，对血压异常有改善作用，且龙骨善于利痰，降香又有理气活血、化瘀定痛的功效；葛根舒筋止痛，白芍、甘草具有解痉止痛之效。

【加减】眩晕者加钩藤、天麻；血压高者加牛膝、泽泻；血压低者加升麻、黄芪；手臂麻木不仁者加姜黄、苏木、桃仁。

【验案】患者，男，35 岁，2019 年 10 月 28 日初诊。以"颈肩部疼痛 2 月余"为主诉就诊。2 月余前患者劳累后出现颈肩部疼痛，以右侧为主，仰头受限，偶有头晕头痛，双上肢痹痛，劳累后上述症状加重，无胸闷胸痛，无下肢踩棉花感，纳眠可，二便调。查体：颈椎变直，颈肌紧张，$C_{2\sim3}$ 棘突稍有压痛，旋颈试验（－），椎间孔挤压试验（－），臂丛神经牵拉试验（－），霍夫曼征（－），生理反射存在，病理反射未引出，舌淡暗，苔白，脉弦。辅助检查：颈椎 DR 提示颈椎生理曲度变直，C_3/C_4 及 C_4/C_5 椎间隙变窄。西医诊断：混合型颈椎病；中医诊断：项痹病（气滞血瘀证）。治法：行气活血，通络止痛。药用：丹参 20g，三七 10g，煅龙骨 20g，降香 10g，白芍 10g，甘草 5g，葛根 30g，细辛 3g，川芎 15g。7 剂，每日 1 剂，水煎服。1 周后复诊，上述症状明显减轻，继守原方善后。

肩周炎

肩周炎又称为粘连性肩关节囊炎、肩关节周围炎、五十肩、肩凝症、冻结肩，是常见病、多发病。该病病因复杂，既有肩部原因又有肩外因素，一般认为与肩关节退行性改变、外伤、慢性劳损、内分泌紊乱、环境等密切相关。好发于 50 岁左右的中老年人，女性发病多于男性，左侧多于右侧，双侧同时发病者少见。主要临床表现是肩关节疼痛、活动受限、压痛、怕冷，梳头试验阳性，肩部 X 线平片、MRI 检查有助于诊断。其病理为肌肉和肌腱、滑囊以及关节囊发生慢性损伤和炎症。目前对肩周炎主要是保守治疗，口服非甾体抗炎药和物理治疗，同时进行关节功能练习，通过治疗绝大多数会改善或者痊愈。

● 肩凝汤 （浙江名医娄多峰方）

【组成】羌活 18g，桂枝 18g，生地黄 18g，透骨草 30g，当归 21g，丹参 24g，香附 18g，鸡血藤 30g。水煎服，每日 1 剂，分 2 次或 3 次温服。

【功效主治】舒筋活络止痛。主治肩周炎。

【方解】本方中桂枝、羌活温经通脉，善治肩背肢体酸痛；生地黄、当归、丹参、鸡血藤活血通络；透骨草、香附活血行气止痛。

【加减】外伤瘀血痛者加制没药、制乳香；寒痛者加制草乌、制川乌；有热者加桑枝、忍冬藤；痉挛痛者加白芍、蜈蚣；气虚者加黄芪。

【验案】刘某，女，64 岁，农民。初诊：左肩关节无明显原因持续性沉困酸痛，逐渐加重 3 个月有余。现症：左肩沉困酸痛，局部怕凉，得暖痛减，活动时痛增，夜间明显。舌质淡，苔薄白，脉弦。诊断：肩痹（肩周炎）。证属风湿痹阻。治以祛风除湿，活血通络。处方：羌活 18g，桂枝 18g，草薢 18g，透骨草 30g，当归 21g，黄芪 30g，丹参 24g，香附 18g，鸡血藤 30g。3 剂，水煎服。

二诊（一诊 4 天后）：服 3 剂上药后疼痛逐渐消失，左肩关节活动较前稍灵活，现仍感觉酸沉。加萆薢至 30g，继服 3 剂。

三诊（二诊 3 天后）：左肩沉困酸痛消失。继服二诊方药，连服 10 天巩固疗效。

腰椎间盘突出症

腰椎间盘突出症系指因椎间盘变性、纤维环破裂、髓核突出而刺激或压迫神经根、马尾神经所表现出的一种综合病症，也是日常生活中腰腿痛常见的原因之一。腰椎间盘突出症主要与椎间盘退变、损伤、遗传、发育异常等因素相关，可通过手术治疗和非手术治疗来达到治疗目的，多数患者可以治愈。

● 温经通络汤（江苏名医王培民方）

【组成】制附子 10g，桂枝 10g，牛膝 10g，薏苡仁 15g，独活 10g，桑寄生 10g，白术 10g，秦艽 10g，全蝎 5g，黄芪 15g，威灵仙 10g，甘草 3g。水煎服，每日 1 剂，分 2 次或 3 次温服。

【功效主治】祛风除湿，活血化瘀。主治腰椎间盘突出症。

【方解】本方中制附子性大热，能够补火助阳、引火归元、增益相火、散寒除湿；桂枝入心经，味辛甘，性温，温经通脉；黄芪、白术入脾经，补气升阳，行气活血，燥湿利水；全蝎归肝经，通利肝经，攻毒散结，通络止痛；牛膝入肝肾经，补肝肾，强筋骨，活血祛瘀，利水通淋，引血下行；薏苡仁利水健脾，祛湿除痹；独活解表散寒，祛风除湿；桑寄生祛风除湿，补肝肾，强筋骨；秦艽、威灵仙祛风除湿，通络止痛。诸药合用标本兼治，共奏引火归元、益火补土、祛风除湿、活血化瘀之功。

【加减】对于寒湿型患者治以祛寒除湿、温经通络为主，加肉桂、干姜、茯苓、赤芍、细辛、木瓜；对于湿热内蕴型患者治以清热化湿、化痰通络为主，加黄芩、五加皮、萆薢、黄柏、苍术；对于气滞血瘀型患者治以理气活血、化瘀通络为主，加桃仁、红花、三棱、莪术、乳香、没药、鸡血藤、延胡索、赤芍、川芎、土鳖虫；对于肝肾亏虚型患者治以滋补肝肾、益肾填精为主，加狗脊、杜仲、当归、党参、鳖甲。此外，兼气虚者重用黄芪加用党参，兼阳虚重者去桂枝加肉桂、干姜，阴虚者加熟地黄，肾气虚者加狗脊，腰背部痛甚者加延胡索、杜仲、狗脊，下肢疼痛较重者重用牛膝，下肢麻木较甚者加用鸡血藤、红花、防风，睡眠欠佳者可加茯神、酸枣仁，大便不通畅者加用桃仁。

【验案】患者女，37 岁，农民，2018 年 4 月 14 日初诊。主诉：腰痛伴左下肢疼痛、麻木 2 月余，加重 2 天。症见腰部酸痛重着及左下肢放射性疼痛、麻木，可放射至左臀部、左大腿后侧和左小腿后侧，左下肢痿软无力，行走不利，活动后疼痛、麻木症状加重，休息后方可缓解。偶有头晕，周身沉重，声音低沉，得温痛减，受寒加重，纳可，眠欠佳，大便不畅，小便可，舌淡胖，苔白滑，脉沉迟。配合西医辅助检查和体检，西医诊断为腰椎间盘突出症，中医诊断为腰痛病（寒湿痹阻型），治以祛风除湿、通络止痛。方用温经通络汤加减：制附子 10g，桂枝 10g，牛膝 10g，茯苓 30g，独活 30g，蚕沙 10g，白术 10g，秦艽 10g，全蝎 5g，泽兰 10g，威灵仙 10g，甘草 3g，干姜 10g，黄柏 10g，赤芍 30g。7 剂，水煎服，每日 1 剂，早晚分服。

2018 年 4 月 21 日二诊：患者腰痛症状较前减轻，腰腿部仍酸痛无力，左下肢麻木，尤以左足背为著，头晕、乏力症状较前减轻，纳可，睡眠欠佳，便溏，舌胖苔白，脉弦滑。仔细分析患者病情，在上方基础上去桂枝、蚕沙、全蝎，加肉桂 5g、酸枣仁 10g、川芎 15g，赤芍调为 20g。14 剂，煎服法同上。

2018 年 5 月 5 日三诊：患者自诉腰痛及下肢麻木症状较前减轻明显，无沉重感，睡眠可，便溏，舌胖脉滑。诊后在上方的基础上，加六神曲 10g、炒谷芽 10g、薏苡仁 10g。30 剂，煎服法同上。

● 曲直汤 （北京名医高景华方）

【组成】山茱萸 30g，知母 18g，制乳香 6g，制没药 6g，当归 9g，丹参 9g。水煎服，每日 1 剂，分 2 次或 3 次温服。

【功效主治】活血化瘀，通络止痛。主治腰椎间盘突出症。

【方解】方中活络效灵丹（乳香、没药、当归、丹参）活血化瘀，山茱萸补养肝血，知母泻热。诸药配伍，共奏补肝泻热、活血化瘀、通络止痛之功。乳香、没药疏通经络之气血，是宣通脏腑、流通经络的要药，凡心胃胁痛、肢体关节诸痛皆能治之。丹参苦、微寒，具有活血祛瘀生新、温经止痛功效，可加强当归活血祛瘀之力。

【加减】疼痛明显者加蒲黄 10g、五灵脂 10g，以活血祛瘀、散结止痛；久病瘀滞较重者加蜈蚣 1 条、土鳖虫 10g，以逐瘀通经；小腿易抽搐者加木瓜 6g，以舒筋活络；下肢麻木者加牛膝 10g、鸡血藤 30g、苏木 6g，以引药下行、养血通络；纳差者加醋鸡内金 10g、焦麦芽 10g 等以健运脾胃。

【验案】患者，女，46 岁，2019 年 8 月 6 日初诊。主诉：右侧腰髋部伴大腿后外侧疼痛 1 月余。现症见：右侧腰髋部伴大腿后外侧持续性疼痛，弯腰时明显，久坐后直身困难，身倦乏力，纳眠可，小便正常，大便不成形，每日 2～3 次。既往有腰扭伤史。查体：跛行，腰椎活动明显受限，双髋双膝关节活动度正常，L_1～L_3 横突旁右侧压痛（＋），右侧 L_3 横突处及臀上皮神经出口处压痛（＋），咳嗽征（－），舌质暗体胖，苔薄白，舌下脉络粗大、色紫暗，脉沉细，左脉弱于右脉。辅助检查：X 线片示 L_3 横突肥大，双侧不对称；腰椎 CT 显示椎间盘突出不明显，椎管无狭窄。西医诊断：第 3 腰椎横突综合征；中医诊断：腰痛病（肝肾不足、气虚血瘀证）。予曲直汤加味以补益肝肾、益气活血通络，处方：山茱萸 30g，知母 18g，制乳香 5g，制没药 5g，当归 9g，丹参 9g，牛膝 9g，杜仲 12g。7 剂。

2019 年 8 月 13 日二诊：服上方后患者腰腿痛较前明显缓解，大腿后外侧偶有疼痛，食纳可，二便正常，舌质淡，苔薄白，脉沉细。处方：将上方牛膝 9g 改为 15g，余不变，14 剂。后期电话随访患者诸症好转，嘱其避免久坐，局部注意保暖，加强腰背肌功能锻炼。

膝 关 节 炎

广义的膝关节炎泛指发生在人体关节及其周围组织的炎性疾病，病变呈慢性进程，多发于中年以后人群。临床表现为关节的红、肿、热、痛、功能障碍及关节畸形，病理变化最初发生于关节软骨，以后侵犯软骨下骨板及滑膜等关节周围组织，以关节面及其边缘的软骨变性以及新骨形成为主要特征。发病机制较为复杂，一般认为与衰老、创伤、炎症、肥胖、自身免疫反应、代谢和遗传、退行性病变等因素有关。严重者导致关节残疾、影响患者生活质量。

● 膝关节炎经验方 （河南名医韩文朝方）

【组成】熟地黄 12g，怀牛膝 10g，杜仲 10g，当归 10g，黄芪 15g，三七粉 3g，红花 10g，桃仁 10g，土鳖虫 12g，地龙 10g，白芍 12g，木瓜 10g，川芎 10g，茯苓 12g，白术 12g。7 剂，三七粉冲服，其余药物水煎 400ml，早晚分服。

【功效主治】活血化瘀，舒筋活络，健脾化浊。主治膝关节炎。

【方解】本方中熟地黄补益肝肾，补血养阴，益精填髓；怀牛膝主治寒湿痿痹、四肢拘挛，长于补益肝肾，强腰膝；杜仲可补益肝肾，强筋壮骨。合用此三味药意在补益肝肾，强筋骨。桃仁、当归、红花、川芎合而用药，桃仁、红花活血祛瘀，消肿止痛；川芎为血中之气药；当归活血补血，活中寓养。四味药共用，意在活血化瘀，行气止痛。土鳖虫破血逐瘀，续筋接骨；三七散瘀定痛。二药合用，意在活血化瘀，止痛。白芍养血敛阴，柔肝止痛；木瓜、地龙舒筋活络。三味药共用，意在养阴柔肝、舒筋活络。茯苓利水除湿，健脾宁心；与白术共用，以健脾化浊。黄芪补益正气，使祛邪而不伤正。纵观本方，充分体现了补肝肾强筋骨、活血化瘀、舒筋活络、健脾化浊的原则，同时祛邪而不伤正，体现了中医的整体原则。

【加减】风寒湿痹证症状：膝关节、肌肉酸楚疼痛，有时可呈游走性疼痛，关节屈伸不利，自觉困重，遇冷加重，遇暖减轻，舌苔薄白，脉浮细弦。治则：补肝肾，强筋骨，温经通络，祛风化瘀，健脾除湿。处方：在基础方上加威灵仙 12g、仙茅 10g、独活 12g、羌活 12g，若关节积液多则加薏苡仁 20g。

风湿热痹证症状：病情发展迅猛，膝关节肿胀，皮肤红肿热痛，伴有全身发热、口渴、汗出等症状，舌质稍红，边有齿印，舌苔黄，脉滑数。治则：清热通络，祛风除湿，补肝肾，强筋骨，活血化瘀。处方：在基础方上加生石膏 20g、薏苡仁 10g、泽泻 10g、防己 15g、黄柏 12g。

肝肾亏虚证症状：关节微肿，屈伸不利，肌肉消瘦，腰膝酸软，不耐久行，甚至会感到畏寒肢冷，阳痿、遗精、闭经或者骨蒸潮热，心烦舌干，手足心发热，面色潮红，舌淡红，舌苔薄白或少津，脉沉细或细弱。治则：补益肝肾，舒筋活络，温经活血化瘀。处方：在基础方上加桑寄生 15g、独活 10g、桂枝 10g、肉桂 10g、枸杞子 15g，去红花、桃仁。

【验案】患者，男，55 岁，2019 年 5 月 16 日就诊。以左膝关节疼痛 7 个月，加重 1 个月为主诉。患者 7 个月前因穿着单薄外出受寒后出现左膝关节疼痛，些许肿胀，晨起僵硬，运动后可缓解。自诉每遇到寒冷天气症状就会加重，上下楼梯左膝关节疼痛难忍，自行服用塞来昔布胶囊治疗，疼痛有所减轻。1 个月前天气渐热，患者休息时空调直吹关节，醒来便觉疼痛、畏寒症状再次加剧，口服药物无效果，遂前来就诊。既往史：高血压病史 10 余年，平日服用硝苯地平缓释片治疗，血压控制可。现患者膝关节疼痛，有时呈游走性，不甚肿胀，恶风畏寒，自觉肌肉困重，腰膝酸软，局部肌肉无力。查体：左膝关节些许肿胀，局部肤色正常，肌肉萎缩，左膝关节内侧间隙压痛明显，侧方应力试验（±）、回旋挤压试验（－）、浮髌试验（＋）。舌苔薄白腻，有齿痕，脉滑弦细。左膝关节正侧位 DR 片示左膝关节退行性病变，骨赘形成，左膝关节内侧间隙变窄。中医诊断：膝痹病。辨证：风寒湿痹证。治法：祛风除湿，健脾通络，补肝肾强筋骨，化瘀止痛。处方：威灵仙 12g，独活 10g，枸杞子 12g，怀牛膝 10g，杜仲 10g，当归 10g，黄芪 15g，三七粉 3g，红花 10g，桃仁 10g，熟地黄 12g，白芍 12g，木瓜 10g，薏苡仁 20g，茯苓 12g，土鳖虫 9g。7 剂，每日 1 剂，早晚分服。另外给予骨科洗剂 7 剂以熏洗，每日 2 次，同时指导患者进行功能锻炼。

2019 年 5 月 23 日二诊，患者自诉经治疗后膝关节疼痛减轻，晨僵时间变短，怕凉等症状好转，查体：侧向应力试验（±）、浮髌试验（±）、回旋挤压试验（－），膝关节内侧压痛点仍存在，但是疼痛感减轻，自诉恶风、自汗。考虑患者营卫不固，原方去土鳖虫，加麻黄根 9g、浮小麦 9g，以实腠理，固皮毛。同时给予骨科洗剂 7 剂。

2019 年 5 月 30 日三诊，患者自诉经治疗后，膝关节疼痛不明显，现已可缓慢上下楼，晨僵、怕冷、恶风症状已明显好转。查体：左膝关节内侧压痛减轻，侧方应力试验（－），浮髌试验（－）。患者无特殊不适，治疗同前，以巩固疗效；同时告知患者多休息，避风寒，勿劳作，积极进行功能锻炼，待药物服用完后，要将股四头肌锻炼作为长期治疗方式。

● 加减阳和汤 （江西名医杨凤云方）

【组成】熟地黄 15g，肉桂 10g，鹿角胶 6g（烊化），麻黄 6g，白芥子 6g，鸡血藤 10g，木瓜 6g，炮姜炭 6g，汉防己 6g，甘草 3g。水煎服，每日 1 剂，分 2 次或 3 次温服。

【功效主治】活血化瘀，舒筋活络，健脾化浊。主治膝关节炎。

【方解】熟地黄者，味甘，性微温，《本草从新》言其可滋肾水，封填骨髓……补益真阴；肉桂者，味辛、甘，性大热，《医学启源》载其可补下焦不足，又可温通经脉；鹿角胶者，性温，味甘、咸，补益肝肾，益精养血；且三药皆归肝肾二经，三药合用，正可补益肝肾之亏，使肝肾精血得以源源不竭滋养筋骨，以收壮膝强膝之功。麻黄者味辛、微苦，性温，可宣通经络、开腠理、散寒结，使为风寒湿邪所阻滞之经络重开。白芥子，味辛，性温，能消散寒湿之邪所凝结之痰。加以鸡血藤、木瓜舒经活络，汉防己祛风消肿止痛；炮姜炭燮理阴阳；甘草调和诸药。以上诸药合用，一者补益肝肾，强壮筋骨以治其本；一者祛风寒湿邪，通络止痛以治其标，共奏标本兼治之效。

【加减】疼痛明显者，可加乳香、没药、丹参等。

【验案】患者，女，67 岁，2018 年 12 月 5 日初诊。主诉：右膝关节时发疼痛 3 年余。患者 7 日前因气温骤降，右膝关节疼痛加重，平躺休息尚可，站立行走则加重，右膝关节屈伸时有摩擦感，关节内侧间隙有压痛，伴有口淡不渴、腰膝酸软、形寒肢冷、夜尿频，舌淡胖而有瘀点，苔白，脉细涩。X 线片示：右膝关节间隙变窄，关节边缘骨赘形成，关节软骨下硬化。西医诊断：膝骨性关节炎；中医诊断：膝痹病，辨证属肾阳亏虚、寒凝血瘀之证。治以温肾壮阳、散寒化瘀为法。予加味阳和汤7剂：鹿角胶6g（烊化），肉桂10g，熟地黄15g，麻黄10g，白芥子10g，鸡血藤20g，木瓜6g，炮姜炭6g，汉防己10g，甘草3g。每日1剂，水煎服，早晚分服。嘱患者避风寒，避免膝关节负重活动。

2018年12月12日二诊，患者诉服药4剂后，右膝关节疼痛明显减轻，可以正常行走，现右膝关节疼痛消退，伴口淡不渴，仍有腰膝酸软，手足不温，舌淡胖苔薄白，脉细缓。予继服加味阳和汤14剂，调整如下：熟地黄20g，肉桂10g，鹿角胶10g（烊化），麻黄6g，白芥子6g，鸡血藤10g，木瓜6g，炮姜炭6g，汉防己10g，甘草3g。每日1剂，水煎服，早晚分服。

2018年12月22日三诊，患者诉服药10剂后，腰膝不适明显减轻，手足温，夜尿频次减少，舌淡红，苔薄白，脉缓。嘱患者停药，平日生活注意腰部与膝部保暖，适当运动及沐浴阳光以助阳气生发。

股骨头坏死

股骨头坏死是一种常见的髋关节疾病，其股骨头血供中断或受损，引起骨细胞及骨髓成分死亡及随后的修复，继而导致股骨头结构改变、股骨头塌陷、关节功能障碍的疾病。本病危害较大，若错过最佳治疗时机，可出现患肢跛行，严重者甚至会出现患肢瘫痪，给患者的生活及工作带来严重影响。

● 健脾补肾方 （北京名医谢利民方）

【组成】茯苓15g，白术10g，川牛膝15g，补骨脂10g，骨碎补15g，红花10g，延胡索10g，甘草5g。水煎服，每日1剂，分2次或3次温服。

【功效主治】活血化瘀通络，补益脾气。主治股骨头坏死。

【方解】本方中茯苓、白术大补脾胃之元气，令气旺血行，瘀去络通，脾枢得养；补骨脂补肾壮阳，兼以温补脾阳，以生血行血；川牛膝、骨碎补活血化瘀，兼以补肝肾，强筋骨；红花、延胡索活血化瘀通络以止痛；甘草补益脾气，缓急止痛，并调和诸药。

【加减】若疼痛甚者，延胡索加量，并加醋乳香、没药等；若血瘀甚者，加丹参、鸡血藤等；若寒湿甚者，加炮姜、肉桂、泽泻等；若肾阳虚甚者，加淫羊藿、杜仲、续断等；若脾气虚，大便秘结者，加蜜黄芪、麻子仁等；若睡眠差者，加茯神、酸枣仁、首乌藤等。

【验案】罗某，女，51岁，公交车售票员。因"双髋部疼痛不适1年余，加重伴活动受限1周"于2012年10月5日就诊。刻下症见：双髋部疼痛不适，左侧为甚，以腹股沟处刺痛、酸痛为主，活动受限，左下肢跛行，疼痛影响睡眠，纳食可，二便调。既往曾因系统性红斑狼疮，口服地塞米松片1年，口服最大剂量60mg，持续1个月。查体：跛行，双下肢等长，双侧腹股沟压痛（＋），双侧4字试验（＋）。舌质暗红，苔白腻，边有齿痕，脉弦缓。X线摄片示：双侧股骨头内骨质密度不均匀，可见坏死灶，股骨头形态尚可，未见塌陷。MRI示：双侧股骨头 T_1 像可见带状低信号带，T_2 像可见双线征。西医诊断：双侧股骨头坏死，双侧ARCO Ⅱ期；中医诊断：骨蚀（脾肾亏虚，痰瘀阻络）。予以健脾补肾方加减。处方：蜜黄芪30g，白术10g，茯苓10g，红花12g，川牛膝12g，醋延胡索20g，补骨脂10g，烫骨碎补10g，丹参9g，醋乳香6g，醋没药6g，甘草6g。水煎取汁，分2次服，每日1剂。患者服药后，双髋疼痛减轻，双髋关节活动受限有所改善，服药3个月，跛行有所改善，双髋关节疼痛明显减缓。在前方基础上随症加减，并嘱患者保护性负重，拄双拐，加强功能锻炼。半年后疼痛症状消失，双下肢肌力增强。经治疗1年后嘱患者可负重行走，无明显不适。随访1.5年病情稳定。复查X线片：双侧股骨头形态尚可，未见塌陷，坏死灶近端可见硬化带形成。

慢性化脓性骨髓炎

化脓性骨髓炎是化脓性细菌感染引起的骨组织炎症，根据病情发展可分为急性化脓性骨髓炎和慢性化脓性骨髓炎，一般认为死骨形成是慢性化脓性骨髓炎的标志。儿童发生慢性化脓性骨髓炎多为急性化脓性骨髓炎迁延所致，而在成人常常是创伤后骨髓炎，包括手术，特别是内植物术后骨髓炎，原因是于开放性损伤造成骨污染，损伤软组织和骨组织的失活又为细菌的生长繁殖提供环境。此外，宿主的原因是慢性化脓性骨髓炎重要的发病基础。糖尿病和动脉硬化引起的血管疾患，患者免疫功能损害均增加了易感性。感染后全身症状一般不明显，出现患肢增粗、组织厚硬、有色素沉着、周围肌肉萎缩等局部症状。急性发作时可有全身中毒症状，局部红、肿、疼痛。患肢可见窦道口、流脓，且有异味，偶可流出小死骨。年幼者因炎症可阻碍或刺激骨骺发育，患肢可短缩或增长，若软组织挛缩可导致关节屈曲畸形。

● 慢性化脓性骨髓炎经验方 （山东名医曹贻训方）

【组成】急性期解毒方：金银花 15g，蒲公英 15g，紫花地丁 15g，野菊花 10g，马齿苋 15g，黄柏 9g，土茯苓 15g，丹参 15g，赤芍 15g，当归 15g，川芎 9g，地龙 10g，穿山龙 6g，皂角刺 12g，生地黄 12g，延胡索 9g，生黄芪 20g，没药 6g，陈皮 9g，生甘草 6g，浙贝母 9g，川牛膝 9g。水煎服，每日 1 剂，分 2 次或 3 次温服。

扶正排毒汤：生黄芪 30g，当归 15g，白芍 15g，人参 9g，炒白术 15g，茯苓 15g，陈皮 10g，木香 6g，川芎 9g，杜仲 9g，桑寄生 12g，牛膝 12g，金银花 15g，蒲公英 15g，紫花地丁 15g，野菊花 6g，牡丹皮 9g，赤芍 15g，没药 6g，甘草 6g。水煎服，每日 1 剂，分 2 次或 3 次温服。

【功效主治】急性期解毒方清热解毒、活血散瘀，用于骨髓炎急性期局部症状表现突出者，可见皮肤红肿热痛，皮温高，窦道内有脓液、死骨流出，伴有全身发热。急则治其标，局部热毒炽盛为主要矛盾。扶正排毒汤扶正排毒，用于骨髓炎慢性期病情迁延日久，气血两虚，余毒未尽，局部可见肉芽组织灰白，脓液清稀，伤口周围灰暗，伤口长期不愈，面色苍白无华，倦怠无力，食欲欠佳，舌淡苔薄，脉细无力等。

【方解】方中金银花善清热解毒，兼可疏风散邪，野菊花入肝经，主清肝胆之火，其味苦、辛，性微寒，清热解毒之力强，两药配伍可清气分热结。蒲公英、紫花地丁、马齿苋均具清热解毒之功；蒲公英，入肝胃经，泻中下二焦湿热，与马齿苋、紫花地丁配伍，可解血分之热结；此皆为痈疮疔毒之要药，可清热解毒、消肿散结使热毒消退，合而组成君药。清热解毒之品其性多寒凉，寒凉则气滞血瘀难消。方中用当归味辛苦而性温，补血活血；川芎、延胡索为血中气药，辛香行散，既可活血祛瘀，又能行气通滞，通导全身气血运行；赤芍、丹参活血凉血；地龙、没药散瘀通络；共奏活血化瘀、行气通络、消肿止痛之效为臣药。方中又加穿山龙、皂角刺加强化瘀之力直达病灶，可使脓肿溃破；陈皮理气燥湿，黄柏清热燥湿，土茯苓解毒渗湿，三药合用使湿邪除而疮口收，生地黄、浙贝母以清热化脓，以为佐药。加用黄芪养气生血、托毒外出；川牛膝既可补肝肾、强筋骨，又可活血化瘀；生甘草和中以调和诸药兼为使药。综观全方，具有清热解毒、活血化瘀、消肿排脓之功效。在慢性骨髓炎急性发作时用之有效。

扶正排毒汤重用黄芪，其用有二：其一辅当归以补血活血，助白术以补益脏气，使气血生化有源，扶助正气祛邪外出；其二可促进气血津液的输布，托毒排脓，敛疮生肌。化裁八珍汤为方底，重在气血双补，唯有气血得充，肌肤得养，气血运行通畅，余毒才能消退，陈皮、木香加强行气作用，并健脾开胃。加用杜仲、桑寄生、牛膝补肾温阳，祛风除湿，兼顾先天之本。余毒未尽，长期流脓，所以必须加用金银花、蒲公英、紫花地丁、野菊花以清热解毒。局部肿硬，皮色灰暗为气血瘀滞之征象，在方中加以牡丹皮、赤芍、没药以散结化瘀、消肿止痛。全方扶正托毒，益气养血，清除余毒，兼固先天之本。长期服用病症才能得以控制，伤口逐渐缩小愈合。

【加减】在病程过渡期可以二者合用加减。

【验案】娄某，男，43岁。自述 2017 年 10 月车祸伤致右胫骨上端粉碎性骨折，于外院急症行内固定＋伤口 VSD 引流术，术后细菌培养示金黄色葡萄球菌感染，行抗生素治疗，后确诊为慢性化脓性骨髓炎，行部分内固定物取出＋皮瓣移植术。2018 年 12 月 11 日以"右胫骨上端骨折术后感染 14 个月"于我院门诊就诊，诊时右小腿肿胀，皮温高，见内侧 1.5cm×4.0cm 感染疮口，少量淡黄的脓液渗出，味腥，周围皮肤有紫暗色色素沉着，面色暗黄，精神

萎靡，

舌赤、苔厚，脉沉涩。四诊合参辨证为余毒未清、经络瘀阻、气血不足，处方解毒汤加减：赤芍 15g，马齿苋 15g，陈皮 9g，丹参 15g，地龙 6g，金银花 15g，黄柏 9g，川芎 9g，醋延胡索 9g，生地黄 12g，当归 12g，蒲公英 15g，川牛膝 9g，紫花地丁 15g，牡丹皮 10g，玄参 12g，野菊花 10g，土茯苓 15g，板蓝根 15g，生黄芪 20g，甘草 6g。15 剂，水煎服，每日 1 剂。用药半个月，复诊：患者精神好转，饮食增加，疼痛、肿胀较前减轻，疮口缩小，脓液减少，局部皮色红润。解毒汤加穿山龙 6g，继用 1 个月，再诊：患者精神倍增，肿胀消退，疮口愈合，皮肤转为红润，症状消失。

足 跟 痛

足跟痛又叫脚跟痛，是由跟骨滑囊炎、足底腱膜及足底长韧带损伤、跟骨骨骺炎、跟骨脂肪垫炎、跟骨骨刺等原因导致的以足跟部疼痛为主要表现的一类疾病。较肥胖的中年妇女、喜爱运动者跖腱膜炎发生的情形较多。老年人足跟脂肪纤维垫常有不同程度的萎缩变薄，因而在站立或行走时会引起足跟痛。足跟痛经过积极的筛查病因、积极治疗，能够有效缓解症状。

● 益肾消痛方 （北京名医杨铮方）

【组成】内服方：桑寄生 30g，续断 20g，嫩桂枝 10g，川牛膝 15g，宣木瓜 10g，生槟榔 10g，炒杜仲 15g，血竭 4g，北细辛 3g，全当归 15g，川芎 10g，赤芍 20g。

足跟痛泡洗方：南红花 20g，伸筋草 30g，透骨草 30g，血竭 10g。煎水后加醋 100ml，7 天为 1 个疗程。

【功效主治】活血化瘀，补肾止痛。主治足跟痛。

【方解】方中桑寄生、续断、杜仲补肾强筋骨为君药。川牛膝，《本经》言其："主寒湿痿痹，四肢拘挛。"《本经逢原》载："丹溪言牛膝能引诸药下行，筋骨痛风在下者宜加用之。"可见川牛膝活血化瘀，强筋益肾，功善下行，入肝肾经。川牛膝强筋益肾，化瘀止痛，对于足跟痛可谓标本兼治。宣木瓜酸温，入肝脾经，主治风湿痹痛、筋脉拘挛、脚气肿痛，且能祛湿除痹，为久风顽痹，筋脉拘急之要药。足跟部为筋骨聚集之处，肝主筋，筋骨劳损，气血凝滞，则不通则痛。木瓜入肝经，舒筋缓急以止痹痛。生槟榔苦辛温，可用于脚气肿痛。血竭、细辛、当归、川芎活血止痛。

【加减】伴腰腿酸痛加山茱萸 15g、狗脊 15g；足胫部发热加龟甲、黄柏；足部畏寒合用金匮肾气丸。

【验案】患者女性，57 岁，2011 年 10 月 12 日初诊。右足跟痛半年余加重 1 周，晨起为甚，X 线片示跟骨骨质未见异常。局部涂抹雪山金罗汉止痛涂膜剂疼痛未见明显减轻。伴有腰酸腿沉、足部畏寒、体倦乏力、腹胀便溏，舌淡暗，苔薄白，气息平，无口浊，脉沉细。辨证属于肾虚血瘀。治宜益肾化瘀止痛。方药：益肾消痛汤加黑附子 10g、狗脊 15g、威灵仙 10g，7 剂，水煎服，每天 2 次温服，并用足跟痛泡洗方浴足。2011 年 10 月 20 日复诊，右足跟痛明显减轻，晨起仍有轻微疼痛，足部畏寒改善，前方去黑附子，再进 7 剂，水煎服，每日 1 剂，分 2 次或 3 次温服。患者内服外洗结合治疗 2 个月，足跟痛止。

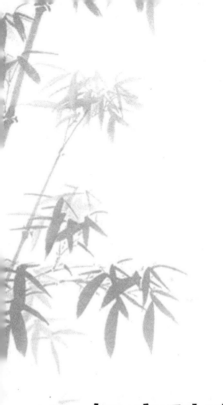

《第四章》
妇产科疾病秘验良方

老年性阴道炎

老年性阴道炎常见于绝经后的老年妇女，因卵巢功能衰退，雌激素水平降低，阴道壁萎缩，黏膜变薄，上皮细胞内糖原含量减少，阴道内 pH 值上升，局部抵抗力降低，致病菌易入侵繁殖引起炎症。主要症状为阴道分泌物增多及外阴瘙痒、灼热感。

● 六味四妙汤 （四川名医曾倩方）

【组成】熟地黄 10g，山药 15g，山茱萸 10g，牡丹皮 10g，泽泻 10g，茯苓 15g，苍术 10g，黄柏 10g，薏苡仁 25g，川牛膝 10g。水煎服，每日 1 剂，分 2 次或 3 次温服。

【功效主治】补肾滋阴，清热利湿。主治老年性阴道炎。

【方解】方中用"性平，禀至阴之德，气味纯静，故能补五脏之真阴"之熟地黄为君，滋阴补肾，填精益髓；山药"味平无毒，主伤中，补虚羸，除寒热邪气，补中益气力，长肌肉，强阴……"且具补益气血生化之源脾胃之功，以补先天；泽泻利湿而泻肾浊，并能减熟地黄之滋腻；茯苓淡渗脾湿，并助山药之健运，与泽泻共泻肾浊，助真阴得复其位；牡丹皮清泻虚热。以上药物合用，补泻兼施，以补为主，肝肾脾三阴并补，以补阴肾为主，共奏滋补肝肾之功。四妙丸原治湿热下注、两足萎软、筋骨酸痛等，方中苍术辛苦而温，芳香而燥，直达中州，为燥湿强脾之主药；黄柏为苦寒下降之品，入肝肾直清下焦湿热；牛膝补肝肾强筋骨，领苍术、黄柏入下焦而祛湿热；薏苡仁独入阳明，祛湿而利筋络，四药合用，专于清利下焦湿热。六味地黄丸合四妙丸共奏补肾滋阴润窍、清热利湿之功。

【加减】湿甚者加土茯苓以祛湿；热甚者加蒲公英、苦参、败酱草以清热解毒；带中夹血者加夏枯草、蒲黄；阴痒者加荆芥祛风止痒；脾虚者重用山药，加白术以健脾益气等；肾虚甚者可加续断、菟丝子以补益肝肾。

【验案】赵某，女，48 岁，职员，已婚，2012 年 7 月 21 日初诊。自然绝经 2 年。主诉：反复白带量多、色黄伴异味 1 年。现病史：一年前，无明显诱因出现白带量多、色黄、腥臭，偶有外阴灼热瘙痒，多次就诊于当地医院，诊断为"阴道炎"，予以洁尔阴洗液、雌三醇栓治疗后，白带改善，停药后病情反复，食辛辣之品后症状尤甚。现白带量多、色黄、腥臭，外阴灼热瘙痒，皮肤干，夜间身热，脱发甚，腰酸腰痛，喜食辛辣，口苦，眠差，大便偏干，小便黄，舌质淡暗，苔黄厚，脉弦滑。B超：子宫前后径3.7cm，内膜厚0.15cm（单层），肌层回声均匀，双附件未见确切异常；阴道镜：阴道内膜点状充血；白带常规：清洁度Ⅲ°，白细胞酯酶活性（＋），余（－）。西医诊断：老年性阴道炎；中医诊断：带下病（阴虚湿热证）。予以六味四妙丸加减。药用：熟地黄10g，山药15g，牡丹皮10g，泽泻10g，茯苓15g，苍术10g，黄柏10g，薏苡仁25g，川牛膝10g，首乌藤25g，炒荆芥10g，蒲公英15g。4剂，水煎服。

2012年8月3日复诊：诉药后白带较前明显改善，脱发、睡眠较前改善，大便干，2～3日1次，上方改熟地黄为生地黄10g，加玄参10g以滋阴润燥，继服7剂，嘱患者清淡饮食。

2012年8月20日复诊：服药后觉白带基本正常，大便明显改善，每日1次，纳眠可。妇科检查：阴道壁充血明显改善。复查白带常规：清洁度Ⅱ°，余（－）。上方去玄参，加菟丝子15g，继服4剂以巩固疗效。

2012年9月27日复诊：患者诉白带正常，无特殊不适，嘱患者清淡饮食，注意个人卫生，保持外阴清洁。

慢性盆腔炎

慢性盆腔炎是指女性内生殖器及其周围结缔组织、盆腔腹膜的慢性炎症。常为急性盆腔炎未彻底治疗，在患者体质较差的情况下，急性盆腔炎的病程可迁延及反复发作，造成慢性盆腔炎；但是亦可无急性盆腔炎病史过程，如沙眼衣原体感染所致输卵管炎。慢性盆腔炎病情较顽固，可导致月经紊乱、白带增多、腰腹疼痛及不孕等。

● 加味四妙散 （贵州名医冯先波方）

【组成】盐黄柏 20g，苍术 15g，怀牛膝 15g，车前子 20g（包煎），木通 10g，大血藤 30g，薏苡仁 30g，猪苓 15g，泽泻 20g，海螵蛸 15g，黄芩 15g，萆薢 30g，土茯苓 50g，台乌药 10g。水煎服，每日 1 剂，分 2 次或 3 次温服。

【功效主治】清热利湿。主治慢性盆腔炎。

【方解】四妙丸一方出自《成方便读》，由黄柏、苍术、牛膝、薏苡仁四味药组成，主治湿热下注所致的下肢麻痿肿痛等症，是冯师治疗妇科湿热带下病的常用方。在此基础上，冯师喜用大剂量的土茯苓祛湿泄浊，伍以大队清热祛湿的药，诸如猪苓、泽泻、黄芩、大血藤、萆薢、车前子、木通等加强祛湿之力，治湿以利小便，湿邪自有出路。除此之外，冯师在治疗此类疾病亦妙用海螵蛸和乌药。海螵蛸善于收敛燥湿止带，乌药善于行气散寒止痛，两药为伍，气行助湿行，湿祛则带止，是其临床用药又一特点。

【加减】肾虚腰痛者加菟丝子、川续断填补肝肾。

【验案】王某，女，35 岁，2008 年 7 月 2 日来诊。自诉白带量多，连绵不断，质黏稠，色黄有腥味，伴腰软酸痛及下腹双侧附件区隐痛。两年前曾在某西医院诊断为慢性盆腔炎，经输液治疗，症状有所缓解，但时作时休。近期由于工作变动，加班劳累致症状有所加重，且小腹坠胀，用抗生素治疗后不见好转，遂转求中医治疗。问其月经如何，患者称其月经尚可。察其舌脉：舌红苔薄，脉细濡。辨证属湿热下注，肾气亏虚所致带下，然当前湿热壅盛，法当先清热祛湿，后再兼顾补肾。故拟加味四妙散。

处方：盐黄柏 20g，苍术 15g，怀牛膝 15g，车前子 20g（包煎），木通 10g，大血藤 30g，薏苡仁 30g，猪苓 15g，泽泻 20g，海螵蛸 15g，黄芩 15g，萆薢 30g，土茯苓 50g，台乌药 10g。嘱服 5 剂，每日 1 剂，并嘱其忌食辛辣、生冷之品。同时治疗期间避免同房，注意会阴清洁。

次诊：患者自诉服药后，白带明显减少，腥臭味已渐无，唯有腰部及两附件仍隐痛时作。湿热虽已渐去，但肾气未复，遂加菟丝子 15g、川续断 20g，再进 5 剂以观后效。

三诊：服完 5 剂后，患者来诊，告知 5 剂后腰腹痛症状消失，白带已基本正常。嘱其注意休息，避免劳累，原方续服 3 剂以巩固疗效。

● 调肝汤 （黑龙江名医韩百灵方）

【组成】熟地黄、枸杞子、甘草、白芍、延胡索、土茯苓、鱼腥草各 20g，当归、王不留行、川楝子、鳖甲、怀牛膝、枳壳各 15g，通草、皂角刺各 10g。水煎服，每日 1 剂，分 2 次或 3 次温服。

【功效主治】补肾疏肝，解毒除湿，软坚散结。主治慢性盆腔炎。

【方解】熟地黄、枸杞子滋养肾精，补正以治本；王不留行、通草、皂角刺、川楝子疏肝解郁，清热通络；当归活血行气；白芍柔肝敛阴止痛；土茯苓、鱼腥草清热解毒以祛邪；延胡索、枳壳行气，使气行则血行；怀牛膝既可补肾，又可引药下行以为引经之药；鳖甲软坚散结，且可交通阴阳，使气血调和，治标中兼顾治本；甘草调和诸药。全方配伍，标本兼顾，攻补兼施，疗效显著。

【验案】昊某，女，40 岁，2000 年 3 月 22 日初诊患慢性盆腔炎 10 余年，近 2 月小腹疼痛加剧，甚则不可行走，伴有腰部酸痛及下腹部坠胀，有双侧腹股沟淋巴结肿大，舌淡有瘀斑，脉沉弦而滑。B 超：双侧输卵管增厚，盆腔少量积液，右卵巢肿物（考虑为炎性包块）。曾用抗生素治疗 2 周无效。诊断：慢性盆腔炎。辨证为肾虚肝郁型。治以补肾疏肝、解毒除湿止痛，以调肝汤加连翘 20g、泽泻 15g 以解毒逐水、定痛。7 剂，每天 1 剂，水煎服。

3 月 29 日二诊：自诉腹痛好转，腰部酸痛及下腹部坠胀感消失，腹股沟淋巴结肿缩小，余无不适，舌淡，苔薄黄，脉沉弦稍滑，续用上方加黄柏 15g。7 剂，每天 1 剂，水煎服。4 月 5 日三诊：自诉无任何不适，腹痛消失，舌淡、苔薄白，脉沉弦。B 超：双侧附件增厚。继以上方去黄柏、泽泻。7 剂，每天 1 剂，水煎服。4 月 12 日四诊：无任何不适，舌脉同前，继以上方加女贞子 20g。7 剂，每天 1 剂，水煎服。4 月 19 日五诊：无任何不适。继服上方 1 周以巩固疗效，同时嘱患者注意休息，节房事，避寒凉免其复发。

月经不调

月经不调也称月经失调，是妇科常见疾病，表现为月经周期或出血量的异常，可伴月经前、经期时的腹痛及全身症状。

● 茜草三物汤（重庆名医戴裕光方）

【组成】茜草根 15g，当归 9g，川芎 4g，白芍 12g，香附 6g，川续断 15g，焦白术 12g，女贞子 12g，桑寄生 15g，青皮 6g，柴胡 6g，牛膝 15g，山楂 20g。水煎服，每日 1 剂，分 2 次或 3 次温服。

【功效主治】健脾养血益肝肾。主治月经不调。

【方解】方中以女贞子、桑寄生、白术健脾益肾、益髓填精，以阴中求阳；茜草根、当归、川芎、白芍养血活血；香附、青皮疏肝理气；柴胡引药入肝；牛膝引药下行，直达病所；配以山楂以增活血之力；甘草调和诸药。

【加减】若月经色深，有小块，腹痛甚可加炮姜 9g、肉桂 4g；若月经色鲜红，量多可加栀子、牡丹皮各 9g；若痛剧可加延胡索 15g、台乌药 10g。

【验案】患者，女，28 岁，干部。初诊：2003 年 3 月 28 日。主诉：经行腹痛 1 个月。患者于 2003 年 2 月 4 日行人工流产术（以前已行两次人工流产术）。2003 年 3 月 8 日月经又来潮，行经 5 天，月经量少，色暗红，伴小腹剧烈疼痛，遂来我院就诊。症状：月经量少，色暗红，经前小腹剧烈疼痛。舌淡，苔白腻，脉沉。西医诊断：痛经。中医诊断：痛经（冲任不调）。女子月经与肝、脾、肾三脏及冲任二脉关系密切，而且脾胃为气血生化之源，肝藏血，肾藏精。"冲为血海，任主胞宫"。法当调理肝、脾、肾、冲脉、任脉，拟茜草三物汤加减。方药：茜草根 15g，当归 9g，川芎 4g，白芍 12g，香附 6g，川续断 15g，焦白术 12g，党参 15g，肉桂 4g，炮姜 9g，怀牛膝 15g，地榆 12g，牡丹皮 9g。7 剂，每天 1 剂，水煎服。

二诊（2003 年 4 月 18 日）：2003 年 4 月 3 日行经，5 天已干净，现无痛经，继之前法。方药：茜草根 15g，当归 9g，川芎 4g，白芍 12g，桑寄生 15g，白术 12g，党参 15g，肉桂 4g，怀牛膝 15g，小青皮 6g，柴胡 4g，甘草 4g，山楂 12g，台乌药 9g，杜仲 12g，牡丹皮 9g。7 剂，水煎服。

三诊（2003 年 4 月 25 日）：服药后无痛经，乳房胀痛减轻，左腰仍胀，大便日一行，纳差，舌白腻，脉沉，继之前法，巩固治疗。方药：茜草根 15g，当归 9g，生地黄 12g，白芍 12g，桑寄生 15g，女贞子 12g，酸枣仁 12g，五味子 9g，焦白术 12g，南沙参 15g，栀子 6g，川续断 15g，怀牛膝 15g，甘草 4g。7 剂，水煎服。停药后随访 3 个月经周期，月经周期、经期、经量正常，无痛经及乳房、腰部胀痛。

功能失调性子宫出血

功能失调性子宫出血，简称功血，是一种常见的妇科疾病，是指异常的子宫出血，经诊查后未发现有全身及生殖器官器质性病变，而是由于神经内分泌系统功能失调所致。表现为月经周期不规律、经量过多、经期延长或不规则出血。

● 两地汤 （吉林名医陈丽文方）

【组成】生地黄 20g，地骨皮 10g，阿胶 10g，白芍 15g，麦冬 15g，玄参 30g。水煎，每日 1 剂，分 2 次口服，每 7 剂为 1 个疗程，连服 2 个疗程后观察治疗结果。

【功效主治】凉血，止血，调经。主治功能失调性子宫出血。

【方解】两地汤方中凉血、止血药并用，滋阴、养血药并用，水足而火自灭，水火互济而无偏颇则经行如期，加补益肝肾药，全方凉血、止血、调经，从根本上调理卵巢功能。

【加减】经血量多加女贞子、墨旱莲；淋漓不净加地榆、茜草；五心烦热加麦冬、地骨皮；血中多有血块加三七、蒲黄。

【验案】张某，女，40 岁，初诊 2006 年 8 月 13 日就诊。主诉：月经淋漓不断 4 个月。病史：该患者已婚，孕 2 产 0。现月经淋漓不断 4 个月，量少，色鲜红，质黏稠，伴口渴，心烦，盗汗。查体：一般状态尚可，形体偏瘦，舌质红，苔薄黄，脉细数。辅助检查：B 超示子宫附件正常。诊断为功血，辨证为阴虚血热型。治法：清热凉血，止血调经。方用两地汤加减。方药：生地黄 20g，地骨皮 10g，阿胶 10g，白芍 15g，麦冬 15g，玄参 30g，女贞子 50g，墨旱莲 25g，地榆 25g。口服 2 个疗程后，月经周期正常，诸症消失，随访 3 个月内未复发。

多囊卵巢综合征

多囊卵巢综合征是以稀发排卵或无排卵、高雄性激素或胰岛素抵抗、多囊卵巢为特征的内分泌紊乱的症候群。其临床表现包括月经稀发或闭经、慢性无排卵、不孕、多毛及痤疮等。因持续无排卵，严重情况下会使子宫内膜过度增生，增加子宫内膜癌的风险。

● 化瘀通络汤 （河南名医赵旭方）

【组成】柴胡 6g，当归尾 10g，丹参 20g，桃仁 10g，红花 6g，炮穿山甲 10g，炒鸡内金 10g，制大黄 10g，蒲公英 20g，虎杖 20g，佛手片 6g，郁金 10g，白芍 10g。水煎服，每日 1 剂，分 2 次或 3 次温服。持续用药 28～33 天为 1 个疗程。

【功效主治】疏肝解郁，活血化瘀。主治多囊卵巢综合征。

【方解】方中柴胡、郁金、佛手疏肝解郁，当归尾、丹参、桃仁、红花、炮穿山甲等活血化瘀。全方以疏肝解郁、活血化瘀为主，从根本上改变女性体质，以通过调整阴阳平衡恢复女性生殖系统正常功能为着眼点。

【疗效】观察组的 48 例多囊卵巢综合征患者在接受治疗后的显效率及总有效率分别为 47.9％和 100％，其中 43 例有生育需求的患者在接受治疗后的妊娠率为 27.91％；对照组的 48 例多囊卵巢综合征患者在接受治疗后的显效率及总有效率分别为 35.43％和 85.43％，其中 39 例有生育需求的患者在接受治疗后的妊娠率为 10.36％。

更年期综合征

更年期综合征又称围绝经期综合征，指妇女绝经前后出现性激素波动或减少所致的一系列以自主神经系统功能紊乱为主，伴有神经、心理症状的一组症候群。

● 二仙汤（安徽名医沈志庵方）

【组成】知母 6g，黄柏 6g，当归 15g，巴戟天 15g，淫羊藿 15g，仙茅 15g。水煎服，每日 1 剂，分 2 次或 3 次温服。一般连用 15 剂为 1 个疗程。

【功效主治】温肾阳，补肾精，泻肾火，调冲任。主治更年期综合征。

【方解】方中仙茅、淫羊藿、巴戟天温肾阳，补肾精；黄柏、知母泻肾火、滋肾阴；当归温润养血，调理冲任。全方配伍特点是壮阳药与滋阴泻火药同用，以适应阴阳俱虚于下，而又有虚火上炎的复杂症候。由于方以仙茅、淫羊藿二药为主，故名"二仙汤"。

【加减】兼有水肿者加茯苓、泽泻；白带量多者加怀山药。

【验案】常某某，女，55 岁。据诉头晕目眩，夜间梦多，心悸自汗，气短纳差，便溏而频，微劳则病情加重。曾在某县医院治疗 4 个月余，症情未见明显好转，经友人介绍于 1978 年 5 月 13 日来就诊。症见：面色㿠白，四肢不温，舌淡胖尖微红，苔薄白，脉象沉、尺部尤甚，平素带下清稀量多，每足冷至膝，自觉发热，汗多，纳少，口中微渴，行动则气若不续，经查无器质性病变，拟诊更年期综合征，辨为脾肾阳虚、浮火上炎，方用二仙汤合理中汤加减。方药：党参、巴戟天、仙茅、淫羊藿、泽泻、当归各 15g，白术 10g，山药 30g，炙甘草、川黄柏、知母、干姜各 6g。上方服 3 剂后，心悸、气短、便溏均好转，食亦增加，原方续进 5 剂。

三诊：畏寒、肢冷、自汗均减，大便成形，口不渴，入眠梦仍多，适值经来，量多色淡，且谓每次经来多延至 10 余天方尽。舌尖红已退，脉转沉缓。药用：当归、巴戟天、仙茅、朱茯苓、炒酸枣仁、淫羊藿各 15g，山药 30g，白术、陈皮各 10g，砂仁 6g。

四诊：上方服 5 剂后，畏寒、肢冷已除，入睡梦仍多，食味已馨，在室内活动不觉气短汗出，月经已净。原方再进 5 剂，前症均平复。唯因思家心切，欲返家休养，仍以二仙、归脾合方善后：炙黄芪 30g，归身、白术、佛手各 10g，朱茯神、炒酸枣仁、巴戟天、仙茅各 15g，党参 20g，砂仁 6g。嘱服 10 剂，并嘱注意寒暖，尽量避免情志刺激，且须加强营养，促其康复半年后随访，诸症均除，现已体健如常。

子宫脱垂

子宫从正常位置沿阴道下降，宫颈外口达坐骨棘水平以下，甚至子宫全部脱出于阴道口以外，称为子宫脱垂。子宫脱垂常合并有阴道前壁和后壁膨出。

● 补中益气汤 （湖北名医涂安燕方）

【组成】黄芪 18g，炙甘草 9g，人参 6g，当归 3g，陈皮 6g，升麻 6g，柴胡 6g，白术 9g，橘皮 6g。水煎服，每日 1 剂，分 2 次或 3 次温服。

【功效主治】补气升阳。主治子宫脱垂、胃脱垂等内脏脱垂。

【方解】方中黄芪为君药，味甘性微温，入脾、肺经，补中益气、升阳固表。配伍人参、炙甘草、白术补气健脾为臣，与黄芪合用，以增强补中益气之力。"气为血之帅，血为气之母"，久病体虚，营血亏虚，故用当归养血和营，协人参、黄芪以补气养血，陈皮理气和胃，共为佐药，并以少量升麻、柴胡升阳举陷，协助君药以升提下降之中气，为佐使药。诸药合用，使气虚者补之，气陷者升之，元气内充，清阳得升，患者则自愈之。

【疗效】用此方共治疗 30 例 Ⅰ、Ⅱ 度子宫脱垂患者，总有效率 86.7%。

妊娠呕吐

约有半数以上妇女在怀孕早期会出现早孕反应，包括头晕、疲乏、嗜睡、食欲缺乏、偏食、厌恶油腻、恶心、呕吐等。症状的严重程度和持续时间因人而异，多数在孕 6 周前后出现，8～10 周达到高峰，孕 12 周左右自行消失。少数孕妇早孕反应严重，频繁恶心呕吐，不能进食，以致发生体液失衡及新陈代谢障碍，甚至危及孕妇生命。

● 自拟止呕汤 （山东名医刘秀芹方）

【组成】党参 30g，黄芪 30g，麦冬 15g，黄芩 9g，竹茹 12g，茯苓 9g，益智仁 12g，芦根 9g，火麻仁 9g，生姜 6g。日 1 剂，水煎至 200ml，分 4～6 次服用，连用 3 天。

【功效主治】益气和中，和胃止呕。主治妊娠呕吐剧烈者。

【方解】根据历代医家的见解，自拟止呕汤以健脾养胃、清热化痰为主，党参、黄芪、麦冬为君药，益气和中、健脾和胃；黄芩、竹茹、茯苓、益智仁为臣药，清热止呕、除湿化痰、温脾摄涎；芦根、火麻仁为佐药，养阴清热、润肠通便；生姜为使药，温胃止呕。

【疗效】对治疗组治愈 31 例，好转 15 例，未愈 0 例，总有效率 100.00%。

习惯性流产

习惯性流产是指连续自然流产 3 次及 3 次以上者。近年常用复发性流产取代习惯性流产，改为 2 次及 2 次以上的自然流产。

● 固本养胎汤 （河南名医王自平方）

【组成】川续断 15g，菟丝子 20g，熟地黄 15g，杜仲炭 20g，炙黄芪 15g，白术炭 15g，桑寄生 20g，陈皮 12g，香附 10g，黄芩 10g，紫苏梗 12g。水煎服，每日 1 剂，分 2 次或 3 次温服。

【功效主治】补脾益肾，调补冲任，安胎。主治习惯性流产。

【方解】方中川续断补肝肾，调冲任，补血安胎，《本草汇言》谓之"所损之胎孕非此不安"，现代药理研究表明，川续断含丰富维生素 E，具有健全卵巢黄体、促进子宫及胚胎发育的功能；菟丝子性柔润而不燥，双补阴阳，长于补肾安胎；桑寄生性平和，不温不燥，为补肾、养血、安胎之要药，与杜仲共起益肾固本、调补冲任之责；黄芪益元气，壮脾胃，培中举陷，药理研究发现其具有增强机体免疫功能，调节免疫及内分泌作用，与白术、熟地黄、陈皮合用则健脾益气，滋阴养血，固冲任而胎安。另加黄芩清热燥湿，凉血安胎，与白术相须而用，起到清热养血安胎之功，对于肾虚伴见热象者尤为适用，此即朱丹溪之"产前安胎，黄芩、白术为妙药也"。香附、紫苏梗疏肝理气，行气宽中，顺气安胎，同时可防补益药滞腻之弊。经现代药理研究证实，香附、陈皮均可抑制子宫平滑肌收缩，预防流产的发生。

【加减】若症见精神紧张，失眠多梦加首乌藤、合欢皮、炒酸枣仁；呕恶甚者加姜竹茹、生姜；腰酸痛加狗脊；腹痛明显重用白芍；腹胀下坠明显加柴胡、升麻；小便频数用益智仁、覆盆子；便秘加肉苁蓉、何首乌；大便溏泻用炒白扁豆、黄连；出血不止者加墨旱莲、仙鹤草、苎麻根；潮热盗汗加地骨皮、银柴胡；虚寒加艾叶炭、鹿角胶；血虚加当归、白芍；气虚加党参、山药。

【验案】郭某，女，32岁，已婚，干部，2003年10月20日初诊。患者结婚8年，流产5次，现妊娠4月余，平时经常腰膝酸困，下肢乏力，头晕耳鸣，心烦寐差，纳呆，大便溏。妊娠后仍有上述症状，近日因劳累出现腹痛下坠伴阴道少量出血，5天不止，舌淡而少津，苔白，脉滑细。自述症状与前几次流产前相似，慎防小产特来诊治。依患者病史、临床症状，结合舌苔脉象，诊为滑胎，证属脾肾两虚。治法：健脾益肾，补血安胎。方药：自拟固本养胎汤加减。方药：川续断15g，菟丝子20g，熟地黄15g，杜仲炭20g，炙黄芪15g，白术炭15g，桑寄生20g，陈皮12g，香附10g，黄芩10g，紫苏梗12g，藕节炭25g，海螵蛸20g，仙鹤草15g，甘草6g。水煎服，日1剂，嘱患者卧床休息。3剂后腹痛下坠感减轻，阴道出血减少，续服上方5剂，腹痛下坠感及下阴出血均消，又因大便干结，于原方中去海螵蛸、仙鹤草，加肉苁蓉20g，何首乌15g。门诊4次，无腹痛下坠，无下阴出血，腰膝酸困及全身乏力均好转，大便正常。后随访顺产一女婴，母女康健。

妊娠高血压综合征

妊娠高血压综合征是妊娠期特有的疾病，包括妊娠期高血压、子痫前期、子痫、慢性高血压并发子痫前期以及慢性高血压。妊娠20周后出现高血压、水肿、蛋白尿。轻者可无症状或轻度头晕，血压轻度升高，伴水肿或轻度蛋白尿；重者头痛、眼花、恶心、呕吐、持续性右上腹痛等，血压升高明显，蛋白尿增多，水肿明显，甚至昏迷、抽搐。

● 加减天麻钩藤汤 （山东名医殷世美方）

【组成】天麻12g，钩藤（后下）20g，石决明20g，栀子10g，杜仲10g，黄芩10g，桑寄生30g，茯苓20g，白术10g，陈皮10g，车前子（包）10g，大腹皮15g，泽泻10g。每日1剂，水煎分2次服，连服7～10剂。

【功效主治】平肝息风，清热泻火，益肾养血。主治妊娠高血压综合征。

【方解】方中天麻、钩藤息风，生石决明平肝潜阳，以上三味是本方主药；又以栀子、黄芩清热泻火，使肝经之热不致上扰；桑寄生、杜仲滋补肝肾，可使肝阳得以潜藏，不再浮越；白术、陈皮、大腹皮、车前子行气健脾利水，可使火热之邪从尿道而出。

据现代药理研究证明，方中的天麻、钩藤、杜仲、桑寄生、黄芩、栀子等有不同程度的降压作用，且具有调节高级神经活动的作用；茯苓、白术、陈皮等健脾渗湿，可消除尿中蛋白；车前子、大腹皮行气利水，消除水肿。

【验案】患者36岁，孕32周，孕2产1，患者1周左右双下肢及眼睑水肿，时有头晕，失眠，血压187/100mmHg，尿蛋白（＋＋），动员其住院治疗，因患者家务繁忙未遂。给予上方，每日1剂，早晚分服，连服7剂，水肿明显消失，血压135/85mmHg，精神转佳，效果满意，继服7剂巩固疗效。

胎位异常

胎儿在子宫内的位置叫胎位。正常的胎位应为胎体纵轴与母体纵轴平行，胎头在骨盆入口处，并俯屈，颏部贴近胸壁，脊柱略前弯，四肢屈曲交叉于胸腹前，整个胎体呈椭圆形，称为枕前位。除此外，其余的胎位均为异常胎位。在妊娠中期，胎位可异常，以后多会自动转为枕前位。如在妊娠后期，仍为异常胎位，则称为胎位异常，亦叫"胎位不正"。常见的胎位不正有胎儿臀部在骨盆入口处的臀位、胎体纵轴与母体纵轴垂直的横位或斜位等。

● 当归芍药散（广东名医陈淑音方）

【组成】当归、白芍、白术各 10g，川芎 5g，茯苓、泽泻各8g。服法：每日 1 剂，浓煎分 2 次空腹服，3 剂为 1 个疗程，每疗程结束后即产检复查胎位。一般连用 2～3 个疗程。

【功效主治】养血安胎，调节气血。主治胎位不正。

【方解】方中当归、白芍和血养血、安胎止痛，能缓解平滑肌痉挛，有利于胎儿转动；川芎活血行气，上行头目，下行血海，以推动胎儿矫正；白术益气健脾安胎；茯苓、泽泻淡渗利湿，可消除过多羊水，有助于胎儿转动。据临床观察服药后孕妇胎动增加，这是矫治过程中的必然现象，胎动增强能促使胎位矫正。本方的优点是促使胎动而不使子宫收缩。用本方矫治胎位，安全可靠，简便易行，无副作用，孕妇乐于接受，同时本方还有预防早产、治疗妊娠腹痛、容易分娩的功效，即使在设备较差的农村基层也可使用。

【验案】谢某，27 岁。1997 年 2 月 20 日初诊。初孕 33 周，经产前检查及 B 超诊断为臀位。症见面色萎黄，形体虚胖，少腹时而隐痛，胎动微弱，舌质淡红，苔薄白，脉细滑而弱。诊断：逆产（臀位）。证属气血虚弱，治当调理气血。方用当归芍药散。方药：当归、白芍、白术各 10g，川芎 5g，茯苓、泽泻各 8g。3 剂，水煎服，每日 1 剂。2 月 23 日复查胎位已矫正。

产褥感染

产褥感染系在产前、产时与产褥期，因生殖道创面受致病菌的感染，引起局部或全身的炎症变化。严重者可引起败血症、中毒性休克，甚至肾功能障碍，危及产妇生命。

● 五草红藤汤 （安徽名医吴惠敏方）

【组成】益母草30g，败酱草30g，车前草30g，金钱草30g，大血藤30g，龙胆10g。水煎服，每日1剂，分2次或3次温服。

【功效主治】清热解毒，活血化瘀。主治产褥感染。

【方解】五草红藤汤加味治疗产褥感染，其清热解毒、活血化瘀作用可使体温很快降至正常，子宫复旧加速，子宫或宫旁压痛迅速减轻至消失，恶露量减少，加强了控制感染的作用。

【加减】气滞明显型：下腹痛绕脐走窜或腹痛阵发性发作，腹胀，肠鸣音亢进，酌加川楝子、广木香、延胡索各15g；热毒炽盛型：高热或伴有畏寒，口干舌燥，面红耳赤，便秘，舌质红，苔黄燥，脉滑数，下腹肌紧张拒按，压痛、反跳痛明显，加栀子15g、黄柏12g、黄连6g、牡丹皮12g；血瘀明显型：下腹持续疼痛，子宫或宫旁压痛点固定，或可触及包块，加当归20g、赤芍10g；瘀热酿脓型：发热、腹痛加重，恶露增多且具腥臭味，且伴有脓性分泌物，加金银花、连翘、紫花地丁、蒲公英、薏苡仁各30g。

【验案】某患者，25岁，产后7天，高热4天入院，系第2胎，足月妊娠，在乡医院分娩，产后胎盘粘连，徒手剥离，产后大出血，经抢救治疗后出血止，于产后第3天晚畏寒，高热，体温41℃。在当地予"抗感染补液"治疗效果欠佳，病程中用激素可短暂退热，停用后体温又很快复升至40℃上下，持续不退，伴下腹痛，不思饮食。入院检查：一般情况差，体温39℃，呼吸急促，极重度贫血貌，心率132次/分，宫底平脐，触痛明显，恶露脓性、恶臭。查血常规：Hb 50g/L，WBC 19.6×10^9/L，N 90%；B超示：子宫190mm×160mm×74mm，宫腔内扫及82mm×57mm×43mm不规则杂乱强回声区。入院后予抗休克、控制感染、输血、纠正水电解质紊乱及酸碱平衡治疗，体温波动在 39～40℃。第 3 天行钳刮术，取出残留的胎盘。术后给服五草红藤汤清热解毒、活血化瘀，服药 1 剂后体温即降至正常，住院 9 天痊愈出院。

产 后 缺 乳

产妇在哺乳时乳汁甚少或全无，不足甚至不能喂养婴儿者，称为产后缺乳。缺乳的程度和情况各不相同：有的开始哺乳时缺乏，以后稍多但仍不充足；有的全无乳汁，完全不能喂乳；有的正常哺乳，突然高热或七情过极后，乳汁骤少，不足以喂养婴儿。

● 通乳汤（北京名医李雪冬方）

【组成】当归 10g，炙黄芪 30g，通草 6g，穿山甲 6g，王不留行 10g，麦冬 20g，桔梗 6g，猪蹄 2 个（一个前猪脚，一个后猪脚）。服法：将猪蹄宽汤煮烂，去猪蹄、去浮油，取猪蹄汤煎药，日 1 剂，分 2 次口服。5 天为 1 个疗程，持续服用 1～2 个疗程（1 个疗程痊愈者不需再服，未痊愈，继续服第 2 个疗程）。

【功效主治】补气，养血，通络，下乳。主治产后缺乳。

【方解】该方取当归、黄芪为当归补血汤，治本为主；通草，甘淡气味俱薄，入胃经，通气下乳，宣络通乳；麦冬甘淡微寒，归心、肺、胃经，养胃生津、清心除烦，取津血同源，津液同源，乳为津血而用之；穿山甲味咸，性微寒，入肝、胃经，和血通络下乳，为通乳要药，《本草纲目》记载其为"通经，下乳，用为要药"，盖此物能窜经络达病所，有较强的通乳作用，配王不留行通经下乳，谚曰"穿山甲、王不留，妇人食了乳长流"。猪蹄味甘，性平淡，补血通乳，古代文献多有阐述，如《正类本草》载其"下乳汁"，《名医别录》有"猪蹄下乳汁"的记载，《本草图经》曰"猪蹄行妇人乳脉"，清代王孟英认为"猪蹄助血脉，能充乳汁，较肉为优"，故为临床多用。全方共奏补气、养血、通络、下乳之效，临床依此化裁，治疗产后缺乳，常取效显著。

【加减】肝郁者加柴胡 3g 以疏肝解郁，肝经有热者加漏芦 10g。

产后便秘

产妇产后饮食如常，但大便数日不行或排便时干燥疼痛，难以解出者，称为产后便秘，或称产后大便难，是最常见的产后病之一。

● 当归补血汤加味 （吉林名医李有田方）

【组成】黄芪50g，当归50g，麦冬50g，北沙参25g，枸杞子25g，茯苓30g，五味子25g，生地黄50g，火麻仁25g，郁李仁25g。水煎服，每日1剂，分2次或3次温服。

【功效主治】养血滋阴润肠。主治产后便秘。

【方解】方中麦冬、生地黄、火麻仁、当归等一派养血滋津、增水行舟之品，使大肠润、大便通而潮热退，这正是正本清源的治则。其中，茯苓用于润剂中，为清产后虚热的要药。诸药共奏养血滋阴润肠之功，滋阴以生精，精足则血生，血足则肠润，而产后大便难可治矣。

【验案】赵某，女，34岁，1987年6月18日初。因剖宫产后不大便四五日，曾服各种泻下剂多次，继又灌肠2次，大便仍不通。伴有腹胀，纳呆，嗳气，左下腹有胀痛感，午后潮热，心烦，易怒，骨蒸劳热等症。查体：舌质红，少苔，脉涩。考其病因为：剖宫产术后血虚，血枯津伤，水少舟滞而致大便秘结。治宜益气养血，增水行舟。经服用当归补血汤加味3剂后，即下羊粪样大便甚多，再据症加减服用2剂，病告痊愈，经随访3个月未复发。

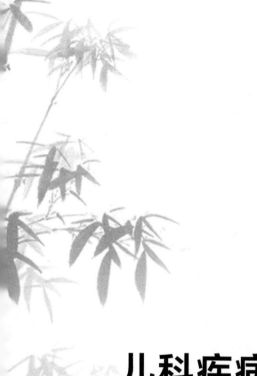

《第五章》
儿科疾病秘验良方

小儿发热

发热是指体温超过正常范围高限，是小儿一种十分常见的症状。正常小儿腋窝温度为 36～37℃（直肠温度比口腔温度高约 0.3℃，口腔温度比腋窝温度高约 0.4℃），腋窝温度如超过 37.4℃ 可认为是发热。

● 清透汤 （广东名医林季文方）

【组成】青蒿（后下）、焦栀子、桔梗、杏仁、板蓝根各 8g，地骨皮、白薇、苇茎各 10g，黄芩、连翘、威灵仙各 6g，甘草 3g。水煎服，每日 1 剂，分 2 次或 3 次温服。

【功效主治】疏风宣肺，清透邪热。主治小儿发热。适用于外感发热，邪入气分，卫分证尚存，津液耗伤不甚的患儿。症见：外感发热 3 日以上，体温持续 38℃ 以上，少汗，渴不多饮，面赤唇红，尿黄短少，大便干结或溏而不爽，舌红，苔黄，脉浮数或指纹浮紫，或伴其他兼症者均可。

【方解】方中连翘、板蓝根清热解毒；黄芩、焦栀子苦寒清热泻火，栀子炒用可入阴分，有清热凉血之效，防邪入营血。考虑小儿发病容易、传变迅速及"肺为娇脏""肺常不足""小儿为纯阳之体"等特点，外邪侵袭后易入里化热，形成"肺热叶焦"之势，故本方配伍苇茎、桔梗、杏仁清透肺热，旨在恢复肺之宣发肃降之能，预防肺热叶焦。上述诸药以"清"立法，然而邪既从外侵袭人体，其入路亦当其出路，故配伍青蒿、地骨皮、白薇以清热透邪外出；再加以威灵仙，性味辛温，既可防大队清热药苦寒太过，又因其辛散走窜之性，可助透邪外出，林师认为"威灵仙不但有祛风胜湿、通经络之效，更有宣通五脏，通行十二经之功，宣透力强，对久伏遏阻之邪，用之透达较快"；甘草调和诸药。诸药合用，既可清热解表，又可透邪外达，防肺热叶焦，常有一剂止，二剂已之效。

【加减】若高热伴畏寒者，有寒热往来之象，可加柴胡 8g；高热、烦躁明显者，加羚羊角丝 6g（先煎），注意中病即止，不可过剂；兼咳嗽者可加桑白皮 8g，款冬花 5g；兼呕吐者加柿蒂 3g，藿香 8g；大便干结者加瓜蒌仁 8g，冬瓜仁 10g；舌苔厚腻，湿浊之象较重者加佩兰 6g，茵陈 8g；高热而口渴明显者加芦根 8g，天花粉 10g；兼有咽喉赤痛者加牛蒡子 5g，薄荷 3g。

【验案】刘某，男，7 岁。2013 年 5 月 13 日因"反复发热3 天"就诊，患儿 3 天前始发热，体温最高达 39.6℃，汗出不多，家长自行给予"美林"（布洛芬混悬滴剂）口服，汗出热可暂退，但仍反复发热。后服小柴胡颗粒冲剂、羚羊角滴丸均未能退热，体温波动于 37.8～39.6℃。刻诊：患儿精神疲倦，汗出较少，无恶寒，轻咳少痰，咽痛，口渴欲饮，纳差，眠欠安，小便短赤，大便2 日未解。舌红，苔薄黄稍腻，脉浮数。中医辨证：外感发热（风热犯肺证）。拟疏风宣肺、清透邪热法。予以清透汤加味。药用：青蒿（后下）、焦栀子、桔梗、杏仁、板蓝根各 8g，地骨皮、白薇、苇茎各 10g，黄芩、连翘、威灵仙、牛蒡子、甘草各 6g。2剂，每日 1 剂，水煎服。嘱家长注意清淡饮食，切忌肥甘厚腻、生冷寒凉之物。

2013 年 5 月 16 日二诊：患儿服药后汗出热退，发热未再反复，精神转佳，咽痛明显缓解。现仍有咳嗽，痰少难咳。食纳一般，睡眠较前改善，小便调，大便已解，舌红，苔薄黄，脉浮。予自拟"疏肺理脾蠲痰"加减。方药：桑白皮、桔梗、前胡、北杏仁各 8g，防风、云茯苓各 10g，川贝母、橘红各 3g，甘草 6g。3 剂，每日 1 剂，水煎服。嘱家长饮食禁忌，予以调护指导。

2013 年 5 月 20 日三诊：患儿服药后已无明显不适，予四君子汤加味善后，巩固疗效，增强体质，预防感冒。

小儿感冒

小儿急性上呼吸道感染系由各种病原引起的上呼吸道炎症，简称上感，俗称"感冒"，是小儿最常见的疾病。该病主要侵犯鼻、鼻咽和咽部，如上呼吸道某一局部炎症特别突出，即按该炎症处命名，如急性鼻炎、急性咽炎、急性扁桃体炎等。急性上呼吸道感染主要用于上呼吸道局部感染定位并不确切者。鼻咽部感染常出现并发症，累及邻近器官如喉、气管、支气管、肺、口腔、鼻窦、中耳、眼及颈部淋巴结等，有时鼻咽部症状已经好转或消失，而其并发症可以迁延或加重。

● 蒿芩清胆汤（甘肃名医张振尊方）

【组成】青蒿、黄芩、茯苓、半夏、滑石（包）、竹茹各 10g，陈皮、枳壳、青黛（包）各 6g。水煎服，小于 3 岁患儿 1 剂服 2 天，1 天可频服数次；大于 3 岁患儿 1 剂服 1 天，1 天服 3 次，忌食辛辣生冷油腻等不易消化的食物。

【功效主治】清热解表。主治小儿感冒。

【方解】方中青蒿、黄芩、竹茹为君，清泻胆火；胆火炽，必犯胃而液郁为痰，故臣以枳壳、陈皮、半夏和胃化痰；然必下焦之气机通畅，斯胆中之相火清和，故又佐以青黛、滑石，引相火下泄；使以茯苓，湿热下出，均从膀胱而去，此为和解胆经之良方，凡胸痞作呕，寒热如疟者，投无不效。

【加减】若有风寒表证者加用辛温表散之药，如荆芥、防风、细辛、辛夷等；风热表证者选加辛凉表散之药，如金银花、连翘、桑叶、菊花等；咽喉红肿者选用清热利咽之药，如牛蒡子、射干、蝉蜕、木蝴蝶等；痰盛者加浙贝母、天竺黄、竹沥等；大便秘结、小便短黄、壮热口渴者加大黄、枳实以通腑泻热，表里双解，大黄可用制大黄通腑泻热而不峻猛，且肠腑得清，肺气得以宣肃；发热烦渴引饮者加石膏、知母清解气分之热；咳嗽较明显者加桑皮、杏仁以降气止咳；咳嗽剧烈者再加代赭石、僵蚕清肝豁痰止咳；鼻出血者重用白茅根清热泻火，凉血止血；胸胁痞闷者加瓜蒌、薤白宽中理气；纳呆明显者加焦麦芽、神曲、焦山楂消食导滞；汗多者加煅龙骨、浮小麦、白术固表止汗；咽干口渴者加玄参滋阴利咽。

【验案】何某，女，8 岁，2005 年 11 月 21 日就诊。症见：发热，体温在 38℃ 左右，流清涕，咳嗽，咽喉疼痛，不欲饮食，咽部、眼结膜均充血，舌红苔白厚腻，此乃内有食积，外感风热。治宜清热解表，兼消积滞。方用蒿芩清胆汤加减。方药：青蒿、黄芩、茯苓、知母、神曲、半夏、竹茹、滑石（包）、牛蒡子各 10g，陈皮、枳壳、青黛（包）、桔梗各 6g，生石膏（先煎）30g。每日 1

剂，水煎服。药进 1 剂后，患儿发热即退，流涕得止，咳嗽已减，食欲稍增。2 剂后，咳嗽得除，咽痛亦消，胃纳尚可。3 剂后，食欲大增，4 剂后诸症均除。

小儿咳嗽

咳嗽是一种防御性反射运动，可以阻止异物吸入，防止支气管分泌物的积聚，清除分泌物，避免呼吸道继发感染。任何病因引起的呼吸道急、慢性炎症均可引起咳嗽。根据病程可分为急性咳嗽、亚急性咳嗽和慢性咳嗽。

● 枳桔二陈汤 （陕西名医田惠民方）

【组成】陈皮 6g，半夏 6g，茯苓 10g，桔梗 6g，枳壳 6g，杏仁 6g，紫苏子 6g，甘草 5g。水煎服，每日 1 剂，分 2 次或 3 次温服。

【功效主治】止咳化痰。主治小儿咳嗽。

【方解】方中二陈汤健脾化痰，为治疗痰湿咳嗽的经典方，桔梗开宣肺气、利咽祛痰，枳壳行气宽中、化痰除痞，杏仁、紫苏子降气止咳平喘。纵观全方，具有开宣肺气、健脾化痰的作用。

【加减】若有咽红咽痛则加山豆根、射干、牛蒡子、马勃清热解毒、利咽消肿；若有腹胀、纳差，舌苔厚腻，则加苍术、白术、炒三仙、炒谷芽以健脾化湿、消积导滞；若有鼻塞流涕则加苍耳子、辛夷以散风寒、通鼻窍；若有喑哑则加蝉蜕、木蝴蝶以开音利窍；若有大便秘结则加生大黄以荡涤肠腑。

【验案】王某，男，3 岁，2009 年 3 月 18 日初诊。患儿以咳嗽 10 天为主诉。就诊 10 天前，患儿因受凉出现发热、咳嗽、咽痛、流涕等症状，在社区医院诊断为支气管炎，静脉滴注头孢他啶、炎琥宁治疗，热退，咳嗽减轻，停药 3 天后，患儿咳嗽加重。现症：咳嗽有痰不易咳出，睡前及晨起咳甚，伴鼻塞、流清涕、食纳差，二便正常。查体：咽正常，扁桃体Ⅱ度肿大，双肺呼吸音粗，可闻及散在痰鸣音，心腹（一），舌淡红，苔白厚腻，脉浮滑。田老师辨证后认为此患儿为肺脾两虚，标本俱病，治疗应着重治本，以健脾化痰止咳为主,方选枳桔二陈汤加减。处方:陈皮、茯苓、葶苈子、僵蚕各6g,川贝母、姜半夏各4g,枳壳、桔梗各5g,杏仁、紫苏子、莱菔子、苍术各8g,炒山楂、炒神曲、炒麦芽各10g,生甘草3g。服用3剂后,症状明显减轻,偶尔咳嗽,咳少量白痰,食纳较前好转,仍鼻塞流清涕。查体:咽(-),扁桃体Ⅰ度肿大,双肺痰鸣音消失,心腹(-),舌淡红,苔白微厚,脉濡滑,继用上方加苍耳子、辛夷各6g,3剂后痊愈。

小儿肺炎

小儿肺炎是婴幼儿时期的常见病,我国北方地区以冬春季多见,是婴幼儿死亡的常见原因。肺炎是由病原体感染或吸入羊水及油类和过敏反应等所引起的肺部炎症,主要临床表现为发热、咳嗽、呼吸急促、呼吸困难以及肺部啰音等。

● 肺炎合剂 (四川名医郑惠伯方)

【组成】麻黄3g,杏仁5g,石膏30g,虎杖6g,金银花15g,大青叶15g,柴胡10g,黄芩10g,鱼腥草20g,青蒿15g,贯众10g,重楼5g,地龙5g,僵蚕10g,野菊花10g,甘草5g。具体用量,可随年龄适当增减。水煎,日服1剂,分3次服。

【功效主治】清热解毒,开闭化痰。主治小儿肺炎。

【方解】方中麻黄、杏仁、石膏、甘草宣肺、开闭、清热;僵蚕、地龙、重楼、虎杖清热解毒,祛痰止咳,活血行瘀通便,以促进肺部炎症的吸收;金银花、大青叶、柴胡、黄芩、青蒿、贯众、野菊花清热解毒,以抗病原菌和病毒;鱼腥草清热解毒,配合地龙以利尿、消炎、消肿。本方源于《伤寒论》麻杏石甘汤,在原方基础上增加药物甚多,以求力大效宏。

【加减】热入营血证,高热神昏者,继续服用"肺炎合剂",并配用犀角粉(吞服),或配用安宫牛黄丸或至宝丹,以清营凉血解毒、豁痰开窍;抽搐频繁者,另煎羚羊角、钩藤、全蝎,取汁与"肺炎合剂"兑服,或配用紫雪丹,以清热解毒、镇痉息风。气虚邪陷证,改用参附汤、射干麻黄汤,以扶正温肺、开闭化痰。心阳虚衰证，改用参附汤加干姜，以益气回阳救脱。缺氧明显者给氧，心力衰竭严重者予西药强心利尿。待变证证情稳定后，肺炎症状及体征未消失者，仍用"肺炎合剂"治疗，直至病愈。

【验案】平某，女，3个月，因咳喘5天在院外用青霉素治疗无效，于1991年3月6日入院。查：T 36.8℃，P 130次/分，R 36次/分，咳喘痰鸣，指纹深红，双肺中细湿啰音，血红蛋白89.3g/L，白细胞$9.7×10^9$/L，中性粒细胞分叶61%，淋巴细胞39%，胸片示两肺透光度增强，肺纹理增粗，双肺门影增大。诊为肺炎。辨证属肺气闭郁，痰热壅阻。治拟清热解毒、开闭化痰，予"肺炎合剂"（按常规配方服用），因咳嗽气喘加重，改为鼻饲并输氧、吸痰。次日咳喘减轻，发绀消失，改为口服，3月14日以临床痊愈出院。

【疗效】自1991年以来，治疗75例小儿肺炎，其中男44例，女31例；年龄1个月～1岁43例，1～3岁25例，3岁以上7例。临床治愈67例，好转6例，无效2例，总有效率为97.3%。

小儿哮喘

哮喘是一种表现为反复发作性咳嗽、喘鸣和呼吸困难，并伴有气道高反应性的可逆性、梗阻性呼吸道疾病，是一种严重危害儿童身体健康的常见慢性呼吸道疾病。其发病率高，常表现为反复发作的慢性病程，严重影响了患儿的学习、生活及活动，影响儿童、青少年的生长发育，不少儿童哮喘患者由于治疗不及时或治疗不当最终发展为成人哮喘而迁延不愈，肺功能受损，部分患者甚至完全丧失体力活动能力，严重哮喘发作，若未得到及时有效治疗，可以致命。

● 宣肺通络平喘汤 （上海名医王霞芳方）

【组成】炙麻黄3g，杏仁6g，甘草3g，紫苏子10g，半夏10g，黄芩6g，紫菀6g，款冬花10g，僵蚕10g，地龙6g，辛夷10g，蝉蜕9g，炙百部10g，麻黄根10g。水煎服，每日1剂，分次温服。

【功效主治】宣肺平喘，化痰止咳。主治小儿哮喘发作。

【方解】方中麻黄、杏仁（三拗汤）辛温透邪，祛风通络，宣肺止咳；伍紫苏子、半夏、紫菀、款冬花等化痰降逆，止咳平喘；辛夷、蝉蜕疏风散邪，宣肺通窍，宣泄上焦，起到祛风解痉止哮之功，此所谓"治上焦如羽，非轻不举"，以祛除外风为主；地龙、僵蚕等虫类药清热息风、通络平喘，以平息内风为主。祛风息风药具有抗过敏、解痉的功效，因此在宣肺化痰、止咳平喘基础上，应用祛风解痉之品治疗发作期小儿哮喘疗效显著，突出了祛风通络的治疗特点。百部性温润，入肺经而化痰止咳，宣降并施，疏利肺气。寒热错杂是小儿哮喘的主要病症特点，若以肺热为主用黄芩清热宣肺、泻中焦实火；痰热已生者可清可化，痰热未生者可杜可防。寒饮不化则用细辛，其性辛温，功能祛风散寒、温肺化饮、饮去喘平。方中加入麻黄根一药，古人认为其专主止汗。据王师经验，麻黄根亦能止咳化痰平喘，与麻黄同用，既有平喘宣肺之效，又能互相监制，如麻黄发汗，麻黄根敛汗，对咳喘伴汗多的患儿，两药经常合用，疗效显著。

现代医学认为，小儿哮喘与感染和过敏等因素有关，发作时气管处于高敏痉挛状态，因此常规应用抗炎、解痉、脱敏等对症疗法。实验证明，本方药物也在不同程度上具有此类作用。辛夷、蝉蜕具有良好的抗炎、抗过敏作用，并可抑制抗体产生，降低机体免疫反应；地龙、僵蚕均含有丰富的蛋白质，具有类似肾上腺皮质激素样的作用，可抗炎、解痉、舒张气道，对咳喘有较好疗效；百部能促进气管分泌，稀释痰液，有祛痰作用，还能抑制咳嗽中枢，起到镇咳作用。

【加减】若咳嗽痰多、咽部红肿，加射干。如肺气壅塞时，常大便不畅或秘结，由于肺与大肠相表里，肺失肃降往往导致大肠传导失司而浊气不降、气机上逆而咳喘更甚。因此，时常杏仁、瓜蒌仁、连翘、莱菔子、枳实等宣肺平喘与泻下通腑药同用，可使痰饮从上、中、下三焦分消，以通腑法助肺肃降，浊气降则气自顺，肺气不得上逆，以达到化痰顺气、降逆平喘的目的，是控制哮喘的有效途径。

【验案】熊某，男，6岁。初诊日期：2009年12月18日。患儿有哮喘史3年，伴过敏性鼻炎，幼时有湿疹史。咳喘1周，咳剧，夜间闻及水鸡声，已服孟鲁司特（顺尔宁）、氯雷他定（开瑞坦）等药，效果不显。唇红口臭，鼻塞目痒，打嚏涕多，夜间声响，张口呼吸，盗汗，夜寐不安，纳食欠馨，大便干结，咽部红肿；舌红，苔薄黄腻。证属外感风寒、痰热内蕴，治以宣肺平喘、化痰止咳，方用宣肺通络平喘汤。处方：炙麻黄 3g，杏仁 6g，甘草 3g，紫苏子 10g，半夏 10g，黄芩 6g，紫菀 6g，款冬花 10g，僵蚕 10g，地龙 6g，辛夷 10g，蝉蜕 9g，炙百部 10g，麻黄根 10g。7 剂，水煎服。

二诊（12 月 25 日）：患儿服上方 3 剂后，喘平夜静，白昼偶咳，喉中痰鸣，鼻通涕少，口臭已除，纳谷不多，大便偏干。根据"肺与大肠相表里""腑气通则肺气降"等理论，治以宣肺平喘、泻下通腑。处方：炙麻黄 3g，杏仁 6g，甘草 3g，紫苏子 10g，半夏 10g，黄芩 6g，紫菀 6g，僵蚕 10g，辛夷 10g，蝉蜕 9g，炙百部 10g，麻黄根 10g，射干 6g，炒莱菔子 10g，连翘 10g。7 剂，水煎服。

三诊（2010 年 1 月 2 日）：咳喘均平，喉中少痰，纳食稍增，舌红，苔薄腻。患儿素体肺脾气虚，再拟益气健脾以杜痰源、培土生金以治本。处方：太子参 10g，茯苓 10g，白术 10g，陈皮 6g，制半夏 10g，甘草 3g，射干 6g，甜杏仁 6g，浙贝母 10g，蝉蜕 9g，僵蚕 10g，辛夷 10g。7 剂，水煎服。

小儿口炎

口炎是指口腔黏膜由于各种感染引起的炎症，若病变限于局部如舌、齿龈、口角，亦可称为舌炎、齿龈炎或口角炎等。本病多见于婴幼儿。可单独发生，亦可继发于全身疾病如急性感染、腹泻、营养不良、久病体弱和 B 族维生素、维生素 C 缺乏等。感染常由病毒、真菌、细菌引起。不注意食具及口腔卫生或各种疾病导致机体抵抗力下降等因素均可导致口炎的发生。

● **清热归元汤**（吉林名医南红梅方）

【组成】黄连、黄芩、黄柏各 4g，僵蚕、干姜各 3g，肉桂、制附子（先煎）各2g。水煎，每日1剂，分3～5次服。1～6个月小儿用1/2量，7个月～3岁小儿用全量。

【功效主治】清热消肿，引火归元。主治小儿口炎。

【方解】方中黄连、黄柏、黄芩、僵蚕以清热解毒为主，干姜、肉桂、制附子引火归元。

【加减】发热重者（38～38.6℃）加柴胡，纳差者加鸡内金。

【验案】张某，男，3个月，于1991年3月2日就诊，其母代诉，3天前患儿无明显诱因出现发热、流涕，给予小儿感冒冲剂口服无效。1天后于口颊、舌边出现5处溃疡，大如绿豆，色红，啼哭不安，曾服用维生素等西药治疗2天，无效，并出现小便短赤，查体温38℃，舌质红，苔薄黄，指纹紫，在气关。中医诊断为口疮（火热上炎）。方用黄连、黄芩、黄柏各2g，干姜、僵蚕各1.5g，肉桂、制附子（先煎）各1g，柴胡2g。服药2剂后，口腔溃疡愈合，诸症消失。

小儿食滞

小儿食积是由于喂养不当、暴饮暴食、过多地喂给生冷油腻之物，损伤脾胃，脾胃运化功能失职，不能正常腐熟水谷，停滞不化，胃气不降，反而上逆而引起食物积滞、出现呕吐或泄泻的一种病症。

● 曲麦枳术丸 （甘肃名医史正刚方）

【组成】枳实10g，苍术10g，炒神曲10g，炒麦芽15g。水煎服，每日1剂，分2次或3次温服。

【功效主治】健脾运脾，化湿理气，消积导滞。主治小儿食滞。

【方解】枳术丸中用苍术易白术，张隐庵《本草崇原》云"凡欲补脾，则用白术；凡欲运脾，则用苍术。"江育仁教授指出："欲健脾者，旨在运脾，欲使脾健，则不在补而贵在运。"强调了健脾的关键在运，运脾是保证脾健的重要治疗方法。苍术辛苦而温，气味芳香，其辛香开郁，苦温燥湿，芳香醒脾，辛温扶用，能开脾气之郁，疏脾湿之蕴，散脾经之寒，舒脾运之滞。苍术使其就脾之所喜而击脾之所恶，使脾气舒展，运化之机恢复而达健旺，是为君药。枳实破气除痞、消积导滞为臣药。炒神曲消食和胃，炒麦芽健脾消食、疏肝解郁，共为佐药。该方有健脾运脾、化湿理气、消积导滞的特点，运脾之中兼以燥湿，消食之中兼以和胃，使脾健胃和而无留滞之弊。脾健则运，运脾则健，补虚则旺，食滞宜消，若只健脾而不消滞，则已滞之积不得去；若只消滞而不健脾，即使积滞暂去，犹有再积之虞。小儿脾常不足，容易罹患脾胃病，治疗上偏补则壅碍气机、峻消则损脾伤正。故治之大法应补中寓消、消中有补、补不碍滞、消不伤正。

【加减】如有腹胀、腹痛者，加木香、川楝子、延胡索、槟榔以行气止痛；腹泻者，加葛根、焦山楂、炒山药、炒薏苡仁以健脾生津止泻；呕吐者，加藿香、淡竹茹、姜半夏以清热和胃、降逆止呕；便秘者，加莱菔子、决明子、火麻仁以润肠通便；寐不安、汗多者，加蝉蜕、酸枣仁、远志、石菖蒲以养心安神敛汗；咳嗽、流涕、痰多、咽红肿者，加旋覆花、夏枯草、浙贝母、僵蚕以润肺化痰、散结消肿；口干、口苦者，加栀子、龙胆、黄芩、生地黄、柴胡以清利湿热。

【验案】

例1：王某，女，5岁，2009年12月5日就诊。患儿脘腹胀痛2周，拒按，伴嗳腐吞酸，不思饮食，食而不化，呕吐2次，呕吐物酸臭伴有不消化食物，大便干，舌质淡红，苔黄厚腻，脉弦滑。此为食滞肠胃，气机不畅所致之腹痛。治以消积导滞，理气止痛。选用曲麦枳术丸加减。方药：枳壳、苍术、炒神曲、白芍、乌梅、延胡索、槟榔、淡竹茹、焦山楂、莱菔子、威灵仙各8g，炒谷芽、炒麦芽、夏枯草、冬瓜仁各10g，木香6g。4剂，水煎温服。服用后腹胀痛、不思饮食症状明显好转，呕止，大便偏干。再以上方去淡竹茹、乌梅、夏枯草，加决明子8g，水煎服，服用4剂后诸症痊愈。

例2：姚某，男，10岁，2009年12月23日就诊。腹泻2天，大便3~4次/天，酸臭伴不消化饮食，呕吐2次，纳呆恶食，有不洁饮食史，时有腹痛，泻后痛减，舌淡，苔厚腻，脉滑数有力。此为食滞不化之泄泻。治以消食导滞、运脾止泻。选用曲麦枳术丸加减。方药：枳壳、苍术、炒神曲、焦山楂、藿香、佩兰、栀子、槟榔、淡竹茹、炙甘草各 8g，炒谷芽、炒麦芽、炒薏苡仁、炒山药各 10g，砂仁、木香各 6g。水煎服，服用 4 剂后痊愈。

小儿痢疾

小儿痢疾多发生在夏秋两季。主要是通过患者或带菌者的粪便以及由带菌的苍蝇污染日常用具、餐具、儿童玩具、饮料等传染他人。患菌痢的患儿轻者常以发热、腹痛、便后有下坠感及伴有黏液便或脓血便为主要症状。重症者可突发高热、昏迷、抽搐、呼吸不畅等中毒性脑病症状。

● 清暑利湿汤 （甘肃名医黄文辉方）

【组成】白芍 12g，葛根 9g，青皮、桃仁、枳壳、厚朴各 59，槟榔、山楂、当归、地榆各 6g，红花、木香、黄连、甘草各 3g，薏苡仁、白扁豆各 15g。每天 1 剂，水煎 2 次，共取汁 150～250ml，频服。1 周为 1 个疗程。

【功效主治】清热利湿，调气行血。主治小儿痢疾。

【方解】清暑利湿汤方中白芍、甘草柔肝、缓急止痛，肝柔则脾健，腹痛自除；暑湿伤胃，郁热居多，故用葛根解肌，黄连清热解毒，青皮、木香、枳壳、厚朴、槟榔理气、消积导滞；桃仁、红花、当归、地榆化瘀止血，改善肠道血液流变学，降低血液黏稠度；薏苡仁、白扁豆健脾利湿、化瘀。只要药对病机，辨证准确，则效果确切，不易复发。

【加减】湿热重加金银花、草豆蔻、蒲公英；疫毒痢加板蓝根、牡丹皮、白头翁；休息痢减黄连、青皮，加党参、白术、茯苓。

【验案】孔某，男，4 岁，2008 年 8 月 18 日初诊。主因反复发热、腹痛、脓血便 31 天就诊。刻诊见患儿热性病容，大便日达十余次，纯脓血，混有黏液，舌红，苔薄黄腻，脉滑数。大便化验：脓细胞、红细胞和白细胞满视野。中医诊断为湿热痢，治以清热利湿、调气行血，佐以化积除滞。药用清暑利湿汤加味。方药：白芍12g，葛根 9g，青皮、桃仁、枳壳、厚朴各 5g，槟榔、山楂、当归、地榆各 6g，红花、木香、黄连、甘草各 3g，薏苡仁、白扁豆各 15g，金银花 9g。7 剂，水煎，口服，1 剂/天。1 个疗程后，饮食增，诸症除，实验室检查正常，为防复发，上方减黄连、桃仁、青皮、枳壳，继服 1 个疗程，随访 1 年未复发。

小儿厌食

小儿厌食是指长期的食欲减退或消失、以食量减少为主要症状，是一种慢性消化功能紊乱综合征，是儿科常见病、多发病，1～6 岁小儿多见，且有逐年上升趋势。严重者可导致营养不良、贫血、佝偻病及免疫力低下，出现反复呼吸道感染，对儿童生长发育、营养状态和智力发展也有不同程度的影响。

● 保和丸或枳实导滞丸 （辽宁名医赵历军方）

【组成】焦山楂 10g，焦麦芽 10g，焦神曲 10g，莱菔子 10g，枳实 10g，茯苓 10g，陈皮 6g，半夏 6g，连翘 10g。水煎服，每日 1 剂，分多次温服。

【功效主治】消食化滞。主治小儿厌食。

【方解】方中山楂尤消肉食油腻之积滞，神曲善化水谷宿食，麦芽消食和胃，治食积嗳腐腹胀；陈皮、枳壳理气健脾兼化湿；莱菔子下气消食，偏于治谷面食积；连翘清热散结，治食积化热。全方共奏消食和胃导滞之功。

【加减】大便干者，加大黄 3g；面黄肌瘦者，加党参 10g、白术 10g、炙甘草 10g。

【验案】患儿，女，5 岁，以厌食 2 天就诊，2 天前因去饭店吃饭，饮食过多，出现纳食差，腹胀腹痛拒按，嗳腐酸气，无恶心呕吐，大便干，舌红，苔黄略腻，脉滑数。诊断：厌食，证属饮食内滞型，治以消食化滞、导滞，方用保和丸加减。药用：山楂 10g，神曲 10g，麦芽 10g，枳壳 6g，陈皮 6g，莱菔子 10g，连翘 10g，大黄 3g。5 剂，颗粒剂水冲服，日 2 次。嘱饮食定时定量。10 日后二诊：患儿口服中药后饮食明显好转，余症正常。

● 厌食汤（贵州名医冯先波方）

【组成】厚朴 10g，枳实 5g，槟榔片 5g，法半夏 10g，陈皮 10g，石菖蒲 5g，莪术 5g，茵陈 10g，万年荞 10g，焦山楂 10g，神曲 5g，砂仁 3g（后下），刺藜根 15g。水煎服，每日 1 剂，分 2 次或 3 次温服。

【功效主治】理气健脾，消食化积。主治小儿厌食或食积。

【方解】厚朴辛、苦、温，行气宽中，消膜胀，燥湿运脾；枳实"能消心下痞塞之痰，泻腹中滞塞之气，推胃中隔宿之食，消腹内连年之积"，为脾胃胀痛之主药；槟榔配莪术取《证治准绳》中莪术丸之意行气消积；山楂酸、甘、微温，归脾、胃、肝经，消食化积，行气散瘀，能消一切饮食积滞，尤擅消肉食油腻之积，故重用之，现代药理研究认为，山楂可提高胃蛋白酶活性，增加胰液的分泌量，提高胰蛋白酶的浓度和分泌量；万年荞理气健脾利湿；石菖蒲味辛、苦，性温，芳香走窜，善于芳化湿浊之邪；诸药协同以祛湿化浊，与前药协同恢复脾运，加强调畅气机之功。诸多行气药的使用可以行气破积而和中，达到"菀陈除、肠胃洁、饮食自进"。

【验案】孙某，男，12 岁，2010 年 3 月 3 日就诊。家长代诉：患儿纳差、食少。过年及春节期间吃零食及肥肉较多，且每天看动画片，运动较少，出现腹胀、不欲饮食，西医诊断为功能性消化不良。曾口服多潘立酮、健胃消食片等药治疗，服药后病情稍缓解，但停药又反复发作。3 天前元宵节吃了大碗汤圆，食后觉胃脘痞满、闷胀不舒加重，嗳腐酸臭，不欲饮食，舌暗红，苔厚、白腻，脉可。辨证属胃腑气滞，郁积不化。治宜化积导滞、开胃进食。处方：厚朴 10g，枳实 5g，槟榔片 5g，法半夏 10g，陈皮 10g，石菖蒲 5g，莪术 5g，茵陈 10g，万年荞 10g，焦山楂 10g，神曲 5g，砂仁 3g（后下），刺藜根 15g。嘱服 3 剂，每日 1 剂，忌辛辣、零食及肥甘厚味之品。

二诊：服 3 剂后症状明显缓解，痞满、嗳腐酸臭减轻，厚腻苔渐化，纳食较前有所好转。前方加木香 10g 以增强理气之功，加山楂至 20g 以增强开胃消食之力。又服 3 剂后症状消失，纳食增加。继以调理脾胃善后，并嘱清淡易消化饮食，避免食用过多零食及肥甘厚味之品，随访半年未再复发。

小儿腮腺炎

小儿腮腺炎是由腮腺炎病毒引起的急性呼吸道传染病，呈世界性分布，在我国归属于法定丙类传染病，全年均可发病，以冬春季为发病高峰。多发于儿童，呈散发或流行，在集体儿童机构中可形成暴发流行。临床以唾液腺急性非化脓性肿胀为特征，常伴发脑膜炎、胰腺炎及睾丸炎等。

● 加味小柴胡汤 （湖北名医王连波方）

【组成】柴胡、板蓝根各 15～20g，黄芩、大青叶、玄参各 10～15g，甘草、生姜、射干各 10g，陈皮 6g，大枣 4 枚。水煎服，每日 1 剂，分 4～5 次温服。

【功效主治】清解少阳热毒。主治小儿腮腺炎。

【方解】因腮腺为足少阳胆经所过之处，故方以小柴胡汤和解少阳，加大青叶、板蓝根、玄参清热解毒，现代药理研究证明其有抗病毒作用。

【加减】睾丸肿痛者加黄连 6g，金银花 20～30g，炒川楝子 6g；头痛者加菊花 10～15g，决明子 15g，大黄 10g；高热、烦躁、口渴者加生石膏 15～30g。

【验案】方某，男，11 岁，2004 年 4 月就诊。双侧腮腺肿大 4 天，发热，无汗，精神差，头痛，时有呕吐，口干渴，欲饮冷水，尿黄，大便干结。查体：T 39℃，颈项稍僵硬，舌质红，苔薄黄，脉弦细数。血常规：白细胞计数 $4.1×10^9/L$，中性粒细胞 50%，淋巴细胞 40%。诊断：双侧腮腺炎。治法：清解少阳热毒，兼清阳明实热。方药：柴胡、决明子各 20g，黄芩、大青叶、板蓝根、菊花、生石膏各 15g，薄荷、射干、大黄、甘草各 10g，半夏 6g。每日 1 剂，水煎分 4～5 次温服。治疗 5 天，热退肿消，诸症悉除。

小儿癫痫

癫痫俗称"羊儿风"，是小儿时期常见的一种病因复杂、反复发作的神经系统综合征，是由阵发性、暂时性脑功能紊乱所致的惊厥发作。其病因分为原发性和继发性两种。临床表现为反复发作的肌肉抽搐、意识、感觉及情感等方面短暂异常。主要因小儿神经系统发育不健全，大脑皮质受到刺激产生过度异常放电所致。惊厥时绝大多数小儿不省人事、两眼紧闭或半睁、眼球上翻、牙关紧闭、口角抽动、头向后仰、四肢反复屈伸、口唇青紫、身体强直，持续十几秒钟到数分钟。

● **癫痫方** （甘肃名医史正刚方）

【组成】郁金 12g，牛膝 10g，石菖蒲 10g，磁石 15g，远志 8g，鸡血藤 10g，天竺黄 10g，石决明 15g，僵蚕 10g，全蝎 5g，天麻、胆南星各 8g，钩藤 8g。水煎服，每日 1 剂，分 2 次或 3 次温服。

【功效主治】息风安神，祛痰化瘀，醒神开窍。主治小儿癫痫。

【方解】方中石菖蒲、天麻、远志、胆南星、全蝎意在理气健脾、豁痰息风。远志祛痰开窍、醒心安神。石菖蒲开窍醒神、化湿和胃，善治痰蒙神机之癫痫抽搐，其次，石菖蒲兼有和胃作用；诸多药味共用，难免有碍胃之弊端，加用石菖蒲，可一举两得。天麻息风止痉，平抑肝阳，疏风通络；胆南星清热化痰，息风定惊；全蝎、僵蚕入络搜风止痉，僵蚕兼能祛顽痰；天竺黄、远志祛痰通络；钩藤清热息风。全方合用，共奏息风安神、祛痰化瘀、醒神开窍之功。

【加减】对于病程短，抽搐频繁者，加重钩藤、全蝎剂量，同时可加蜈蚣、生牡蛎平肝息风。病势缓解，可加用生地黄、熟地黄、白芍、龟甲、鳖甲养肝补肾。

【验案】患者，男，8 岁，2009 年 11 月起间断性抽搐 2 年余，2～4 月发作 1～2 次。患儿于 2 年前无明显诱因于晨起将醒时出现四肢抽搐、两目上视、口吐痰涎、呼之不应，约 3min 后自行缓解，醒后眩晕、肢倦。近半年病情加重，1～3 次/月，症状同前，现患儿易烦躁、脾气较大，纳可，大便干，寐可，舌质淡，苔白腻，脉弦。

中医诊断：癫痫（风痰闭阻）。治法：息风止痉，化痰开窍。

处方：葛根 8g，远志 8g，生牡蛎 15g，僵蚕 8g，郁金 10g，天竺黄 8g，瓜蒌 10g，钩藤 8g，石菖蒲 10g，生龙骨 15g，川牛膝 10g，全蝎 5g，磁石 15g，天麻 8g，白芷 8g，胆南星 8g，槟榔 8g，柏子仁 10g，焦山楂 8g。

服药 3 个月，病情明显好转（只发作 2 次，发作时间 1min 左右），继服本方加减 3 个月，未发作，服药的同时嘱患儿禁食或少食牛、羊肉，避免过度情志刺激。

小儿多动症

小儿多动症又称为注意缺陷多动障碍，是儿童期常见的一类心理障碍。表现为与年龄和发育水平不相称的注意力不集中和注意时间短暂、活动过度和冲动，常伴有学习困难、品行障碍和适应不良。

● 张氏经验方 （江苏名医张朦方）

【组成】熟地黄、珍珠母各 30g，白芍、当归、白蒺藜、炙远志、知母、五味子、制何首乌、柏子仁各 20g，钩藤、黄柏、甘草各 12g。水煎服，每日 1 剂，分 2 次或 3 次温服。

【功效主治】滋肾平肝，养心益智，调和阴阳。主治小儿多动症。

【方解】方中熟地黄滋肾育阴、白芍养阴柔引为君；白蒺藜、珍珠母、钩藤平肝潜阳，知母、黄柏清热泻火为臣；当归、制何首乌养血益智，柏子仁、五味子宁神定志为佐；甘草调和诸药为使。诸药合用，共奏滋肾平肝、养心益智、调和阴阳之效。

【验案】患儿，男，8 岁，2008 年 7 月 12 日初诊。2 年前，患儿出现注意力不集中，做作业不能静坐，边写边玩，且马虎大意、丢三落四，需家长反复监督才能坚持完成，上课不能专心听讲，常发呆走神，且易打扰周围同学，学习成绩差，平素任性，脾气暴躁，和小朋友冲突多，近 2 周来诸症加重。诊见多动不宁，左顾右盼，坐在凳子上屁股扭来扭去，话多，抢话、插话，有时则心不在焉、似听非听，且不服家长管理，冲动任性，嗜食肉食，大便偏干，甚或状如羊屎，盗汗明显，小便短黄，舌红而干，脉细而数。指鼻试验、翻手试验均为阳性。方药：熟地黄、珍珠母各30g，白芍、当归、白蒺藜、炙远志、知母、五味子、制何首乌、柏子仁各20g，钩藤、黄柏、甘草各12g。水煎服，每日1剂，分次温服。

2008年7月26日二诊：诸症大减，唯性急难缓。击鼓再进，并指导家长改善教育方法，适当降低患儿成绩目标。

2008年8月26日三诊：诸症平稳。守法继服3个月。患儿诸症若失，状如常人。

● 多动停方 （陕西名医宋启劳方）

【组成】辛夷10g，炒白芍30g，天麻10g，板蓝根15g，玄参15g。水煎服，每日1剂，分2次或3次温服。

【功效主治】疏散外风，平息内风，聚神止动。主治小儿多动症。

【方解】方中辛夷疏散外风，炒白芍清息内风，共为君药；天麻平肝息风止动，助辛夷、白芍祛风之功，为臣药；板蓝根、玄参清热解毒，内聚心神，同时，玄参助白芍养阴柔筋而止动，共为佐使。诸药合用，达到疏散外风、平息内风之目的。纵观全方，本方尤适于"风动型"者。现代药理学研究表明，辛夷所含的挥发油、白芍所含芍药苷均有镇静、镇痛、调节大脑皮质的作用，使小儿多动、注意力不集中等症状得以消失。天麻所含天麻素能减少小鼠自发活动，对抗咖啡因引起的中枢兴奋作用，除了参与中枢神经功能的调节之外，其所含苷能增加脑血流量，改善记忆，从而改善患儿动作过多、学习记忆力下降等症状，诸药配合应用，发挥协同作用。

【加减】若夜寐不安者，加首乌藤、酸枣仁、五味子等养心安神；若记忆力差者，加远志、益智仁、石菖蒲等宁神益智；若思想不集中者，加益智仁用量、龙骨；若烦躁易怒好动者，加珍珠母、钩藤、青礞石除烦安神；遗尿者，益智仁用量加倍，加乌药、桑螵蛸益肾固摄；若盗汗者，加浮小麦、龙骨、牡蛎敛汗固脱；若大便秘结者，加火麻仁、大黄通便泻热；若气血不足、毛发不荣者，加黄芪、当归、熟地黄益气养血；若唇舌微紫者，加少量丹参、三七活血化瘀。

【验案】患儿王某某，男，10岁。初诊：2009年7月20日，症见好动不停，注意力不集中，学习成绩差，书写潦草，分布不均。在家抓东捏西，不能安稳静坐；在校上课东张西望，惹左扰右，破坏课堂秩序。性格急躁，冲动任性，语速快，常有咽部不舒。曾多处就医诊治，先后服用"哌醋甲酯""益肾静灵颗粒"等，无明显效果。查体：形体适中，面色红润，反应聪敏，动作多、短促，话多不能安静。咽充血，后壁有滤泡。舌红边尖著，苔薄微黄，脉滑略数有力。辨证为多动症，属风动型。遂拟疏散外风、清息内风治法，用多动停方加减。处方：辛夷10g，炒白芍30g，玄参15g，板蓝根15g，天麻10g，苍耳子8g，钩藤10g，青礞石10g。共10剂，水煎服。再诊（2009年7月30日）：好动、冲动、任性症状好转，动作明显减少，咽充血减轻，舌红少苔，脉细数。辨证属风热得减，阴液不足。前方去板蓝根、青礞石，加沙参10g、天花粉10g、玉竹10g。再服10剂。三诊（2009年8月11日）：好动大减，基本能静坐学习，纳食欠佳，舌淡红，苔微黄腻，脉滑有力，遂前方去沙参、玉竹，加黄芪15g、白术10g。再服10剂。诸症明显好转后，在前方基础上酌加调理肝脾之品月余，病愈。

小儿遗尿

一般情况下，孩子3～4岁开始控制排尿，如果5～6岁以后还经常性尿床，每周2次以上并持续达6个月，医学上就称为"遗尿症"。遗尿症是一种常见病，在我国男孩比女孩患此病的概率高。小儿遗尿分为原发性遗尿和继发性遗尿，原发性遗尿是指小儿从小至就诊时一直有遗尿，而继发性遗尿是指小儿曾经停止遗尿至少6个月，以后又发生遗尿。

● 遗尿方 （河南名医丁樱方）

【组成】菟丝子10g，覆盆子10g，五味子10g，枸杞子10g，金樱子10g，桑螵蛸10g，益智仁10g，甘草10g。水煎服，每日

1剂，分2次或3次温服。

【功效主治】宣肺温肾健脾，固精缩尿止遗。主治小儿遗尿。

【方解】遗尿方中菟丝子补益肾精，固膀止遗；覆盆子益肾固精缩尿；五味子收敛止遗；枸杞子滋补肝肾；金樱子固精缩尿；益智仁温脾暖肾，固精缩尿；桑螵蛸补肾助阳，固精缩尿。诸药合用，宣肺温肾健脾、固精缩尿止遗，临床随症加减能取得满意疗效。

【加减】若困寐不醒者，加石菖蒲、郁金；肾阳虚者，加熟地黄、续断、淫羊藿、制何首乌；肾阴虚者加山茱萸；兼热重加黄柏、金银花、连翘、牡丹皮、泽泻；若梦中遗尿者，加酸枣仁、牡蛎；伴精神不振者，加党参、黄芪；食欲缺乏者，加山药、茯苓、焦山楂、神曲。水少浓煎，均应在睡前2h以上服药。服药期间，嘱患儿白天不宜过度玩耍，以免疲劳贪睡，晚饭后注意控制饮水量，并嘱家长临睡前提醒患儿排尿，入睡后按时唤醒1～2次，从而逐步形成能自行排尿的习惯。

【验案】患者女性，7岁。从小至今，一直夜间尿床，曾到许多大小医院及个体诊所治疗，效果不显。于2010年5月20日由母亲陪同就诊，主诉夜间遗尿，有时在梦中，多数时无梦，每晚必遗尿1次，甚则2～3次，不易唤醒。患儿学习成绩一般，害羞、自卑、少语，问答反应正常，平素喜欢吃辛辣之品。诊见：面色无华，神疲乏力，纳差，大便溏稀，肢凉怕冷，形体消瘦，纳食不佳，小便略黄，舌淡红，苔薄黄，脉细无力。尿常规检查正常。诊断：遗尿，证属脾肾两虚、膀胱郁热。治宜温补脾肾，固涩止遗。予小儿遗尿经验方治疗。处方：菟丝子10g，覆盆子10g，金樱子10g，枸杞子10g，桑螵蛸10g，五味子10g，石菖蒲10g，郁金10g，益智仁10g，连翘10g，焦山楂10g，神曲10g，牡蛎15g，甘草10g。14剂。

二诊：其母来院代诉，梦话减少，饮食大增，尿床1次（但遗尿量减少了）。上药去牡蛎、神曲再服7剂。三诊：患儿精神愉快，诉不说梦话，近1周未尿床，饮食恢复正常，望舌质、舌苔均已正常，脉象有力而不数。继用二诊方药7剂以巩固疗效。1个月后随访未复发，后随访3个月均未复发。

● 小儿止遗方 （江苏名医冯松杰方）

【组成】制附子 10g（先煎 1h），肉桂 5g，熟地黄 10g，山茱萸 10g，怀山药 15g，五味子 10g，桑螵蛸 10g，益智仁 10g，菟丝子 10g，补骨脂 15g，炙麻黄 8g。水煎服，每日 1 剂，分 2 次或 3 次温服。

【功效主治】宣肺健脾，疏通三焦，温补固涩。主治小儿遗尿。

【方解】方中制附子、肉桂培补肾中之元阳，助命门以温里祛寒；熟地黄、山茱萸、怀山药滋阴益肾，补脾填精，乃"善补阳者，必于阴中求阳"之法；尤其肉桂大补命门相火，祛下元虚寒，力专而势雄；怀山药上补肺、中健脾、下固肾，乃平补之佳品，药中之王道也；五味子、桑螵蛸、山茱萸培元补肾益精，收敛固涩止遗；益智仁、菟丝子药性平和，温肾固膀、缩泉止遗；补骨脂性辛温，入脾、肾二经，温补肾阳、固精暖脾，《本草经疏》记载其为"暖水脏，阴中生阳，壮火益土之要药"；方中特用麻黄一药，一则麻黄入肺和膀胱经，开宣肺气，通调水道，温化膀胱，启州都之气化，约束有力，开合有度，遗尿自止。冯师据自己多年的临床经验认为：麻黄尚有固涩津液、升提内脏和温阳散结的作用。综观全方，补肾培元、缩泉止遗为本，兼以宣肺健脾、疏通三焦，标本兼治，重在治本，温补固涩，开合有序，遗尿自止。

【验案】马某，男，10 岁。2010 年 2 月 6 日初诊。其母代诉患儿自小睡中遗尿至今，曾经西医和针灸治疗，但效果都不理想。刻诊：患儿面色白，精神不振，每晚遗尿 1～3 次，尿清而长，肢凉怕冷，舌质淡，苔薄白，脉沉细无力。辨证为肾阳不足，下元虚寒。治宜温补肾阳，固摄下元。予以冯师"小儿止遗方"加减。处方：制附子 15g（先煎），肉桂（后下）5g，熟地黄 10g，山茱萸 10g，怀山药 15g，五味子 10g，桑螵蛸 10g，莲子肉 15g，菟丝子 10g，补骨脂 15g。用法：水煎服，每日 1 剂，早晚温服。以 6 剂为 1 个疗程。并嘱家长合理教育引导患儿，夜间尽量唤醒患儿使其主动排尿。

连服 2 个疗程后，患儿精神、体力明显好转，肢凉怕冷症状消失，遗尿减少至 1 周 3～4 次。原方制附子加量至 30g，并加入炙麻黄 12g，加强温阳固涩作用。继服 1 个疗程后患儿遗尿止。随访至今，未再复发。

小儿夜啼

夜啼，中医病名。婴儿白天能安静入睡，入夜则啼哭不安，时哭时止，或每夜定时啼哭，甚则通宵达旦，称为夜啼。多见于新生儿及 6 个月内的小婴儿。新生儿及婴儿常以啼哭表达要求或痛苦，饥饿、惊恐、尿布潮湿、衣被过冷或过热等均可引起啼哭。此时若喂以乳食、安抚亲昵、更换潮湿尿布、调整衣被厚薄后，啼哭可很快停止，不属病态。

◉ 自拟夜啼平安饮（陕西名医赵颖莉方）

【组成】白芍 4g，党参 4g，蝉蜕 3g，钩藤 3g（后下），厚朴 3g，麦芽 4g，台乌药 4g，甘草 2g。每日 1 剂，水煎 2 次，根据患儿年龄煎至 20～50ml，分 2～3 次服，5 天 1 个疗程。

【功效主治】调和阴阳，平肝理脾。主治小儿夜啼。

【方解】方中党参健脾益气，白芍敛阴和中、平肝止痛，两者相配平调阴阳；白芍、钩藤、蝉蜕调肝平惊止啼；台乌药、厚朴温中理气导滞；麦芽消积和中；甘草补气和中，调和阴阳，调和诸药。诸药配合共达调和阴阳、平肝理脾、消导和中之功。经药理研究证明方中药物可增强机体免疫功能，抗应激，镇静，镇痛，抗惊厥，调整胃肠功能，调整神经功能，从而改善并解除小儿夜啼。治疗时要嘱家属合理护理，使孩子衣被舒适，不要过厚太薄，不要喂给凉乳或剩乳，乳母不要过食寒凉、辛热、泻下之品，给孩子养成良好的睡眠习惯，才可使治疗效果迅速有效，治疗痊愈后病症不反复。

【加减】受惊吓者加僵蚕 3g，龙骨 4g；消化不良者加建曲 4g，谷芽 4g；便秘烦躁者加大黄 2g；肠胀气者加枳壳 3g；舌红口烂者加黄连 1g，栀子 2g；腹泻者加薏苡仁 4g，茯苓 4g；低钙者及时补钙。

【验案】吴某，男，18 个月。2008 年 12 月 5 日初诊。夜啼

1周余。于1周前突见夜间哭闹不安，食奶后仅歇息片刻又啼哭不止，家人抱摇也难以制止，渐见食少，有时呕吐、腹胀、便稀、白天睡而难醒，入夜则又哭闹不安，通宵达旦，家人十分烦恼。经西医治疗给镇静剂后仅可缓解1~2h，醒后又啼哭不止。家人惧久服镇静药伤及大脑，急来诊。查体：T 36.5℃，发育营养一般，急性病容，神清，精神差，白天睡而难醒，刺激后仅哭几声片刻又入睡，前囟平软，口腔无溃烂，吮乳、活动、反应可，心、肺、肝、脾无病理性发现，腹稍胀，压痛不明显，肠鸣音存在，舌淡红苔白，指纹青紫于风关。血常规正常。辨证属阴阳失调，肝脾不和，气机郁滞；治宜调和阴阳，平肝理脾，消导和中。方用自拟方夜啼平安饮加味。方药：白芍4g，党参4g，蝉蜕3g，钩藤3g（后下），厚朴2g，麦芽3g，台乌药4g，龙骨4g，枳壳3g，甘草2g。1剂用水煎约20ml，分3次服。服2剂后夜间渐安，5剂后夜间安然入睡，未再发作。嘱家人注意护理，腹部不要受凉，不要受惊吓，适当腹部按摩，合理喂养，乳母忌食油腻及凉性食品。3个月后复查体健，未再复发。

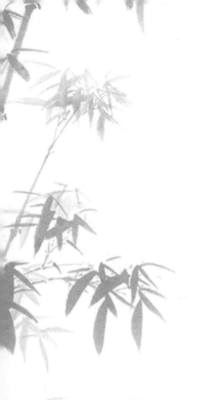

《第六章》

男科疾病秘验良方

前列腺增生症

前列腺增生是中老年男性常见疾病之一，前列腺增生的发病率随年龄递增。临床主要表现为尿频、夜尿增多，严重者尿急、尿失禁。

● 前列舒通汤 （北京名医王琦方）

【组成】川桂枝 12g，茯苓 15g，牡丹皮 10g，赤芍 10g，桃仁 10g，莪术 20g，三棱 10g，昆布 20g，海藻 20g，炙水蛭 6g，泽兰 15g，乌药 20g。水煎服，每日 1 剂，分 2 次或 3 次温服。

【功效主治】通阳利水，化瘀消癥。主治前列腺增生症。

【方解】本方常以桂枝茯苓丸为基础方，该方中桂枝一药二用，不仅温通血脉以消瘀，而且通阳化气以行津，故为君药。臣以桃仁活血祛瘀，助君药化瘀消癥；茯苓利水渗湿，助君药通阳利水；牡丹皮活血散瘀，兼凉血以清退瘀久蕴热；赤芍能"除血痹"（《神农本草经》），缓急止痛，兼养血以兼顾新血不生。同时配伍三棱、莪术、海藻、昆布软坚散结，泽兰、水蛭利水活血，乌药引药下行。诸药配伍，共奏通阳利水、化瘀消癥之效。

【加减】前列腺明显肥大者，加炮穿山甲 5～10g，土鳖虫 10g，鸡内金 10g；小便淋漓不尽者，加琥珀粉 3g、沉香粉 3g，配合中药冲服。

【验案】王某，男，81 岁。2009 年 2 月 8 日初诊。诉患前列腺增生症 10 年，平素有排尿困难、尿无力、尿等待等症，夜尿频多。舌淡暗苔薄，脉细涩。证属瘀血阻络，治以活血通络、软坚消癥。予自拟前列舒通汤，方含《金匮要略》桂枝茯苓丸、水蛭、莪术、泽兰、乌药等品，活血化瘀，缓消癥积，加减予之，以观进退。处方：川桂枝 12g，茯苓 15g，牡丹皮 10g，赤芍 10g，桃仁 10g，莪术 20g，三棱 10g，昆布 20g，海藻 20g，炙水蛭 6g，泽兰 15g，乌药 20g。21 剂，水煎服。

2009 年 3 月 2 日二诊：药后排尿困难、尿无力、尿等待等症均有所好转，但夜尿仍频。考虑患者年事已高，原方基础上加益气通络之品。处方：上方加生黄芪 30g，炮穿山甲 10g，土鳖虫 10g，川牛膝 15g，鸡内金 10g。21 剂，水煎服。

2009 年 3 月 23 日三诊：服药后夜尿由 3～4 次减为 1～2 次，排尿困难等症进一步改善，继以原方加减。处方：上方减三棱、昆布、海藻，加地龙 10g、川芎 20g。21 剂，水煎服。同时单用琥珀粉 3g、沉香粉 3g，以蜂蜜调服。

● 滋阴通闭汤 （北京名医郭军方）

【组成】知母 12g，黄柏 12，生地黄 10g，山药 15g，益智仁10，丹参 10g，三棱 8g，莪术 8g，桑螵蛸 8g，土鳖虫 8g，浙贝母10g，夏枯草 15g。水煎服，每日 1 剂，分 2 次或 3 次温服。

【功效主治】滋阴清热，涤痰化瘀，益气活血。主治前列腺增生症。

【方解】滋阴通闭汤对于证属肾阴虚、气结有热、痰瘀阻滞、膀胱气化失权之良性前列腺增生（中医"癃闭"），可以滋阴清热、涤痰化瘀、益气活血，从而使膀胱气化有权，诸症得以缓解。其中知母滋阴降火，泻下焦无根之火，黄柏坚肾清热，清下焦有形湿热，两者合用则滋肾、坚肾、清热、降火之力更强，更避化燥伤阴之嫌；生地黄滋阴补肾，山药补肾生精、益肺肾之阴而为诸药之君；丹参之用除能活瘀血外亦可生新血；浙贝母、夏枯草则有散郁清热、消痰散结之功效。

【疗效】用本方共观察治疗 100 例前列腺增生症患者，总有效率 89%，显效率 77%。

慢性前列腺炎

慢性前列腺炎包括慢性细菌性前列腺炎和非细菌性前列腺炎两部分。其中慢性细菌性前列腺炎主要为病原体感染，以逆行感染为主，病原体主要为葡萄球菌属，常有反复的尿路感染发作病史或前列腺按摩液中持续有致病菌存在。非细菌性前列腺炎是多种复杂的原因和诱因引起的炎症、免疫、神经内分泌参与的错综的病理变化，导致以尿道刺激症状和慢性盆腔疼痛为主要临床表现，而且常合并精神心理症状的疾病，临床表现多样。

慢性细菌性前列腺炎有反复发作的下尿路感染症状，如尿频、尿急、尿痛、排尿烧灼感，排尿困难、尿潴留，后尿道、肛门、会阴区坠胀不适。持续时间超过 3 个月。

慢性非细菌性前列腺炎主要表现为骨盆区域疼痛，可见于会阴、阴茎、肛周部、尿道、耻骨部或腰骶部等部位。排尿异常可表现为尿急、尿频、尿痛和夜尿增多等。由于慢性疼痛久治不愈，患者生活质量下降，并可能有性功能障碍、焦虑、抑郁、失眠、记忆力下降等。

● 三妙丸 （陕西名医郑清莲方）

【组成】苍术、白术各 12g，黄柏、牛膝各 9g，黄芪、蒲公英各 30g，菟丝子 15g，丹参 24g。水煎服，每日 1 剂，分 2 次或 3 次温服。

【功效主治】清热利湿，行气活血，补肾益气。主治慢性前列腺炎。

【方解】该方以黄柏为君，取其苦以燥湿，寒以清热，性沉降，长于清下焦湿热。苍术、白术、黄芪、菟丝子为臣，其中苍术、白术味苦性温，能健脾燥湿；黄芪味甘性温，能益气、利水；菟丝子则味甘性平，补益肾气而不燥热。丹参、蒲公英为佐，丹参苦而微寒，能活血、消痈；蒲公英味苦性寒，能清热解毒、消肿散结、利湿通淋。牛膝为使，因其味甘性平，能引药下行、活血、利水。诸药相合，可清热利湿之功、行气活血、补肾益气，标本兼治。

【加减】偏湿热型，该型患者以尿频、尿道口灼热、小便后尿道口留有分泌物、会阴部潮湿为主，舌红、苔黄腻，脉滑数，可于基础方加鱼腥草、车前草以加强清热解毒利湿之功；偏血瘀型，该型患者以尿道、会阴、腰背部疼痛为主，舌暗红或有瘀斑，苔黄腻，脉弦，可于基础方中加莪术、桃仁、红花以活血化瘀；偏肾阳虚型，该型患者以腰膝酸软、乏力、性欲减退、性功能低下为主，舌淡红，苔黄腻，脉沉，可于基础方中加入杜仲、淫羊藿以补肾温阳；偏肾阴虚型，该型患者以腰酸、失眠、盗汗、手足心发热为主，舌红少苔，舌根部苔黄腻，脉沉细，可于基础方中加入生地黄、黄精以滋补肾阴；偏肝郁型，该型患者以心情抑郁、烦躁、易怒为主，舌红苔黄腻，脉弦，可于基础方中加入白芍、柴胡以疏肝解郁。临床上以上诸型往往相互合并，故可随病情变化而适当加减。

【验案】患者李某，男，29 岁。以"小便色黄伴会阴部潮湿、疼痛 4 个月"为主诉首诊。患者当时夜尿频多、色黄，会阴部潮湿并时有抽痛，性欲减退，舌红，苔黄腻，脉沉。前列腺液常规检查：白细胞数目为每个高倍视野 21 个，卵磷脂小体（＋）。B 超提示：慢性前列腺炎。中医辨证：下焦湿热证兼有肾虚、血瘀，治以清热利湿、补肾、活血。处方：苍术、白术各 12g，黄柏、牛膝、莪术各 9g，黄芪、蒲公英、鱼腥草各 30g，菟丝子 15g，丹参 24g。6 剂，每天 1 剂，水煎取汁 200ml，早晚分服。二诊：会阴部潮湿、抽痛及小便色黄减轻，夜间排尿次数较少，性欲减退持续，舌淡红、苔腻，脉沉。给予原方加淫羊藿 12g。10 剂，水煎取汁 200ml，早晚分服。三诊：患者会阴部潮湿明显减轻，小便颜色基本正常，无夜尿，性欲稍有改善。给予原方 14 剂，早晚分服。四诊：不适症状基本消失。前列腺液常规检查：白细胞数目为每个高倍视野 6 个；卵磷脂小体（＋＋）。嘱患者注意愈后调理，要做到戒除烟酒、少食辛辣、多饮水、适量运动、合理休息、性生活有节、保持良好的心态。治疗后随访半年未见复发。

附 睾 炎

附睾炎是青壮年男性的常见疾病，当机体抵抗力低下时，大肠埃希菌、葡萄球菌、链球菌等致病菌便会进入输精管，逆行侵入附睾，引发炎症。临床多表现为突然高热，白细胞数升高，患侧阴囊胀痛、沉坠感，下腹部及腹股沟部有牵扯痛，站立或行走时加剧。患侧附睾肿大，有明显压痛。炎症范围较大时，附睾和睾丸均有肿胀，两者界限触摸不清，称为附睾睾丸炎。患侧精索增粗，亦有压痛。一般情况下，急性症状可于 1 周后逐渐消退。

● 桂枝茯苓汤合五味消毒饮（河南名医蔡燕磊方）

【组成】桂枝 15g，茯苓 15g，赤芍 25g，牡丹皮 12g，桃仁 10g，金银花 15g，野菊花 25g，蒲公英 15g，紫花地丁 12g，天葵子 15g，橘核 12g，荔枝核 12g，当归 15g，夏枯草 15g。水煎服，每日 1 剂，分 2 次或 3 次温服。

【功效主治】活血祛瘀，消肿散结，化气止痛。主治急性附睾炎。

【方解】桂枝茯苓汤可活血化瘀、缓消癥瘕。五味消毒饮具有清热解毒、消散疔疮之功效。金银花性味甘寒，最善清热解毒疗疮，为"疮家圣药"；野菊花清热解毒，治痈肿疮毒；蒲公英清热解毒、消肿散结，主治内外热毒疮痈；紫花地丁清热解毒，凉血消肿，消痈散结，为治血热瘀滞、痈肿疔毒的常用药；天葵子具有清热解毒、消肿散结、利水通淋之功效。诸药合用，共奏活血祛瘀、消肿散结、化气止痛之功。但在治疗中不能拘泥于原方原量，可根据患者病情，辨证施治，随症加减。

【加减】发病早期如有肿胀明显，伴发热、尿频、尿急、尿痛者，加栀子、泽泻、连翘、黄柏，每日 1～2 剂，一般在用药 3～5 天后，肿胀明显消退，体温正常，尿频、尿急症状消失；如有睾丸疼痛加重，伴小腹疼痛，加小茴香、乳香、没药；肿块质硬加三棱、莪术。

【疗效】临床共观察了 40 例急性附睾炎患者，总有效率 97%。

精索静脉曲张

精索静脉曲张是男性常见的泌尿生殖系统疾病，也是导致男性不育的主要原因。患者常常由于缺乏自觉症状而得不到及时诊治，最终导致部分患者生精能力受损。少数患者可有立位时阴囊肿胀，局部坠胀疼痛感，可向下腹部、腹股沟区或后腰部放射，劳累或久站后症状加重，平卧休息后症状减轻或消失。

● 血府逐瘀汤（四川名医安志涛方）

【组成】当归 10g，赤芍 15g，川芎 6g，生地黄 15g，红花 10g，桃仁 10g，牛膝 12g，柴胡 10g，桔梗 15g，甘草 5g。水煎服，每日 1 剂，分 2 次或 3 次温服。

【功效主治】活血化瘀。主治精索静脉曲张。

【方解】全方是由桃红四物汤合四逆散加减而成，方中桃红四物汤活血化瘀、行血养血；四逆散行气和血疏肝；桔梗开上焦之气；枳壳调和中焦；牛膝通利血脉，引血下行，行于下焦。诸药互相配合，使上、中、下三焦气机通畅，血和气顺，气血流畅，瘀散热消，诸症自愈。若患者病程长，体质虚弱，可适当加用补气、益肾填精之品，以增强疗效。血府逐瘀汤通过内服外敷具有温通筋脉、促进局部血液循环之功。因单纯内服治疗不育效果有限，并且疗程较长，笔者通过内外合治的方法综合治疗精索静脉曲张性不育，能有效缩短病程，疗效显著。

【加减】腹痛肢冷，阴囊湿凉者，加附子 10g、细辛 5g；头晕身重，睾丸痛引少腹者，加延胡索 15g、乌药 15g。

【验案】

例 1：李某，男，26 岁，2011 年 6 月 11 日初诊。婚后 2 年未育。其妻经多处妇科检查皆正常。患者曾多次做精液化验检查，精子总数 900 万左右，（A＋B）45％，正常形态 2％，经多方求治，均未见明显效果。患者 3 年前腰部有外伤史。刻诊：自觉口干舌燥，不欲饮水，夜间烦躁，少腹胀满。查体：左侧精索静脉曲张，彩超显示平静呼吸时精索静脉最大内径为 2.2mm，舌红少苔有瘀斑，脉沉涩。证属外伤之后，瘀血阻滞所致，诊为少精子症、畸形精子增多症、精索静脉曲张（轻度）。治以化瘀通络，行气活血。方予血府逐瘀汤加减。方药：当归 10g，赤芍 15g，川芎 6g，生地黄 15g，红花 10g，桃仁 10g，延胡索 10g，牛膝 12g，柴胡 10g，桔梗 15g，小茴香 10g，肉桂 6g，甘草 6g。每天湿敷阴囊 2 次，每次 30min。连进 10 剂后，少腹胀满减轻，嘱其继续应用上方。1 个月后上述症状消失。瘀血已去，经脉已通，原方去桃仁、延胡索，加巴戟天、枸杞子、菟丝子各 20g 以加强补肾益精之力。再进 20 剂，用药期间减少房事。3 个月后精液化验，精子总数 3000 万，（A＋B）51％，正常形态 18％；1 年后夫妇喜得一子。

例 2：何某，男，31 岁，2012 年 7 月 25 日初诊。婚后 6 年未育。曾多次做精子计数检查，密度皆在 4000 万/ml 左右，（A＋B）15％，正常形态 4％。经多方服用温肾壮阳、填补肾精诸方，均不显效。刻诊：精神不振，乏力，体胖，夜尿增多，腰膝酸软，少腹坠胀。查体：左侧精索静脉曲张，彩超显示平静呼吸时精索静脉最大内径为 3.0mm，舌质暗苔薄，脉沉紧。中医诊为肾精不足，气滞血瘀。治宜活血化瘀，滋补肾精。方予血府逐瘀汤加减。方药：

熟地黄 20g，鹿角胶 10g，当归 10g，川芎 6g，延胡索 10g，菟丝子 20g，枳壳 15g，牛膝 10g，小茴香 10g，红花 10g，桃仁 10g，柴胡 10g，甘草 6g。口服。每天湿敷阴囊 2 次，每次 30min。内服外用 25 剂。二诊：诸症减轻，未诉不适，精液常规检查：精子密度 6500 万/ml，（A＋B）34％，正常形态 10％。原方去小茴香，再用 20 剂，用法同前。三诊：诸症消失，精神状态良好，精液常规检查：精子密度 6800 万/ml，（A＋B）45％，正常形态 14％。方药不变，嘱其口服，2 日 1 剂；湿敷阴囊，每天 1 次，每周 2 次性交。3 个月后，患者喜诉妻已孕。

● 加味四妙勇安汤 （江苏名医孙志兴方）

【组成】当归 10g，赤芍 10g，牡丹皮 10g，金银花 10g，玄参 10g，蒲公英 15g，茯苓 10g，生甘草 5g。水煎服，每日 1 剂，分 2 次或 3 次温服。

【功效主治】清热解毒，活血散瘀。主治精索静脉曲张。

【方解】方中金银花、蒲公英清热解毒，当归、牡丹皮、赤芍活血散瘀，玄参、生甘草泻火解毒，茯苓健脾化湿。诸药合用，既能清热解毒，又可活血散瘀，达到瘀热分消，恢复正常血行的治疗目的。

【疗效】临床观察 32 例精索静脉曲张患者，总有效率 95％。

男性性功能障碍

男子性活动是一个复杂的生理过程，要通过一系列的条件反射和非条件反射来完成。性活动包括性欲、阴茎勃起、性交、射精和性高潮五个环节，其中任一环节发生障碍而影响正常的性功能时，即称为男性性功能障碍。

● 逐瘀补肾汤 （甘肃名医王春明方）

【组成】当归 12g，赤芍 12g，白芍 12g，川芎 6g，熟地黄 9g，桃仁 6g，红花 6g，茯苓 12g，白术 12g，杜仲 12g，制何首乌 12g，补骨脂 12g，桑椹 12g，山茱萸 12g，仙茅 9g，淫羊藿 9g，蛇床子

12g，菟丝子 12g，丹参 12g。以中药连服 30 天为 1 个疗程，1 个疗程结束后休息 1 周，然后进行第 2 个疗程。

【功效主治】滋肾益气、养血生精。主治男性性功能障碍。

【方解】方中当归、熟地具有养血补血的功效；茯苓能健脾利水；淫羊藿能温补肾阳。诸药归肝、肾、脾经，既可壮阳益阴，又可补精涩精；既能养血补血，又能活血行血。另外，逐瘀补肾汤的组方还结合了现代研究，现代研究认为男性性功能障碍患者大多以虚为主，检测血清锌元素偏低，而逐瘀补肾汤中仙茅、淫羊藿、补骨脂、制何首乌、山茱萸、菟丝子等药中锌含量较高；同时，本方中多数药物如茯苓、山茱萸等含有多糖，含多种低分子氨基酸和维生素，具有滋肾益气、养血生精、改善微循环与肌体营养状态、活化组织细胞、提高机体免疫功能等功效，对男性性功能障碍及伴随症状有显著的改善作用。且在临床应用中没有发现本方有任何毒副作用。

【加减】脾肾阳虚型加肉桂、巴戟天；肝阴虚型加枸杞子；气虚血瘀者型加黄芪、桂枝；肝气郁结型加柴胡、郁金；下焦湿浊型加山药、泽泻。

【疗效】临床观察 95 例患者，采用该方治疗后，总有效率 87.37%。

● 丹参首乌汤 （山东名医邱毅方）

【组成】丹参 15g，制何首乌 15g，淫羊藿 9g，巴戟天 10g，菟丝子 15g，补骨脂 15g，枸杞子 15g，黄精 20g。24 天为 1 个疗程，1 个疗程 12 剂，隔日 1 剂。

【功效主治】补血壮阳，养阴健肾。主治男性性功能障碍。

【方解】方中丹参具有行气活血、扩张血管及增强血流量的作用。制何首乌、淫羊藿、补骨脂、枸杞子、巴戟天、菟丝子及黄精等有补血壮阳、养阴健肾之功效。

【加减】阳痿者加蜈蚣 1 条。

【疗效】临床观察 48 例患者，采用该方治疗后，总有效率 94.3%。

少弱精子症

少精子症是精液中精子的数量低于正常健康有生育能力的男子。由于近年来人类精子的质量随环境、雌激素类毒物的污染和其他因素的影响呈下降趋势。现在认为精子数目每毫升少于 2000 万为少精子症。但临床上常伴有精子活率低、前向运动能力差以及精子畸形率高等改变，此时称之为少弱精子症。少精子症是一种较常见的男性不育病症。

弱精子症是指精液参数中前向运动的精子（A 和 B 级）小于 50％或 A 级运动的精子小于 25％的病症，弱精子症又称精子活力低下。

● 滋肾生精汤 （北京名医杜宝俊方）

【组成】熟地黄 15g，山药 30g，山茱萸 10g，枸杞子 15g，菟丝子 15g，当归 10g，茯苓 10g，白术 10g，覆盆子 10g，车前子 10g，鹿角胶 10g，五味子 6g。水煎服，每日 1 剂，分 2 次或 3 次温服。

【功效主治】填精益髓，益肾固精。主治少弱精子症。

【方解】方中熟地黄味甘，微温，归肝、肾经，填精益髓、补血养阴。《本草纲目》云其："填骨髓，长肌肉，生精血。补五脏内伤不足，通血脉，利耳目，黑须发，男子五劳七伤，女子伤中胞漏，经候不调，胎产百病。"《主治秘要》云熟地黄"其用有五：益肾水真阴一也，和产后气血二也，去脐腹急痛三也，养阴退阳四也，壮水之源五也"，能滋补肾中之真阴。鹿角胶味甘，性温，填精益血，温补肾阳。《药性论》云其："主男子肾藏气衰虚劳损，能安胎去冷，治漏下赤白，主吐血。"《玉楸药解》云其："温肝补肾，滋益精血。治阳痿精滑，跌打损伤。"两药合用滋补肾之阴阳，共起补肾生精之功，同为君药。山药甘、平，入肺、脾、肾经，补脾胃，益肺肾。《神农本草经》云其："主伤中，补虚羸，除寒热邪气，补中益气力，长肌肉，强阴。"《大明本草》云其："主泄精，健忘。"《本草纲目》云其："益肾气，健脾胃，止泻痢，化痰涎，润皮毛。"山茱萸酸、涩，微温，归肝、肾经，补益肝肾，涩精固脱。《本草新编》云其："兴阳道以长男茎，暖腰膝而助阳气……仲景夫子所以采入于八味丸中，取其固精而生水也。"两药相合益肾固精，健脾胃，共助君药滋补固守肾中之精。枸杞子滋补肝肾；菟丝子补肾益精，养肝明目，健脾固胎；五味子益气生津，补肾宁心，收敛固涩，补中寓涩，具有益肾固精止泻之功。白术补人之中气，起到补后天以养先天之功。覆盆子甘酸微温，固精益肾。车前子泻而通之，泻有形之邪浊，涩中兼通，补而不滞。诸药合用而起到改善精液质量的作用。

【疗效】临床观察 72 例患者，采用该方治疗后，总有效率 93.5%。

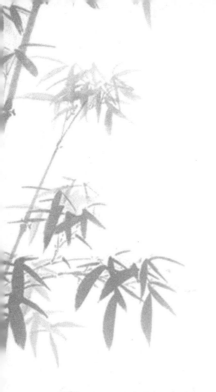

【第七章】
五官科疾病秘验良方

结 膜 炎

结膜炎是结膜组织在外界和机体自身因素的作用下而发生的炎性反应的统称。虽然结膜炎本身对视力影响并不严重，但是当其炎症波及角膜或引起并发症时，可导致视力损害。主要症状为患眼异物感、烧灼感、眼睑沉重、分泌物增多，当病变累及角膜时可出现畏光、流泪及不同程度的视力下降。

● 加味龙胆泻肝汤（贵州名医冯先波方）

【组成】龙胆 10g，黄芩 10g，焦栀子 10g，木通 5g，车前子 20g（包煎），当归 15g，柴胡 15g，生地黄 15g，泽泻 20g，怀牛膝 15g，木贼 10g，决明子 20g，密蒙花 10g，谷精草 15g，甘草 10g。水煎服，每日 1 剂，分 2 次或 3 次温服。

【功效主治】清肝泻火，明目退翳。主治结膜炎。

【方解】龙胆泻肝汤为泻肝胆实火的著名方剂，方中龙胆大苦大寒，能泻肝经实火，黄芩、栀子助龙胆以清热；木通、车前子、泽泻引湿热从小便出；肝胆火旺必耗阴液，泻邪必兼顾正气，使邪去而不伤正，故用当归、生地黄养肝血，甘草和中气；肝胆属木，性喜条达，邪致抑郁则木不舒，故用柴胡疏肝胆之气。天行赤热，夹肝经实火，循经上冲眼目，故用龙胆泻肝汤泻肝经实热实属对证之方。在经验用药上，冯师常常加用密蒙花、木贼、决明子、谷精草四药。其中密蒙花有清热凉肝、退翳明目、养肝明目之功效，能去目中赤脉，《开宝本草》谓其"主青盲肤翳，赤涩多泪，消目中赤脉"，《外科证治全生集》强调"目中赤脉，加密蒙花"。密蒙花与木贼、决明子、谷精草共为眼科常用药，不但能清肝明目退翳，又可引药上行，直攻病穴。

【加减】大便干结者，加大黄 10g。

【验案】陈某，男，40 岁，2010 年 3 月 9 日就诊。一周来目睛赤痛、刺痒，眼睑肿胀，曾就诊西医院眼科，诊断为春季结膜炎，予滴眼液、输液等治疗 3 天症状无明显缓解，经邻居介绍谓冯师看病效好，故慕名前来求治。就诊时患者除上述症状外，感眼内灼热胀痛，有异物感，畏光流泪，视物模糊，早晨起床时目眵较多（黏液性分泌物），伴口苦，口干思冷饮，脘胁闷胀，不欲饮食，小便短赤，舌红苔黄，脉象弦数有力。辨证属肝经火盛，火热上冲，治宜清肝降火明目，拟龙胆泻肝汤化裁。处方：龙胆10g，黄芩15g，山栀子10g，木通10g，当归15g，车前子20g（包煎），柴胡15g，生地黄15g，泽泻20g，怀牛膝15g，木贼10g，决明子20g，密蒙花10g，谷精草15g，牡丹皮15g，大青叶20g，甘草10g。嘱服3剂，每日1剂，忌辛辣、酒及肥甘厚味之品，同时考虑其有传染性，嘱患者单独使用毛巾等生活用品，并注意消毒。

二诊：上方服3剂，双目灼热胀痛、异物感、白睛红赤等症状大为减轻，目眵减少，伴随症状改善，饮食增加，小便黄，舌质红，苔薄黄，脉微数。药后症减，前方加减继进。

处方：龙胆10g，黄芩10g，焦栀子10g，木通5g，车前子20g（包煎），柴胡15g，生地黄15g，泽泻20g，怀牛膝15g，木贼10g，决明子20g，密蒙花10g，谷精草15g，甘草10g。又继服3剂后，患者症状消失。

角 膜 炎

角膜炎分为溃疡性角膜炎（角膜溃疡）、非溃疡性角膜炎（深层角膜炎）两类。多因角膜外伤、细菌及病毒侵入角膜引起。临床表现可见患眼有异物感，刺痛甚至烧灼感；球结膜表面混合性充血，伴有怕光、流泪、视力障碍和分泌物增加等症状。

● 青葙明目汤 （贵州名医李宗智方）

【组成】青葙子、麦冬、金银花各15g，槟榔、连翘、生地黄、黄芩各12g，泽泻10g，淡竹叶9g，蝉蜕、蛇蜕各6g。水煎服，每日1剂，分2次或3次温服。

【功效主治】疏风散热，清肝明目，养阴退翳。主治角膜炎。

【方解】方中以青葙子、蝉蜕、蛇蜕疏风散热，清肝明目、退翳；槟榔、泽泻行气利水，改善房水循环，以助角膜营养；生地黄、麦冬养阴生津，以助溃疡修复；金银花、连翘、黄芩之设，旨在清热解毒；淡竹叶甘淡，清心火而调和诸药。全方合用，共奏疏风散热、清肝明目、养阴退翳之功。

【加减】火热甚者，酌加龙胆、牡丹皮；湿甚者，酌加滑石；热甚者，酌加木贼、冬桑叶；大便秘结者，酌加天竺黄、大黄、厚朴；病变后期酌加玄参、茺蔚子，以养阴清肝活血；体虚者酌加南沙参，以益气扶正。

【验案】张某某，男，27 岁。因右眼梗涩不适、羞明流泪、发红 1 周，伴头痛、视力下降加重 3 天，于 2003 年 7 月 15 日就诊。临床主症：右眼视力下降，梗涩不适，畏光流泪，眼红，黑睛生翳，大便秘结，头痛。舌红、苔黄厚，脉弦数。查：右眼视力（VOD）0.2，球结膜混合充血，结膜囊内黏性分泌物，色黄白，角膜上皮水肿，角膜中周部 5 点处见约 3mm×3mm 的溃疡，FL（＋），前房（—）。考虑患者为风热邪毒犯肺，初起时失治，致邪热郁而化火侵犯肝木，上攻黑睛，故而致黑睛生翳，视力下降；火热内炽、热盛腑实，故见大便秘结、小便黄赤。辨证为火热腑实，兼夹湿邪。治以清肝泻热、利湿通腑。拟方：决明子、麦冬各 15g，槟榔、龙胆、厚朴、黄芩各 12g，泽泻 10g，蝉蜕、蛇蜕、大黄各 6g，滑石 25g，淡竹叶 9g。5 剂，每日 1 剂，煎服 3 次。

二诊（7 月 21 日）：患者诉症状减轻、头痛消除、眼分泌物减少，但仍感右眼梗涩不适，视力差，畏光流泪，二便调，舌红，苔薄微黄，脉弦。查：VOD 0.3，球结膜混合充血，但较前减轻，结膜囊少许分泌物，角膜上皮水肿，溃疡面 3mm×3mm，FL（＋），中药续服。上方去龙胆、大黄、厚朴、滑石，加生地黄、木贼，以增强退翳明目、促进溃疡修复作用。7 剂，日 1 剂，水煎，分 3 次服。

三诊（7 月 29 日）：患者眼症明显减轻，视力提高，轻度梗涩不适，无畏光流泪，眼分泌物消除，精神可，二便调，舌淡红，苔薄白，脉弦。查 VOD 0.8，球结膜混合充血，角膜溃疡面缩小 1mm×1mm，FL（＋），于上方去决明子，加青葙子、茺蔚子。5 剂。日 1 剂，水煎分 3 次服。

四诊（8 月 4 日）：患者眼部刺激症状消除，查：右眼溃疡面愈合，荧光素染色阴性，中药转以养阴退翳明目为法，处方如下：

生地黄、麦冬各 12g，蝉蜕、蛇蜕各 6g，槟榔、泽泻、青葙子各
10g，淡竹叶 9g。嘱服 15 剂巩固疗效。

青 光 眼

　　青光眼是指眼内压间断或持续升高的一种眼病，持续的高眼压
可给眼球各部分组织和视功能带来损害，如不及时治疗，视野可以
全部丧失而致失明。

● 青光眼方 （贵州名医李宗智方）

　　【组成】决明子 15g，槟榔 12g，泽泻 10g，王不留行 12g，生
牡蛎 15g，女贞子 30g，桑叶 12g，黑芝麻 30g，葛根 12g，丹参
12g，当归 12g，淡竹叶 9g。水煎服，每日 1 剂，分 2 次或 3 次
温服。

　　【功效主治】疏肝解郁，活血利水，补虚明目。主治青光眼。

　　【方解】方中以决明子、生牡蛎清肝疏风、软坚；槟榔、泽泻
行气利水；王不留行、丹参、当归活血祛瘀；葛根走督脉，引诸药
入视系，以助保护视系（视神经）；女贞子、黑芝麻补益肾精。诸
药合用共奏疏肝解郁、活血利水、补虚明目之功。

　　【加减】急性闭角型青光眼加龙胆、甲珠；慢性闭角型青光眼
加蔓荆子、川芎、桑叶、菊花；开角型青光眼加香附、川芎、浙贝
母、天竺黄、蔓荆子。

　　【验案】某患者，女，52 岁。因右眼胀痛不适，反复半年，于
2004 年 5 月 16 日就诊。临床主症：右眼微胀不适，易疲劳，头
痛，视力无明显下降，无眼红、羞明、流泪，二便调，精神可，舌
淡红，苔薄微黄，脉弦细。查：VOD 1.0，VOS 1.0，球结膜无充
血水肿，角膜透明，周边前房浅，约 1/3 CT（角膜厚度），房水
清，Tyn（一），瞳孔 35mm×35mm，晶状体及玻璃体透明，视盘
边界清，色泽可，杯盘比 0.4，视网膜中央动静脉未见明显鼻侧偏
移，眼压 7.5/4.5＝28.01mmHg。裂隙灯房角镜检查：房角上方
窄Ⅳ，鼻侧窄Ⅱ，颞侧窄Ⅱ，下方窄Ⅰ。视野检查：视野旁中心暗
点。西医诊断：慢性闭角型青光眼。中医诊断：乌风内障，辨为肝

肾阴虚，肝风内动，上扰于目，目之气机失常，玄府闭塞，血郁水停。治予清肝疏风，活血利水，补虚明目。处方：决明子15g，生牡蛎15g，槟榔12g，泽泻10g，王不留行12g，蔓荆子12g，当归12g，葛根12g，女贞子30g，桑叶12g，黑芝麻30g，淡竹叶9g。7剂，每日1剂，水煎，分3次服。1周后随诊，眼胀、头痛消除，余无明显不适，眼压为5.5/5＝17.30mmHg，余况同前，嘱患者上方再进15剂。再诊，无眼部不适，眼压5.5/5＝17.30mmHg，余况同前，上方去葛根、蔓荆子、生牡蛎，嘱患者再进20剂，3个月后复查：VOD 1.0，VOS 1.0，眼压5.5/5＝17.30mmHg，视野旁中心暗点，视野无进一步损害。

糖尿病性白内障

糖尿病性白内障，发生于血糖没有得到很好控制的青少年糖尿病患者。多为双眼发病，发展迅速，甚至可于数天、数周或数月内发展为混浊、完全混浊；开始时在前后囊下出现典型的白点状或雪片状混浊，迅速扩展为完全性白内障，以后囊下极部多见；常伴有屈光变化，血糖升高时，表现近视；血糖降低时，表现远视。

● 消翳自拟方 （黑龙江名医王冰凌方）

【组成】黄芪150g，当归50g，茺蔚子60g，赤芍60g，川芎50g，生地黄60g，熟地黄60g，苍术60g，玄参120g，葛根60g，丹参120g，枸杞子60g，菊花60g，白芷60g，白蒺藜120g，青葙子60g，谷精草60g，木贼60g，密蒙花60g。上药为1料，共研细末，水泛为丸，每饭后服5～10g，每日服3次。1料为1个疗程，未愈者再服1个疗程。

【功效主治】滋补肝肾，明目退翳。主治糖尿病性白内障。

【方解】方用祝谌予老师的益气活血方（黄芪、当归、益母草、川芎、赤芍）加降糖对药（黄芪、生地黄、熟地黄、苍术、玄参、葛根、丹参）益气养阴、燥湿化浊以收降血糖、改善糖代谢紊乱之效。其中大量黄芪益气，助药升提。用茺蔚子而不用益母草，取其运行头目、明目消翳之用。川芎、白芷引药上行，行气活血祛风。

白蒺藜、青葙子、谷精草、木贼、密蒙花等均为疏散风热、明目退翳之要剂。枸杞子配菊花滋肾清肝明目。制成丸剂药效可持续稳固、不断作用于眼睛，且较之汤剂服用方便，价钱便宜。

【疗效】共观察了 13 名患者，在控制血糖的前提下，经1～2 个疗程，糖尿病性白内障均痊愈。

中 耳 炎

中耳炎是累及中耳（包括咽鼓管、鼓室、鼓窦及乳突气房）全部或部分结构的炎性病变，好发于儿童。可分为非化脓性及化脓性两大类。其主要症状是耳痛、流脓。小儿的全身症状比成人明显，可有发热、呕吐等。严重的并发症有颅内并发症，如脑膜炎、脑脓肿等。其他并发症有迷路炎、面神经麻痹等。长时间持续性流脓者，以鼓膜穿孔、听力下降为主要临床表现。

● 龙胆泻肝汤 （贵阳名医冯先波方）

【组成】龙胆 10g，黄芩 15g，焦栀子 10g，木通 10g，车前子20g（包煎），柴胡 15g，生地黄 15g，泽泻 20g，猪苓 15g，当归10g，怀牛膝 15g，茵陈 20g，大血藤 30g，茯苓 30g，野菊花 20g，白芷 15g，甘草 10g。水煎服，每日 1 剂，分 2 次或 3 次温服。

【功效主治】清热利湿，解毒排脓。主治中耳炎。

【方解】龙胆泻肝汤清热除湿、解毒排脓，加用大血藤、茯苓、野菊花、白芷四药。大血藤清热解毒散结，为治肠痈要药，《四川中药志》谓其"入肝、大肠二经"，冯师认为脓耳者实乃耳痈，故借其治痈之功。野菊花清热解毒、疏风平肝，《浙江中药手册》记载其"排脓解毒，消肿止痛，治疗痈肿疮毒，天疱湿疮"，其清热排脓之力甚佳。茯苓者，《用药心法》载其"淡能利窍，甘以助阳，除湿之圣药也"，且能健脾除湿，防其"肝病传脾"，乃一药两用也。白芷活血排脓、生肌止痛，《日华子本草》言其"治乳痈、发背……排脓、疮痍、疥癣、止痛生肌……"四药合用，共奏清热利湿、排脓生肌之效。

【加减】耳鸣耳胀闷明显者，加路路通、石菖蒲。

【验案】林某，女，66 岁，2010 年 2 月 6 日就诊。据述 2 周前感冒后觉左耳内瘙痒、闷胀感，耳内似有棉球堵塞于耳道内，且时有耳内流水声，伴听力下降，自己大声说话、头位转动时耳内响声明显，未予重视。2 天前出现左耳胀痛，并伴有同侧头痛，继则耳内流脓，分泌物黄浊，患者大惊，急就诊于当地人民医院五官科，确诊为渗出性中耳炎，西医欲为其做鼓膜穿刺抽液检查等，因畏其检查而延请中医治疗。询其症状，谓左耳流黄浊黏滞脓液，有腥臭味，微有耳鸣、听力下降。同时伴发热、纳差、口苦、小便黄，大便不爽、臭气熏人。舌苔黄腻，脉滑数。辨证属肝胆湿热，上犯耳窍，治宜清热利湿、解毒排脓，拟龙胆泻肝汤加减。处方：龙胆 10g，黄芩 15g，焦栀子 10g，木通 10g，车前子 20g（包煎），柴胡 15g，生地黄 15g，泽泻 20g，猪苓 15g，当归 10g，怀牛膝 15g，茵陈 20g，大血藤 30g，茯苓 30g，野菊花 20g，白芷 15g，甘草 10g。嘱服 3 剂，每日 1 剂，忌辛辣、饮酒及肥甘厚味。

二诊：上方服 3 剂，耳内脓液大减。发热退，头痛及耳痛症状明显减轻，饮食增加，小便黄，但感耳鸣明显，舌质红，苔薄黄，脉微数。药后症减，继前方加减，佐以通窍聪耳之品。处方：龙胆 10g，黄芩 15g，焦栀子 10g，木通 10g，柴胡 15g，牡丹皮 15g，紫草 15g，车前子 20g（包煎），磁石 20g（先煎），生铁落 20g（先煎），怀牛膝 15g，路路通 10g，夏枯草 15g，石菖蒲 10g，甘草 10g。继服 5 剂后，患者流脓、耳鸣症状消失而愈。

● 中耳炎方 （黑龙江名医周凌方）

【组成】连翘 20g，蔓荆子 20g，菊花 20g，柴胡 15g，桔梗 15g，黄芩 20g，夏枯草 20g，蒲公英 20g，桑白皮 20g，牡丹皮 15g，赤芍 15g，茯苓 15g，泽泻 15g。水煎服，每日 1 剂，分 2 次或 3 次温服。

【功效主治】疏散风邪，宣肺疏肝，调畅气机。主治中耳炎，以分泌性中耳炎为宜。

【方解】方中连翘、蔓荆子、菊花疏散风热，且连翘可以治耳聋浑浑焞焞，蔓荆子又可利九窍；桔梗和柴胡这一药对在方中虽然用量不是最大，但却至关重要，一个宣肺，一个疏肝，调动全身气机，龙虎回环；蔓荆子、菊花、夏枯草、黄芩可清肝经气郁所化之热，桑白皮、黄芩又可清肺气壅滞所化之火；赤芍、牡丹皮和茯苓、泽泻分别用于气滞所生之血瘀和湿浊。诸药合用，使得风热得散，气机调畅，郁火、湿浊、瘀血则自除。

【加减】　流脓较多者，茯苓改为土茯苓；耳鸣耳胀闷明显者，加路路通、辛夷；咽痛、鼻塞者，加山豆根、浙贝母。

【验案】　郝某，男，38岁，于2014年8月28日初诊。双耳闷、听力下降伴左耳鸣5月余。4月初某医院就诊，声导抗：双耳C波；纯音听阈测定：双耳气导、骨导分离下降，呈平坦形，右耳平均听阈25dB，左耳平均听阈30dB。西医诊断为分泌性中耳炎。经波氏法咽鼓管吹张及口服抗生素、激素类药物治疗一段时间，病情反复，效果不显，遂来中医院就诊。就诊时，右耳鼓膜混浊内陷，光锥缩短，左耳外耳道轻度充血，鼓膜混浊。鼻黏膜轻度充血肿胀，双下甲稍大。咽部黏膜轻度充血。声导抗：右耳C型，左耳B型。舌红苔薄黄，脉弦细。中医诊断为耳胀，证属风热犯肺、肝肺气滞型。方用中耳炎方加减，将原方中茯苓改成土茯苓，又加路路通、辛夷以宣通鼻窍，山豆根、浙贝母以清热化痰利咽。方药：连翘20g，蔓荆子20g，菊花20g，柴胡15g，桔梗15g，黄芩20g，夏枯草20g，蒲公英20g，桑白皮20g，牡丹皮15g，赤芍15g，土茯苓15g，泽泻15g，金银花20g，路路通15g，辛夷15g，浙贝母15g，山豆根15g。10剂，每日1剂，水煎300ml，分早晚2次服用。配合波氏法咽鼓管吹张和双耳超短波理疗。

二诊（2014年9月7日）：用药后，自觉耳鸣缓解，耳闷稍轻，听力改善不明显。耳镜检查见右耳鼓膜混浊内陷，光锥缩短，左耳鼓膜混浊。舌红苔薄黄，脉弦细。纳眠可，大便稍稀。遂在原方基础上去山豆根，加白术20g，再服2周。配合双耳超短波理疗5天。

三诊（2014年9月22日）：用药后，患者自觉耳鸣消失，耳闷缓解，听力较前改善。耳镜检查见双耳鼓膜轻度内陷，左耳鼓膜稍混浊。舌淡红苔薄黄。脉缓。患者近日痰较多，纳眠可，二便尚可。遂在前方基础上加胆南星15g、瓜蒌15g，再服10剂。

四诊（2014年10月2日）：用药后，患者自觉耳闷消失，听力尚可。声导抗：双耳 A 型。纯音听阈测定：双耳平均听阈 20dB。为巩固疗效，在前方基础上去胆南星、瓜蒌，再服 7 剂。

耳　鸣

耳鸣是累及听觉系统的多种疾病不同病理变化的结果，病因复杂，机制不清，主要表现为无相应的外界声源或电刺激，而主观上在耳内或颅内有声音感觉。总体来说耳鸣呈多样性，可单侧或双侧，也可为头鸣，可持续性存在，也可间歇性出现，声音可以各种各样，音调高低不等。

● 龙胆泻肝汤 （贵阳名医冯先波方）

【组成】龙胆 10g，黄芩 15g，焦栀子 10g，木通 10g，车前子 20g（包煎），柴胡 15g，生地黄 15g，当归 10g，怀牛膝 20g，路路通 20g，石菖蒲 10g，磁石 30g（先煎），生铁落 30g（先煎），石决明 20g（先煎），甘草 10g。水煎服，每日 1 剂，分 2 次或 3 次温服。

【功效主治】清肝降火，通窍聪耳。主治耳鸣，属于实证者为宜。

【方解】该方临床多用于阴痒、阴肿、小便淋浊、妇女带下之属肝经湿热者，因肝开窍于目，与耳联系密切，故亦用于肝胆实热所致目赤、耳鸣等。九窍以通为用，治疗时需佐以通窍活络之品方能事半功倍。冯老临证常加路路通、石菖蒲以通清窍，路路通行气活血、化瘀通经；石菖蒲辛温芳香，《神农本草经》谓其"通九窍，明耳目，出音声"，故取两药开窍利耳之功。此外，冯老亦常加用磁石、生铁落。磁石者，取《备急千金要方》磁朱丸之意，磁朱丸是古代名方，特别在平肝潜阳、养肾益阴、通耳明目方面有其独到之处。《本草纲目》谓磁石"治肾家诸病，而通耳明目"，今用于治疗耳鸣，疗效显著。生铁落，现代医学研究其对神经性耳鸣有治疗作用，故冯老取而用之。辨证加专药治疗耳鸣，临床每每取效。

【验案】刘某，男，40 岁，2010 年 6 月 13 日就诊。双侧耳鸣如蝉 10 余年，曾到某西医院五官科检查，诊为神经性耳鸣，给予调节神经药物和六味地黄丸等药物，未能有效控制，每于饮酒后耳鸣加重。刻诊：头胀不清醒感，口微干苦，小便色黄，由于多年耳鸣影响正常生活，觉心烦易怒。舌苔薄黄，脉数有力。辨证属肝胆火盛，扰犯耳窍而失聪，治宜清肝降火、通窍聪耳，仿龙胆泻肝汤之意。处方：龙胆10g，黄芩15g，焦栀子10g，木通10g，车前子20g（包煎），柴胡15g，生地黄15g，当归10g，怀牛膝20g，路路通20g，石菖蒲10g，磁石30g（先煎），生铁落30g（先煎），石决明20g（先煎），甘草10g。嘱服3剂，每日1剂，忌辛辣、饮酒及肥甘厚味。二诊：诉服药后耳鸣大减，并感觉头脑清醒，精神转佳。视其舌脉如前，再拟原方3剂，共服6剂，10余年之耳鸣治愈。

梅尼埃病

梅尼埃病又称为美尼尔综合征，是一种特发性内耳疾病，主要的病理改变为膜迷路积水，临床表现为反复发作的旋转性眩晕、波动性听力下降、耳鸣和耳闷胀感。

● 柴陈泽泻汤 （四川名医余国俊方）

【组成】柴胡10g，黄芩6g，法半夏10g，党参15g，茯苓12g，陈皮10g，甘草3g，白术10g，泽泻30g，钩藤12g（后下），菊花10g，天麻10g（轧细吞服），生姜10g，白芍12g，生牡蛎30g。水煎服，每日1剂，分2次或3次温服。

【功效主治】化痰降逆，运脾和胃。主治梅尼埃病。

【方解】其中小柴胡汤旋转少阳枢机，透达郁火，升清降浊；二陈汤化痰降逆；泽泻汤涤饮利水。方中尚寓有小半夏加茯苓汤，亦可降逆化痰、涤饮止呕；又寓有六君子汤，运脾和胃以治本。加天麻、钩藤、菊花，旨在柔润以息肝风。

【加减】心肝火盛，心烦，口苦，心悸，苔腻者加生赭石、石决明、生栀子或黄连；卧床不起，不敢睁眼，睁眼则天旋地转者加龙骨、牡蛎；腹泻者加山药、滑石、白芍；脾胃阳虚者加熟附片。

【验案】徐某，女28岁，干部，1986年2月17日初诊。患者8岁时因不慎落水，着凉受惊，卧病月余，体质渐差。11岁即患眩晕，发时头昏目眩，耳鸣，呕恶，每年发作五六次。迁延至20岁时，一游医令服铅粉18g（1日吞服6g）治疗眩晕，导致急性铅中毒。经华西医科大学附院排铅治疗4个月，铅中毒的主要症状消失，但眩晕明显加重。患者经常头昏目眩，甚至感觉天旋地转，不敢睁眼，眼球胀痛，视物有飘动感，耳鸣耳塞，手足震颤，干呕心烦。西医诊断：内耳眩晕病。曾经省市多家医院中、西医治疗。中药曾用过平肝潜阳、息风止痉、滋养肝肾、健脾化痰、搜剔通络等药物，服药达数百剂，均无显效，经常无法坚持工作。刻诊：症如上述，舌红苔薄白，脉沉细。试投"柴陈泽泻汤"加味。方药：柴胡10g，黄芩6g，法半夏10g，党参15g，茯苓12g，陈皮10g，甘草3g，白术10g，泽泻30g，钩藤12g（后下），菊花10g，天麻10g（轧细吞服），生姜10g，白芍12g，生牡蛎30g。效果：服3剂，头昏目眩、眼球胀痛、干呕、心烦症状明显减轻；守服25剂，诸症基本消失。曾随访2年，唯诉情志不畅时感觉头昏，或轻微眩晕，而照服本方二三剂，便可息止。

变应性鼻炎

变应性鼻炎即过敏性鼻炎，是指特应性个体接触变应原后，主要由IgE介导的介质（主要是组胺）释放，并有多种免疫活性细胞和细胞因子等参与的鼻黏膜非感染性炎症性疾病。典型症状主要是阵发性喷嚏、清水样鼻涕、鼻塞和鼻痒。部分伴有嗅觉减退。

● 衄鼻散 （河南名医刘茂林方）

【组成】党参30g，茯苓30g，炒白术30g，桂枝10g，炒白芍30g，炙麻黄8g，细辛5g，辛夷10g，苍耳子12g，防风10g，炙甘草8g，生姜3～4片，大枣5～6枚。水煎服，每日1剂，分2次或3次温服。

【功效主治】补脾益肺，调和营卫，除风祛湿，通达肺窍。主治过敏性鼻炎。

【方解】衄鼻散，亦名"四桂麻辛苍防汤"（即四君子汤合桂枝汤，加炙麻黄、细辛、辛夷、苍耳子、防风）。方中党参、茯苓、炒白术、炙甘草益气健脾，培土生金，复振卫阳，固表止汗；桂枝、炒白芍、生姜、大枣、炙甘草调和营卫，建立中气，气血有源，振奋卫阳；炙麻黄、细辛、辛夷、苍耳子、防风皆为辛温散寒、除风祛湿、通达肺窍、解除过敏之品。以上三组药品合之，共奏补脾益肺、调和营卫、建立中气、复振卫阳、除风祛湿、通达肺窍、解除过敏之功。

【加减】头痛者，加川芎 15g、白芷 15g、藁本 10g；清涕不止者，重用苍耳子至 15g，加乌梅 15g、五味子 10g；恶寒怕冷汗出恶风者，加生黄芪 30～60g、鹿角霜 20g、炮附子 8g；鼻塞严重者，重用炙麻黄至 10g、细辛至 8g、辛夷至 12g，加炒荆芥 10g。

鼻 窦 炎

一个或多个鼻窦发生炎症称为鼻窦炎，累及的鼻窦包括上颌窦、筛窦、额窦和蝶窦，这是一种在人群中发病率较高的疾病，影响患者生活质量。鼻窦炎可分为急性鼻窦炎、慢性鼻窦炎两种。急性鼻窦炎病程＜12 周，主要表现为持续的较重的上呼吸道感染症状，包括鼻塞、脓涕、头痛等。慢性鼻窦炎的病程＞12 周。

● 龙胆泻肝汤加减（贵州名医冯先波方）

【组成】苍耳子 10g，辛夷 10g（包煎），龙胆 10g，黄芩 10g，焦栀子 10g，木通 10g，车前子 20g（包煎），柴胡 15g，生地黄 20g，当归 10g，猪苓 15g，泽泻 20g，怀牛膝 15g，白芷 15g，露蜂房 10g，甘草 10g。水煎服，每日 1 剂，分 2 次或 3 次温服。

【功效主治】清肝降火通窍。主治鼻窦炎。

【方解】鼻渊肝胆湿热型惯用龙胆泻肝汤，龙胆泻肝汤中诸药协同，使火降热清，湿浊得消，循经所发诸症，皆可相应而愈。虽苦寒难于进服，但其清热祛湿之力宏，取效快捷也。此外，常在辨证方中加苍耳子、辛夷、白芷、露蜂房四味，《本草纲目》谓辛夷治"鼻渊、鼻鼽、鼻窒、鼻疮及痘后鼻疮";古人认为苍耳"治鼻渊鼻瘜,断不可缺,能使清阳之气上行巅顶也"。诸窍以通为用,两药不仅能通鼻窍,且有引药入病所的功效。白芷不仅活血排脓,且有通鼻窍作用。其次,冯师常用露蜂房,此药古代谓其治鼻渊者甚少,冯师用此药乃考虑蜂房百孔状,类似人之鼻窍,取类比象而用之,临床应用得心应手。

【验案】陈某,男,20岁,2010年6月18日就诊。鼻流浊涕,色黄腥臭2月余。2个月前偶感风寒,始见喷嚏,鼻流清涕,未及时治疗渐致鼻流浊涕,色黄腥臭,嗅觉减退,经用抗生素等药物治疗,效果不佳。查体:鼻黏膜充血红肿,鼻腔内有大量脓性分泌物,前额部有压痛,曾做X线片示:双上颌窦密度增加。症见:鼻流黄涕,黏稠量多,鼻塞,张口呼吸,嗅觉减退,食不知味,头闷痛,以面颊部为甚。舌红苔黄腻,脉偏数。辨证属肝胆湿热,移脑犯鼻。治宜清肝降火佐以通窍,仿龙胆泻肝汤之意。处方:苍耳子10g,辛夷10g(包煎),龙胆10g,黄芩10g,焦栀子10g,木通10g,车前子20g(包煎),柴胡15g,生地黄20g,当归10g,猪苓15g,泽泻20g,怀牛膝15g,白芷15g,露蜂房10g,甘草10g。嘱服5剂,每日1剂,忌辛辣、饮酒及肥甘厚味。

二诊:患者诉头昏、鼻塞已明显好转,脓涕减少,局部检查鼻黏膜淡红,下鼻甲肿大,鼻底见有少许分泌物,苔薄黄,脉可,上方初见成效,继用原方5剂。

三诊:患者头昏、鼻塞已完全消失,无鼻涕,局部检查鼻黏膜色泽正常,不充血,鼻腔无分泌物,继以调理之方巩固。

复发性口腔溃疡

复发性口腔溃疡是口腔黏膜疾病中发病率最高的一种疾病,普通感冒、消化不良、精神紧张、郁闷不乐等均能偶然引起该病的发生,好发于唇、颊、舌缘等,在黏膜的任何部位均能出现,但在角化完全的附着龈和硬腭则少见。初起病变处敏感或出现针尖样大小或稍大的充血区,短期内即形成直径2~4mm、圆形或椭圆形、边界清晰的浅小溃疡，中心微凹陷，表面覆有一层淡黄色假膜，溃疡周围黏膜充血呈红晕状，其底扪之不硬。溃疡数目一般为 2～3 个。溃疡形成后有较剧烈的烧灼痛。经 7～10 天溃疡可逐渐自愈，不留瘢痕。但经长短不一的间歇期后又可复发。患者甚为痛苦。

● 口腔溃疡方 （山东名医宋绍亮方）

【组成】黄芪 30～60g，生甘草 15g，炙甘草 15g，白芍 30g，白蔹 15g，连翘 12g，大青叶 15g。水煎服，每日 1 剂，分 2 次或 3 次温服。

【功效主治】托毒生肌，清热解毒。主治复发性口腔溃疡。

【方解】方用大剂量生黄芪以扶助正气、托毒生肌；用连翘、大青叶、生甘草清热解毒；白蔹有清热解毒、消痈散结、敛疮生肌之功，能促进创面愈合，可以提高疗效。

【验案】

例1：王某某，男，45 岁，2010 年 11 月 4 日初诊。反复发作性口腔溃疡 1 年余，未系统诊治，现患者口腔舌尖处散在粟粒样口腔溃疡，溃疡面色微红。咽部疼痛不适，口干，无外阴溃疡及下肢红斑结节，无眼部病变。纳眠可，二便调。舌质红，苔薄黄，脉沉细。中医辨证：湿热久恋，毒邪久恋，正气亏虚，无力托毒。处方：口腔溃疡方加桔梗 5g。6 剂，每日 1 剂，水煎服。1 周后复诊，口腔溃疡基本消失，无明显不适。继服上方 6 剂，隔日 1 剂，以巩固疗效。随访 1 年未见复发。

例2：马某某，男，36 岁，2011 年 4 月 3 日初诊，复发性口腔溃疡 7 年余。患者 7 年前无明显诱因出现口腔溃疡，曾多方治疗，服用中药西药治疗（具体不详），效不佳，年复发 5～6 次，现下唇右侧一处溃疡，色微红，局部疼痛不甚，乏力，多汗。无外阴溃疡，无下肢红斑结节，无眼部症状。纳眠可，二便调。舌质淡，苔薄白，脉细弱。中医辨证：正气亏虚，不能托毒，毒邪留恋为患。处以口腔溃疡方。6 剂，日 1 剂。4 月 10 日再诊，口腔溃疡消失。效不更方，继服上方 6 剂，隔日 1 剂，以巩固疗效。随访半年，未见复发。

● 加味玉女煎 （河南名医张善举方）

【组成】生石膏 20g，生地黄 20g，知母 12g，麦冬 20g，川牛膝 18g，制附子 3g，肉桂 3g，土茯苓 30g，地肤子 15g，白鲜皮 30g，蒲公英 15g，金银花 15g。水煎服，每日 1 剂，分 2 次或 3 次温服。

【功效主治】清胃热，滋肾阴，引火归元。主治复发性口腔溃疡。

【方解】方中石膏辛甘大寒，清火而不伤阴，故为君药。生地黄甘而微温，以滋肾水之不足，且滋而不腻，用为臣药。君臣相伍，清火壮水，虚实兼顾。知母苦寒质润、滋清兼备，一助石膏清胃热而止烦渴，一助生地黄滋肾养阴；麦冬微苦甘寒而润胃燥，且可清心除烦，两者共为佐药。牛膝导热下行，且补肝肾，为佐使药，以降上炎之火；蒲公英、金银花清热解毒；土茯苓、地肤子、白鲜皮共奏清热利湿、解毒疗疮之效；全方妙在少量附子、肉桂相伍，引导上越之火回到命门之中。诸药合用，能清能补，标本兼顾，使胃热得清，肾水得补，溃疡得愈。

【加减】伴便秘者加三棱 10g，莪术 10g；头痛者加川芎 10g，白芷 10g；口干渴者加天冬 20g。

【验案】患者，女，48 岁，2013 年 12 月就诊，口舌反复破溃 3 年余，口腔两颊部、舌根部见数个溃疡面，口腔烧灼疼痛，痛连舌根，且口干舌燥，进食困难，每因劳累、进食辛辣刺激食物后加重，外院反复中西药治疗，效果不佳。来诊症见：口腔两侧颊部及舌根等处有数个溃疡，状如黄豆或绿豆大小，伴见烦热干渴，纳差，大便秘结，3～4 天 1 次，舌红，苔黄少，脉弦细，神志清，精神差。中医诊为口疮。辨证属胃火炽盛、肾阴亏虚，治宜清胃热、滋肾阴、引火归元，以玉女煎加味处方。方药：生石膏 20g，生地黄 20g，知母 12g，麦冬 20g，川牛膝 18g，制附子 3g，肉桂 3g，土茯苓 30g，地肤子 15g，白鲜皮 30g，蒲公英 15g，金银花 15g，三棱 10g，莪术 10g。水煎服，1 剂/天，分早晚温服。服药 5 剂后，溃疡面积明显缩小，疼痛减轻，大便秘结症状明显缓解，守上方继服 7 剂，溃疡完全愈合，大便通畅，诸症消除，随访半年，未见复发。

急性扁桃体炎

扁桃体炎可分为急性扁桃体炎和慢性扁桃体炎。病原菌以链球菌及葡萄球菌等最常见。临床表现为经常咽部不适，异物感，发干、痒，刺激性咳嗽，口臭等症状。

● 化扁方 （云南名医李家凤方）

【组成】桑叶 10g，玄参 10g，麦冬 10g，前胡 10g，桔梗 10g，板蓝根 10g，射干 10g，知母 6g，炒黄芩 6g，金银花 10g，薄荷 6g，天花粉 10g，青黛 6g，甘草 3g。水煎服，每日 1 剂，分 2 次或 3 次温服。

【功效主治】疏表利咽，清热解毒，育阴散结。主治急性扁桃体炎。

【方解】方中桑叶轻清凉散，清疏肺经及在表的风热；玄参清热解毒、散结消痈；麦冬养肺阴润肺燥；前胡降气祛痰、宣散风热；桔梗开宣肺气、祛痰排脓；板蓝根、射干清热解毒、凉血利咽；知母清热泻火、滋阴润燥；黄芩长于清肺热；金银花清热解毒并有轻宣疏散之效；薄荷疏散风热、清利头目、利咽；天花粉清热生津、消肿排脓；青黛清热解毒、凉血散肿；甘草调和诸药。全方共奏疏表利咽、清热解毒、育阴散结之功。

【加减】高热者加生石膏；扁桃体红肿但无脓点者去青黛加大青叶；声音嘶哑者加蝉蜕、僵蚕；痰多者加竹茹；鼻衄者加白茅根、藕节。

【验案】严某，男，5 岁。2005 年 9 月 24 日初诊。患儿咽痛、发热（体温 39.3℃）5 天。就诊时见咽喉红肿、充血Ⅱ度，双侧扁桃体肿大Ⅱ度，有脓点，时有鼻衄，口渴思饮，小便色黄，大便干结，舌质红苔薄黄，脉弦滑数。诊断：风热乳蛾（急性化脓性扁桃体炎）。辨证为肺胃蕴热，热毒偏盛。方选化扁方加味。方药：桑叶 10g，玄参 10g，麦冬 10g，前胡 10g，桔梗 10g，板蓝根 10g，射干 10g，知母 6g，炒黄芩 6g，金银花 10g，薄荷 6g，天花粉 10g，青黛 6g，甘草 3g，白茅根 10g，藕节 10g，灯心草 3g，淡竹

叶 3g。水煎服，日 1 剂，共 3 剂。2005 年 9 月 27 日复诊，查：咽
稍红，扁桃体消至Ⅰ度，脓点已无，二便调。予上方去青黛，加炒
橘核 10g、炒荔枝核 10g，又 3 剂，痊愈。

咽　炎

　　咽炎可分为急性咽炎和慢性咽炎。急性咽炎为咽部黏膜及黏膜
下组织的急性炎症。咽淋巴组织常被累及。炎症早期可局限，随病
情进展常可涉及整个咽腔，以秋冬及冬春之交较常见。慢性咽炎又
称慢性单纯性咽炎，较多见。病变主要在黏膜层，表现为咽部黏膜
慢性充血。黏膜及黏膜下结缔组织增生，可伴有黏液腺肥大，腺体
分泌功能亢进，黏液分泌增多。多见于成年人，病程长，易复发。
　　急性咽炎起病较急，常与急性鼻炎同时发生。初觉咽干、瘙
痒、微痛、灼热感及异物感，继而咽痛，多为灼痛，且空咽时咽痛
较剧。疼痛可放射至耳部。上述局部症状多见于成年人，而全身症
状较轻或无。而幼儿及成人重症患者，可伴有较重的全身症状，如
寒战、高热、头痛、全身不适、食欲缺乏、口渴和便秘等，甚至恶
心、呕吐。
　　慢性咽炎全身症状均不明显，而以局部症状为主。各型慢性咽
炎症状大致相似，且多种多样，如咽部不适感、异物感、痒感、灼
热感、干燥感或刺激感，还可有微痛等。主要由其分泌物及肥大的
淋巴滤泡刺激所致。可有咳嗽、恶心。

● 翘荷汤加味（黑龙江名医姜胤辉方）

　　【组成】薄荷 10g，连翘 10g，生甘草 6g，栀子 10g，桔梗
18g，绿豆皮 12g，黄芩 6g，牛蒡子 9g。水煎服，每日 1 剂，分 2
次或 3 次温服。
　　【功效主治】清热解毒利咽。主治急性咽炎。
　　【方解】方中薄荷味辛，性凉，可用于风热感冒、风温初起、
头痛、喉痹等，实验证明薄荷具有消炎镇痛作用，对早期急性炎症
的充血水肿过程有明显抑制作用。连翘具有清热解毒、消肿散结之
功，其所含有的连翘酯苷具有抑菌、杀菌、抗病毒的作用，并可增

强机体免疫力。栀子具有泻火除烦、凉血解毒之功效。黄芩具有清热燥湿、泻火解毒之功，在方中与栀子配伍，可增强清热解毒除燥之效，两者起到相须作用。牛蒡子、甘草、桔梗、绿豆皮等药物可加强散结化痰、清热解毒利咽之功。

【加减】咽部肿痛甚者加黄连 5g，赤芍 10g；大便干者加大黄（后下）10g，当归 10g；鼻塞、流涕者加苍耳子 10g，辛夷 10g，白芷 10g。

【疗效】用本方共治疗急性咽炎患者 62 例，总有效率 96.66%。

慢性咽炎

● 慢咽汤 （贵州名医李宗智方）

【组成】南沙参 15g，麦冬 30g，冬桑叶 12g，芦根 30g，女贞子 30g，桔梗 9g，石斛 15g，浙贝母 12g，淡竹叶 9g。水煎服，每日 1 剂，分 2 次或 3 次温服。

【功效主治】益气养肾，润肺生津，化痰润燥，滋肾养肺。主治慢性咽炎。

【方解】方中南沙参养气阴，补气不助阳，养阴不腻湿；大剂量麦冬养阴润肺，益胃生津，清心除烦；石斛清热养阴，益胃生津；女贞子入肝、肺、肾三经，养阴气，平阴火，养阴益肾，补气疏肝，与开宣肺气的桔梗作为对药使用；芦根清热生津；浙贝母化痰止咳。

【加减】如异物感重似有物哽塞则将女贞子换为炒厚朴；大便稀则将浙贝母改为半夏，大便干则用天竺黄；干咳少痰则将石斛换为百合。

【验案】患者王某，女，42 岁。贵阳市某机关公务员，平素常加班至深夜。门诊以"咽干咽痒，干咳少痰反复发作 3 个月"来就诊，伴见发热、口干口苦、纳少眠差、舌红少苔、脉细数。专科检查见：咽部黏膜干燥，后壁少许滤泡，余未见特殊。西医诊断：慢性干燥性咽炎；中医诊断：虚火喉痹（肺肾阴虚）。治则：补肺滋肾，解热生津。药用：南沙参 15g，麦冬 30g，冬桑叶 12g，芦根 30g，女贞子 30g，桔梗 9g，百合 15g，浙贝母 12g，淡竹叶 9g。5 剂，水煎服，每日 1 剂，分 3 次口服。同时嘱咐患者早休息、不熬夜，忌食西瓜、荔枝、菠萝、桂圆、芒果、橘子等水果。二诊：上诉症状明显好转，微感咽干，口苦，上方将女贞子、桔梗换为石斛、怀山药。继服 5 剂。再诊症状已消除，嘱其自购玄麦甘桔颗粒冲服 1 周。

《第八章》
皮肤科疾病秘验良方

银 屑 病

银屑病是一种常见的慢性炎症性皮肤病，并且累及人群较广，其对患者造成的影响很大。典型的皮肤表现是境界清楚的具有银白色鳞屑的红色斑块。轻者可表现为几个银币大小的肘膝部位斑块，重者也可以全身皮肤受累。瘙痒、鳞屑和可见的斑块是困扰患者的主要问题。

● 银屑汤 （湖南名医刘祖贻方）

【组成】生地黄 30g，怀山药 30g，葛根 30g，丹参 15g，赤芍 15g，牡丹皮 15g，水蛭 10g，北山楂 10g。水煎服，每日 1 剂，分 2 次或 3 次温服。

【功效主治】养血滋阴，活血化瘀。主治银屑病。

【方解】方中重用生地黄，乃因生地黄"内专凉血滋阴，外润皮肤荣泽"。古今中医学者用生地黄治疗顽固皮肤疾病积累了丰富的临床经验，如《医宗金鉴》消风散依据"治风先治血，血行风自灭"的中医理论，在大量祛风、除湿、止痒药中加入生地黄、当归，以凉血、养血、活血，在临床上取得了良好的效果，成为后世治疗皮肤疾病的基础良方。著名中医皮肤科专家朱仁康治疗皮肤瘙痒亦善用生地黄。朱老因考虑皮肤病血热所致者颇多，故喜用生地黄作为凉血清热的主药，药量既大（多 30g 以上），使用范围亦广，常与牡丹皮、赤芍配伍，收效满意。

【验案】患者马某，女，61 岁。患者于 30 余年前出现四肢散在红疹，上覆白色鳞屑，瘙痒明显，西医治疗未效。近 2 年来，患者头面、躯干均出现红疹，某医院诊断为银屑病，服药疗效不显。加以又患糖尿病，来刘师处调治。因其时周身瘙痒难忍，故要求先治此病。刻下症：胸、腹、背部红疹，融合成片，头面、四肢均有红斑，上覆白色鳞屑，瘙痒明显，口干，舌红暗、苔少，脉细涩。证属阴虚血燥，血液不荣，故而成瘀，治宜滋阴活血化瘀。处方：生地黄 30g，怀山药 30g，葛根 30g，丹参 15g，赤芍 15g，牡丹皮 15g，水蛭 10g，北山楂 10g。14 剂，每日 1 剂，水煎，早晚分服。

二诊：斑疹颜色稍淡，身痒亦减，但大便结。上方加玄参 30g，14 剂。

三诊：斑疹明显消退，鳞屑亦少，瘙痒大减，大便转调。效不更方，予二诊方 30 剂。

四诊：斑疹已消退，转而治疗糖尿病。此后随访 1 年余，皮疹未复发。

按：本例患者则为血虚夹瘀证，患者有白色鳞屑、瘙痒明显、口干、苔少为阴血不足，失于滋养的表现；四肢红斑、舌红暗、脉细涩为血瘀证表现，因此治疗以滋阴养血、活血化瘀为法。

● 疏肝消银汤 （山东名医张晓杰方）

【组成】生地黄 15g，当归 12g，川芎 12g，赤芍 15g，白芍 15g，柴胡 21g，郁金 15g，玄参 21g，天冬 12g，麦冬 12g，炒槐米 15g，土茯苓 21g，金银花 15g，连翘 21g，苦参 15g。水煎服，每日 1 剂，分 2 次或 3 次温服。

【功效主治】疏肝解郁，滋阴活血利湿。主治银屑病。

【方解】方中四物汤活血化瘀，养血和血。柴胡、郁金疏肝解郁，透发郁热，活血。玄参、天冬、麦冬滋肾润肺、养脾胃之阴，加用苦参清热利湿，防滋阴助湿。炒槐米脏腑同治，表里双清。金银花、土茯苓、连翘清解热毒，力专效宏。全方疏肝理气而不耗气伤阴，滋阴养血而不遏滞气机，清热解毒不至于凉遏，滋阴养液而不助湿。

【加减】若皮损鲜红，舌红苔黄，脉数，加蒲公英、牡丹皮、丹参；以肥厚斑块为主，舌暗边有瘀点、瘀斑、脉涩缓，加赤芍、桃仁、红花、丹参、三棱、莪术；以皮损干燥、皲裂为主，加熟地黄、天花粉、桃仁；如伴咽喉肿痛，舌红苔黄，加板蓝根、大青叶、射干、山豆根；若伴食欲缺乏、腹胀等胃肠症状，舌质淡体胖大、苔腻，脉滑或濡缓，加陈皮、半夏、茯苓、白术；心烦失眠，舌尖红，苔薄黄，脉滑数，加黄连、栀子、莲子心、炒酸枣仁、合欢皮、首乌藤；大便秘结，舌红苔厚少津，加酒大黄、枳壳；月经不调，有血块痛经，舌淡或暗边有瘀点、瘀斑，脉涩缓，加红花、益母草、丹参等。

瘙痒性皮肤病

瘙痒性皮肤病包括一组以瘙痒为突出表现的皮肤病，临床上将只有皮肤瘙痒而无原发性皮肤损害者称之为瘙痒症。多数病因复杂，发病机制不明，但一般多认为直接或间接与神经、精神因素密切相关，造成瘙痒→搔抓→瘙痒的恶性循环，因此其防治除药物治疗外，尚需要积极查找病因，避免瘙痒诱因，并有针对性地进行心理治疗，打断其恶性循环，方能收到事半功倍之效。

● 当归饮子（陕西名医李治牢方）

【组成】当归、黄芪、蒺藜各 15g，生地黄、川芎、皂角刺、白芍各 12g，荆芥、防风各 10g，制何首乌 9g，全蝎、苦参、甘草各 6g。水煎服，每日 1 剂，分 2 次或 3 次温服。

【功效主治】养血润燥，祛风止痒。主治瘙痒性皮肤病。

【方解】当归饮子方中当归、白芍、生地黄、川芎养血活血，补中有通，补而不滞，四药配伍，养血活血；黄芪补脾益气，生养气血；何首乌滋补阴精而化生为血，又可润肤止痒；蒺藜、荆芥、防风可祛内生之风燥，外愈六淫之邪气而止痒；甘草调和诸药。李老应用当归饮子，灵活加减，临床每用即验，治疗老年性皮肤瘙痒症疗效满意。

【加减】若痒甚为风盛者，加白鲜皮、蝉蜕祛风止痒，前者又可除湿，后者又可润燥；皮肤干燥、肌肤甲错、舌红、少苔，加牡丹皮、赤芍清热凉血；气虚者加党参、白术；皮损肥厚、粗糙，去黄芪加丹参活血润燥；胃燥津亏，加麦冬滋阴养液；失眠多梦者，加首乌藤、合欢皮，宁心安神以除痒；瘙痒脱鳞屑者，加养血润燥之鸡血藤、天冬、麦冬；病情较久，血虚、血热明显者，加地骨皮、紫草等养血润燥、凉血活血之品。

【验案】患者李某，男，64 岁，2005 年 10 月 7 日初诊。皮肤瘙痒反复发作 4 年余。患者多在气候变化或饮酒、过食辛辣海味时加重。曾多方求治，每用激素及抗组胺药缓解，但停药后即复发。诊见：神倦乏力，失眠多梦，全身皮肤干燥，四肢、胸背散在血瘀、血痂及细小鳞屑，前臂伸侧及小腿部皮肤略增厚，色素沉着，大便秘结，2天1次，舌淡，苔薄白，脉沉细。诊断：老年性皮肤瘙痒症。治宜养血润燥、祛风止痒，方用当归饮子基础方加乌梢蛇10g，土茯苓15g。外用止痒洗剂，处方：白矾、蛇床子、苍术、黄柏各20g，苦参、大风子、白鲜皮、生百部各30g，花椒15g。每天1剂，水煎外洗患处，皮肤粗厚部位外涂肤康膏。

二诊：内服外用7剂，瘙痒减轻，方用当归饮子基础方，加乌梢蛇10g、土茯苓15g、白鲜皮20g。续用7剂后，诸症渐消，痒疹面积缩小，舌淡红，苔薄黄。予原方去乌梢蛇，加紫草、赤芍、牡丹皮各12g，继服。2006年1月复诊：前额、双下肢肤色已转为正常，舌淡红，脉平和。随访1年未复发。

● 乌蛇驱风汤加味 （河南名医刘志强方）

【组成】乌梢蛇10g，蝉蜕6g，荆芥10g，防风10g，羌活10g，白芷6g，黄连6g，黄芩10g，金银花10g，连翘10g，甘草6g。水煎服，每日3次，2天1剂，3剂为1个疗程，一般2~4个疗程。

【功效主治】养血祛风，滋阴清热止痒。主治瘙痒性皮肤病。

【方解】乌蛇驱风汤出自著名中医皮肤病专家朱仁康《朱仁康临床经验集》，方中乌梢蛇、蝉蜕搜剔风邪，荆芥、防风、羌活、白芷祛风止痒，黄连、黄芩清热燥湿，金银花、连翘、甘草清热败毒。诸药合用共奏清热疏风、益气滋阴、润燥止痒之效。

【加减】若大便干燥加火麻仁；气虚加黄芪、北沙参；血虚加制何首乌、鸡血藤；津亏加麦冬、北沙参、生地黄。

● 止痒方 （贵州名医陈士新方）

【组成】金银花10g，连翘10g，牡丹皮10g，薄荷10g，防风10g，蝉蜕10g，地肤子15g，白鲜皮15g，丹参20g，生甘草6g。日1剂，水煎取汁300ml，分早、晚2次服，并将药渣加适量水煎，清洗患处。

【功效主治】滋阴养血，祛风止痒。主治瘙痒性皮肤病。

【方解】方中金银花、连翘清热解毒；丹参、牡丹皮滋阴养血，凉血清热；薄荷疏风散热；防风、蝉蜕消风止痒；地肤子、白鲜皮清热利湿，祛风止痒；生甘草清热解毒，调和诸药。

【加减】风邪较盛、遍身作痒者加全蝎5g；大便秘结者加杏仁10g、火麻仁10g；胃纳不香、饮食减少者加焦三仙各30g。

荨　麻　疹

荨麻疹是一种常见的皮肤病，系多种原因所致的一种皮肤黏膜血管反应性疾病。表现为时隐时现、边缘清楚、红色或白色的瘙痒性风团。荨麻疹病因十分复杂，而且大多数患者原因难觅，特别是慢性荨麻疹患者。

荨麻疹可以发生在身体的任何部位，有时口腔、咽喉及胃肠黏膜也可受累。本病在皮疹出现之前，往往局部先有剧痒，随后则发生风团。此种皮疹特点：大小不一，形状各异；色泽为红色、淡红色或常色；骤起骤没，此起彼伏，皮疹通常不超过24h即可消退；愈后不遗留任何痕迹，相邻损害可融合成较大风团。偶尔可见水疱或血疱。自觉奇痒难耐，常因剧烈搔抓，在病变处留下血痂和抓痕。有些患者可伴发热、食欲缺乏、疲乏等全身症状。部分患者做皮肤划痕试验可呈阳性反应。

● 四物汤合麻黄连翘赤小豆汤 （北京名医龚志贤方）

【组成】当归10g，赤芍12g，生地黄12g，玄参15g，牡丹皮10g，丹参12g，麻黄10g，连翘12g，升麻6g，茵陈12g，泽泻12g。水煎服，每日1剂，分2次或3次温服。

【功效主治】补血凉血，疏风除湿。主治荨麻疹。

【方解】方中当归补血和血，生地黄清热凉血、滋阴，赤芍凉血活血、祛瘀散肿，牡丹皮清热凉血、活血行瘀，玄参滋阴泻火解毒，丹参活血祛瘀、清血热，麻黄开腠理、散邪毒，升麻、连翘、茵陈、泽泻清热解毒除湿。全方共奏补血凉血、清热解毒、疏风除湿之功。

【验案】张某，男，28岁，工人。1967年9月就诊。邻居油漆家具，患者前往帮忙，并看煎熬生漆。时至中午，突然脸及手足暴露部皮肤起小红肿块，瘙痒难忍。下午三时许，其红肿块扩大成片，嫩红灼热、瘙痒难忍，急来我院求治。余询问其病史，观其肿块，查其脉证，断为因生漆所致之"风疹"。拟补血活血、祛风除湿、清热解毒之剂投之。处方：当归 10g，赤芍 12g，生地黄 15g，牡丹皮 10g，麻黄 10g，连翘 15g，赤小豆 30g，升麻 6g，茵陈 18g，泽泻 15g，玄参 15g。2 剂，水煎服，日夜进 2 剂分 4 次服。

二诊：风疹块全消，已不作痒，效不更方，续投 2 剂以清其余毒。

说明：此方还可加虎耳草 30g。龚老用此方治风疹，取效者甚多。

● 疏风消疹汤 （江苏名医孟澍江方）

【组成】麻黄 4g，连翘 12g，大黄炭 4g，蝉蜕 9g，赤芍 10g，威灵仙 9g，蛇蜕 5g，甘草 4g。每日 1 剂，水煎服，早晚各服 1 次，7 日为 1 个疗程。如病未痊愈，可再服第 2 个疗程。

【功效主治】祛风胜湿，清热解毒。主治荨麻疹。

【方解】麻黄有开肺、宣泄皮毛的作用，连翘有抗菌、抗病毒而祛除邪热的作用，大黄能导热下行，且有抗菌作用。而此处之用大黄，意不在攻下，而是在于使邪热湿浊以清解。配合蝉蜕、蛇蜕等以去皮肤之风热，而配合威灵仙，则祛风胜湿、清热解毒，再用赤芍以凉血清热，佐以甘草调和诸药，亦可助清热解毒之力。综合全方的作用，确有开上、清中、泄下的作用。

【加减】如瘙痒甚者，可加地肤子 10g、忍冬藤 10g；如时有腹痛隐隐，检查大便发现有蛔虫卵者，可加槟榔 6g、苦楝根 10g，或加胡黄连 4g。

【验案】牛某，男，18 岁，学生。1993 年 11 月 8 日初诊。患者 3 年前曾发荨麻疹，因数日自愈，并不在意。但其后每因感受风邪或饮食未节而屡屡发作，发于夏秋季节为多，故多处投医，但疗效不著。这次因下河游泳而致荨麻疹再度发作，腰、臀和四肢分布尤多，呈红色风团状，有的地方连成大片，瘙痒剧烈，颇不可耐，睡眠、饮食均感不安，舌边红，苔薄白。痒属风象，色红为热，故本病性质属于风与热合，予自拟疏风消疹汤加减。处方：麻黄 4g，连翘 15g，大黄炭 4g，甘草 4g，蝉蜕 8g，威灵仙 8g，白鲜皮 8g，赤芍 10g，荆芥 9g。3 剂。

二诊：服药后，疹点较前见减，但仍有前消后起之势，瘙痒时轻时剧，晨起时可见眼睑微浮肿，腹部时有隐痛。检查大便常规，发现有蛔虫卵。在前方中加入槟榔 8g，苦楝根 10g，蛇蜕 4g，2 剂。

三诊：服上药后，疹点瘙痒明显消失，其他面浮、腹痛等症状也已与之俱去，再服 5 剂，两年之顽疾遂告痊愈。随访至今未有发作。

● 四物清疹汤 （山西名医张子琳方）

【组成】当归尾 10g，川芎 6g，赤芍 6g，生地黄 15g，苦参 10g，地肤子 12g，白鲜皮 12g，蛇床子 10g。水煎服，每日 1 剂，分 2 次或 3 次温服。

【功效主治】清热燥湿，养血除风，杀虫止痒。主治荨麻疹。

【方解】方中四物汤养血和血，既有润燥止痒之效，又有血行风灭之功。苦参能泻血中之热，善除湿热生虫之病，故善治癣、疥、疮、疡等瘙痒性疾病。白鲜皮味苦性寒，苦以燥湿，寒以清热，善除湿热疮毒、风疮疥癣。地肤子甘苦而寒，清热利水，善治皮肤湿疹、疥癣、疮毒。蛇床子辛苦性温，《神农本草经》谓其善治"妇人阴中肿痛，男子阴痿湿痒"，实以其辛可散寒祛风，苦可燥湿杀虫之性也。其性温，又可制苦参、地肤子、白鲜皮等大苦大寒之弊。诸药合用，确有养血润燥、清热燥湿、杀虫止痒之功。故一切湿热为患的皮肤瘙痒性疾病皆可加减使用，如皮肤瘙痒症、湿疹、荨麻疹等。

【加减】其上肢有痒疹者，加荆芥、防风；下肢有痒疹者，加苍术、牛膝；有热象者，加石膏、知母；瘙痒难忍者，加蝉蜕、白蒺藜；伴有风刺、肿痛焮红者，加金银花、连翘；搔破滋水淋漓者，加薏苡仁、木通等；服药过敏者，亦可加金银花、连翘；汗多者，加黄芪。

【验案】马某，女，17 岁，阳曲县人。1973 年 8 月 1 日初诊：患者两个月来，每天下午全身遍起大小不等、形状不一的皮疹，瘙痒不已，疹块成片，其色红润，此起彼消，反复发作，遇风更甚。服氯苯那敏（扑尔敏）、苯海拉明等药，均能暂时收效，疹块消散，退后无痕迹，但次日又发作，瘙痒不已，痛苦难忍。脉沉。此乃肌肤中素蕴湿邪，复感风热所致之风疹块。治以清热燥湿、养血散风，四物清疹汤加味主之。处方：当归尾10g，川芎6g，赤芍6g，生地黄15g，甘草6g，防风10g，荆芥10g，苦参10g，白蒺藜10g，地肤子12g，白鲜皮12g，蝉蜕6g，蛇床子10g。水煎服。

8月13日二诊：上方服4剂，风疹块基本治愈。近几天未发生新疹，皮肤瘙痒亦止。仍遵原法。上方生地黄减为10g，苦参为6g，加苍术10g、乌药6g、陈皮10g。水煎服。

8月17日三诊：上次治疗之后，病情稳定，昨天汗出后，复感风邪，致使风疹块发作，瘙痒难受。脉沉。处方：当归尾10g，川芎6g，赤芍10g，生地黄12g，甘草6g，荆芥10g，防风10g，苦参10g，白蒺藜12g，地肤子12g，白鲜皮12g，蝉蜕6g，蛇床子12g。水煎服。

8月27日四诊：上方服2剂后，风疹块白天停止发作，但晚上仍发作，瘙痒。这些天正在行经，腹憋、腰困。上方中加川断10g，大腹皮6g，陈皮6g，薏苡仁15g，苍术10g。水煎服。

9月6日五诊：服上药后，风疹块很少发作，但每逢汗出受风，还有丘疹发作。脉沉弱，拟四物清疹汤加固表活血之品以善后。处方：当归尾10g，川芎6g，赤芍10g，生地黄12g，甘草5g，白蒺藜10g，苍术10g，薏苡仁15g，苦参6g，地肤子12g，蛇床子12g，白鲜皮12g，黄芪18g，桃仁6g，红花6g。水煎服。

本方服4剂后，诸症悉除，风疹块再未反复发作。遂告痊愈。

● **荨麻疹汤**（河南名医孙一民方）

【组成】生地黄15g，牡丹皮9g，白茅根30g，赤芍9g，金银花15g，连翘15g，当归尾3g，栀子9g，苍耳子9g，薏苡仁15g，谷芽15g，麦芽15g，白鲜皮9g。水煎服，每日1剂，分2次或3次温服。

【功效主治】凉血，清热，活血，祛风。主治荨麻疹。

【方解】方中用生地黄、牡丹皮、白茅根、赤芍凉血；金银花、连翘清热解毒；当归尾活血止痒；苍耳子祛风止痒；白鲜皮能清热解毒，祛风止痒；谷芽、麦芽助消化；栀子、薏苡仁引热下行。

【加减】丘疹突出皮肤表面，加小蓟清热凉血；瘙痒难忍，加防风、荆芥穗、蝉蜕、桑叶、苍耳子祛风止痒，桃仁、红花活血止痒；伴有消化不良，加山楂、神曲、鸡内金和胃消食；大便干结，加瓜蒌、玄明粉、大黄、番泻叶清泻通便；小便短赤，加竹叶清热利尿；虫积腹痛，加槟榔、榧子驱虫；气虚血虚易过敏（过敏体质），加黄芪、白术、白芍、制何首乌补气养血，增强体质，以抗过敏。

【验案】郭某，女，59岁，干部。于1964年11月23日初诊。患荨麻疹年余。时发时愈，发时痒甚，影响工作、睡眠，深以为苦，曾多方医治无效。小便黄，舌苔薄白，脉细数。诊断：荨麻疹。治则：清热解毒，凉血活血，祛风止痒。

处方：苍耳子9g，生地黄15g，当归尾6g，赤芍9g，桃仁6g，白茅根15g，栀子9g，牡丹皮9g，丹参15g，竹叶6g，紫花地丁9g，连翘15g，金银花15g，甘草3g。3剂，水煎服。

11月27日复诊：服药后，瘙痒减轻。上方去苍耳子、桃仁，继服3剂。后经随访，病已痊愈，未再复发。

按：热毒内郁，伤及营血，血燥感风，郁于肌表，发为荨麻疹。方以苍耳子祛风止痒，生地黄、赤芍、白茅根、牡丹皮、当归尾、桃仁、丹参凉血活血；金银花、连翘、紫花地丁、甘草、栀子、竹叶清热解毒；竹叶、白茅根分利热邪，使热毒从小便排出。

带状疱疹

带状疱疹是由水痘-带状疱疹病毒感染所致，本病毒具有亲神经及皮肤的特征，目前已确定水痘病毒与带状疱疹病毒系同一病毒。一般先有轻度发热、倦怠、食欲缺乏，以及患部皮肤灼热感或神经痛等前驱症状，但亦有无前驱症状即发疹者。经1~3天，患部发生不规则的红斑，继而出现多数和成簇的粟粒至绿豆大小的丘疱疹，迅速变为水疱，聚集一处或数处，排列成带状，水疱往往成批发生，簇间隔以正常皮肤。疱液透明，5～7 天后转为混浊，或部分破溃、糜烂和渗液，最后干燥结痂，再经数日，痂皮脱落而愈。少数患者，不发出典型水疱，仅仅出现红斑、丘疹，或大疱，或血疱，或坏死；岩瘤患者或年老体弱者可在局部发疹后数日内，全身发生类似于水痘样皮疹，常伴高热，可并发肺、脑损害，病情严重，可致死亡。

● 龙胆泻肝汤合犀角地黄汤 （贵州名医冯先波方）

【组成】龙胆 10g，黄芩 15g，焦栀子 10g，木通 10g，车前子20g（包煎），柴胡 15g，生地黄 20g，赤芍 15g，牡丹皮 15g，紫草15g，大青叶 10g，苦参 15g，白鲜皮 15g，地肤子 20g，生石膏50g（先煎），水牛角粉 30g（先煎），知母 15g，甘草 10g。水煎服，每日 1 剂，分 2 次或 3 次温服。

【功效主治】清肝泻火，凉血解毒。主治带状疱疹。

【方解】方中水牛角粉凉心，泻肝火，清营血之热，如《本草思辨录》谓："犀角除血分之热毒，是解而散之……是热淫于实处，致用多在肌肤"；生地黄清热凉血、养血滋阴；牡丹皮、赤芍清热凉血、活血祛瘀。《顾松园医镜》谓："犀角地黄汤、失笑散，均治瘀血停留，胁肋作痛，及闪挫瘀凝胁痛，随宜采用。"加用犀角地黄汤后，疼痛确每能迅速缓解，临床疗效大大提高。临床常加白鲜皮、地肤子，加强清热解毒、止痒止痛的作用；大青叶、苦参、紫草三味既能解毒，又能凉血。现代药理研究证明其对疱疹病毒有杀灭作用，方药结合，对治疗带状疱疹能起到标本兼治的作用。

【验案】王某，男，58 岁，左肋部疼痛 1 周，出现红斑水疱 5 天，于 2010 年 8 月 13 日就诊。1 周前患者自觉左肋部灼热刺痛，放射至背部，自服止痛片未能控制疼痛。5 天前起红斑、水疱，集簇成群，呈带状分布，灼痛加剧。曾在某医院诊断为"带状疱疹"，静脉滴注阿昔洛韦，肌内注射维生素 B_1、维生素 B_{12} 等药物 4 天，病情未明显控制，疼痛难忍，来寻求中医治疗。症见左肋部集簇豌豆大小水疱，基底皮肤潮红，伴心烦易怒，口苦，思冷饮，小便短黄，大便稍干；舌质红，苔黄厚腻，脉弦滑数有力。

辨证属心肝火旺，兼有湿热。治宜清肝凉心、解毒利湿兼以止汗，拟龙胆泻肝汤合犀角地黄汤加减。

处方：龙胆 10g，黄芩 15g，焦栀子 10g，木通 10g，车前子 20g（包煎），柴胡 15g，生地黄 20g，赤芍 15g，牡丹皮 15g，紫草 15g，大青叶 10g，苦参 15g，白鲜皮 15g，地肤子 20g，生石膏 50g（先煎），水牛角粉 30g（先煎），知母 15g，甘草 10g。嘱服 5 剂，每日 1 剂，忌辛辣、饮酒及肥甘厚味。

二诊：上方 5 剂后，大部分水疱干枯结痂，红斑颜色退淡，灼痛减轻，呈阵发性刺痛，夜间明显，大便正常，小便淡黄，心烦易怒，口苦消失，舌淡红，苔黄腻，脉弦滑数。虽火热之邪减轻，但仍湿热未清，毒邪未尽。减其苦寒清热之品，以防过伐伤胃气。

处方：龙胆 10g，黄芩 15g，焦栀子 10g，木通 5g，车前子 20g（包），柴胡 15g，生地黄 20g，赤芍 15g，牡丹皮 15g，紫草 10g，大青叶 10g，苦参 10g，白鲜皮 15g，地肤子 20g，牛角粉 30g（先煎），甘草 10g。

三诊：水疱已全部结痂，红斑见消，疼痛明显减轻，基底皮损处暗红，上方有效，守方继服 5 剂。后因外感咳嗽就诊，告知 5 剂药后疼痛消失，痂皮脱落而愈。

● 龙胆泻肝汤 （山东名医任绪东方）

【组成】龙胆 15g，栀子 10g，黄芩 10g，当归 12g，泽泻 10g，生地黄 10g，大黄 6g（后下），柴胡 12g，生甘草 6g，牡丹皮 15g，香附 15g，薏苡仁 20g。水煎服，每日 1 剂，分 2 次或 3 次温服。

黄冰搽剂组成：黄芩、黄连、黄柏、大黄各 12g，蜈蚣 2 条。上药用香油约 300ml 浸泡 1 天后，文火熬煎至药焦枯，去渣滤清，加入冰片 6g 拌匀，药液冷却后，局部外涂，每日数次。

【功效主治】清肝泻火，清热解毒。主治带状疱疹。

【方解】龙胆乃厥阴、少阳之正药，功擅泻火除湿；黄芩、栀子清上导下，苦寒泻火；牡丹皮、泽泻、薏苡仁引湿下行，从膀胱渗泄；为防苦寒、苦燥、渗泄更伤其阴，配用当归、生地黄以养血滋阴；配用柴胡引药入肝经，疏肝解郁；甘草调和诸药，并能缓解肝急。

【加减】发于头面部者加菊花、夏枯草、钩藤；发于胸胁者加延胡索、川楝子、香附；发于上肢者加羌活、桑枝、姜黄；发于下肢者加牛膝、木瓜、独活；发于下腹者加乌药、延胡索；发于腰脊者，加杜仲、续断。

【验案】女性患者，51岁，因左胸胁部疼痛1天于2010年4月18日就诊。查体：左胸胁部局部皮肤红紫，可见簇状红色大小不等疱疹，疱疹透明，局部拒按。伴见心烦急躁，渴喜冷饮，口干口苦，大便秘结，小便黄，脉弦数，舌质红，苔黄。西医诊断：带状疱疹；中医诊断：蛇串疮。证属肝经郁热，气机不畅。治宜清肝泻火。按前述内外合治，汤药予以龙胆泻肝汤加减。方药：黄连10g，黄芩10g，栀子10g，大黄6g（后下），菊花10g，生地黄10g，木通15g，牡丹皮15g，柴胡15g，龙胆10g，当归15g，香附15g，甘草10g。4剂，每天1剂，水煎分3次温服，配合外搽黄冰搽剂，次日即痛减，疱疹渐干，2天后皮肤红肿消失，疱疹消失。经治5天后疼痛消失而愈。

●附：带状疱疹后遗神经痛——活血止痛汤 （河南名医黄明坤方）

【组成】鸡血藤30g，丹参15g，当归15g，川芎15g，首乌藤15g，白芍15g，延胡索25g，党参15g，全蝎6g，川楝子10g，炙黄芪15g，木香5g，陈皮15g，炙甘草10g。水煎服，每日1剂，分2次或3次温服。

【功效主治】活血化瘀，通络止痛。主治带状疱疹后遗神经痛。

【方解】方中鸡血藤、丹参、当归、川芎、首乌藤活血祛瘀，其中当归既能补血又能活血，有祛瘀不伤好血之妙。炙黄芪扶正祛邪，并合党参大补脾胃之气，使气旺以促血行，血行则瘀自通。延胡索、川楝子行气活血、行气止痛，白芍缓急止痛。全蝎的功效有二，其一为搜剔走窜，解毒散结，通络止痛，使瘀血去而新血自生，使经络通畅；其二为引诸药直达病所，故疼痛遂止。木香、陈皮既能行气止痛，又能健护脾胃。从而做到活血化瘀、行气止痛的同时又益气养血、扶正固本，诸药协同，正中病机。

【加减】疼痛发于头面者可加菊花、藁本；发于上肢者可加姜黄、桂枝；发于腹部者可加厚朴；发于下肢者可加牛膝；大便秘结者可加火麻仁、郁李仁；阳虚者加白芥子、鹿角霜；痛重影响睡眠者加龙骨、牡蛎、珍珠母；脾虚便溏者加白术 15g、茯苓 15g。

过敏性紫癜

过敏性紫癜属于自身免疫性疾病，由于机体对某些过敏物质发生变态反应而引起毛细血管通透性和脆性增高，导致皮下组织、黏膜及内脏器官出血及水肿。常以下肢大关节附近及臀部分批出现对称分布、大小不等的斑丘疹样紫癜为主，主要分布于下肢的伸侧和臀部，常为对称性，少数累及面部和躯干部。紫癜可突出皮面，伴轻微痒感，初为鲜红色，继而为暗红色、褐色，亦可以表现荨麻疹、血管神经性水肿、多形红斑，甚至溃疡坏死和出血性大疱等，皮疹大小不一，可融合成片，分批出现，亦可反复发作，有的可伴有局限性或弥漫性水肿，如头部、面部、眼睑等，皮肤紫癜通常约经过 2 周而渐消退。

◉ 凉血五根汤 （北京名医张志礼方）

【组成】板蓝根 30g，白茅根 30g，紫草根 15g，茜草根 15g，生地黄炭 15g，金银花炭 15g，牡丹皮 15g，赤芍 15g，生槐花 30g，荆芥 10g，防风 10g。水煎服，每日 1 剂，分 2 次或 3 次温服。

【功效主治】凉血清热止血。主治过敏性紫癜。

【方解】方中板蓝根、白茅根、紫草根、茜草根、牡丹皮、赤芍、生槐花清热凉血；生地黄炭、金银花炭凉血解毒止血；荆芥、防风散风。

【加减】若关节疼痛加豨莶草、络石藤；腹痛加延胡索、五灵脂、木香；血尿加小蓟、蒲黄炭、藕节。

【验案】贾某，女，42 岁，1990 年 6 月 24 日初诊。患者 3 周前去外地旅游返回后突然发现双下肢有大小不等的紫红点，稍痒，渐增多，遂来诊。自觉午后微热，口干咽痛，全身无力，二便如常。诊查：双下肢伸侧面皮肤有散在针尖至米粒大小的紫红色斑，压之不退色，皮损稍高出皮面，表面光滑。血小板和出凝血时间均正常，尿常规检查有微量镜下血尿。舌质红，苔微黄，脉微数。西医诊断为过敏性紫癜。中医诊断为葡萄疫，辨证为血热灼络，迫血妄行。治宜清热凉血、止血消斑。处方：板蓝根30g，茜草根15g，白茅根30g，天花粉15g，生地黄炭10g，金银花炭20g，牡丹皮15g，生槐花30g，地榆炭10g，蒲黄炭10g，紫草15g，木瓜10g。

外用雄黄洗剂。

二诊：服上方7剂，紫斑明显消退，遗有色素沉着斑。于前方去金银花炭、生槐花、地榆炭，加白术10g、茯苓10g、薏苡仁30g、丹参15g、赤芍15g。

三诊：服上方7剂，未见新的出血点。复查镜下血尿消失。嘱继续服14剂巩固疗效。1年后随访未见复发。

● 自拟经验方（上海名医黄振翘方）

【组成】生黄芪、太子参、茯苓、生地黄、生薏苡仁、炒牡丹皮、炒赤芍、乌梅各15g，炒白术、防风、汉防己、炒黄芩各10g，陈皮5g，小蓟、生槐花、蒲公英各30g，丹参12g，甘草6g。水煎服，每日1剂，分2次或3次温服。

【功效主治】祛风渗湿，凉血清热，活血通络。主治过敏性紫癜。

【方解】方中生黄芪、太子参、白术、甘草、陈皮益气健脾，防风、薏苡仁、汉防己、茯苓祛风利湿，生地黄、炒牡丹皮、丹参、炒赤芍、小蓟、生槐花、乌梅凉血滋阴、清热化瘀，炒黄芩、蒲公英清热解毒。

【加减】紫癜发作较密集，加水牛角、紫草；腹痛者，加木香、延胡索、白芍；关节肿痛，加川牛膝祛风利湿、活血强筋；便血者，加地榆、白及；尿血者，加白茅根；病久不愈，气血亏虚者，加当归、川芎；肝肾亏损者，加墨旱莲、女贞子。

【验案】刘某某，男，59岁。2004年3月29日初诊。主诉：皮肤紫癜反复发作2年余，加重1周。其发作与饮食相关，尤其服海产品及河鱼后，发作明显，曾间断服中药治疗，仍有大小不等的瘀点、瘀斑出现，无关节疼痛，无腹痛，无黑便。1周前出差饮食不慎，紫癜发作加重，遂来就诊。刻下症：双下肢和上肢、腹部、背部广泛紫癜，大小不等，呈紫暗色，无痒，易感神疲乏力，舌质淡红，苔薄黄，脉弦数。查血小板正常，尿隐血（＋）。根据四诊及实验室检查，诊断为过敏性紫癜（西医），紫癜病（中医）。辨证为风热邪毒内伏，胃热溢于肌肤，久病不治，正气损伤，气血不足，湿热内盛，热入血分，治疗宜祛风渗湿、凉血清热、益气健脾，采用标本同治法。药用：生黄芪、太子参、茯苓、生地黄、生薏苡仁、炒牡丹皮、炒赤芍、紫草各15g，炒白术、防风、汉防己、炒黄芩各10g，陈皮5g，小蓟、生槐花、蒲公英各30g，丹参12g，生甘草、炙甘草各5g。服用7剂。

4月12日二诊：四肢、腹部、背部紫癜时发时减，斑色略淡，舌脉如前。肺脾气虚，易受风毒之邪，伤及血络，再加入疏风、凉血、清热之品。原方生薏苡仁改为30g，加蝉蜕10g、水牛角（先）30g、连翘壳15g。再服7剂。

4月26日三诊：四肢、腹部、背部紫癜显著消减，舌淡红胖，苔薄黄腻，脉弦。再拟前法，加益气滋肾凉血之品。原方生黄芪改为30g，加墨旱莲15g。再服14剂。

5月17日四诊：胸部、腹部、背部紫癜未作，四肢紫癜偶有发作，舌淡红，苔薄腻，脉弦。再拟前法加入养血活血祛风之品。原方加当归15g、炒川芎10g。再服14剂。之后加减原方连续服用70剂，紫癜未发作，诸症显减，随访2年未复发。

● 二果汤 （上海名医顾丕荣方）

【组成】大枣60g，生山楂、焦山楂各30g。水煎服，每日1剂，分2次或3次温服。

【功效主治】益气摄血，活血消斑。主治过敏性紫癜。

【方解】大枣补脾益气、调摄营血，原为治疗过敏性紫癜的单方，但疗效不显，故佐以山楂酸敛消滞。生山楂长于化滞敛营止血，焦山楂功擅消散离经之血，两果合用健脾和营，一补一消，使外溢之血得以消散，内虚之营得以化生，使血行故道，紫癜自消。

【加减】初病血热妄行者，加水牛角、赤芍、生地黄、白茅根、酒炒大黄等以凉血消瘀；久病血虚者加四物汤、荆芥炭、茜草、大黄炭等以养血祛瘀；腹痛者加白芍、熟大黄；尿血加小蓟、白茅根。

【验案】

例1：刘某，女，45岁，1982年11月13日初诊。患者2周前发热39℃，经当地卫生院用青霉素治疗后，热势稍退，10天前双下肢出现数处瘀斑。血常规检查：Hb 100g/L，WBC $9×10^9$/L，中性粒细胞65%，淋巴细胞35%，血小板 $92×10^9$/L，西医诊断为过敏性紫癜症，用激素及止血剂治疗效果不明显。刻诊：紫癜密布全身，双下肢为甚，反复出没，腹痛隐隐，大便干结，小溲微赤，舌红，苔干黄少津，脉细数。因高热邪毒侵入血分，阳络损伤则血溢肌腠，瘀阻络脉，新血不能归经，故热虽退而紫癜仍反复发作。欲消其癜，当化其瘀，以自拟二果汤加味。方药：大枣60g，生山楂、焦山楂各30g，水牛角30g（先煎），炒赤芍12g，牡丹皮12g，生地黄炭15g，荆芥炭6g，板蓝根、大青叶各15g，生大黄、熟大黄各6g。上药连进10剂，紫癜已消大半，热平便通，腹痛已止，改予二果汤合四物汤和营消瘀以调理之。

例2：孙某，男，45岁，1978年10月29日初诊。下肢紫癜隐隐，时有时无，已半年，诸治鲜效。检查血小板正常，近来时发腹痛，旋即紫癜陡发，周身斑斑似锦纹，面色㿠白，神倦乏力，舌淡边红有瘀紫，脉细涩。此乃脾虚营弱、邪滞肠间，气为之壅遏，血为之瘀涩，营血不循常道，外溢肌腠，治当健脾强肌、消滞和营，俾血行故道，则紫癜自消。方用二果汤合四物汤加味。方药：大枣60g，生山楂、焦山楂各30g，当归12g，炒赤芍、白芍各6g，川芎3g，生地黄15g，熟大黄6g，荆芥炭6g，白茅根30g。上方出入加减连服20剂，紫癜消失于无形。

黄　褐　斑

黄褐斑俗称"蝴蝶斑""肝斑"或者"妊娠斑"，主要发生在面部，以颧部、颊部、鼻、前额、颏部为主。为边界不清楚的褐色或黑色斑片，多为对称性。本病好发于女性，特别是妊娠期女性，产后和口服避孕药的妇女。皮疹对称性分布于颜面、额、两颊、鼻背两侧、唇周围、颏部皮肤，呈指盖至钱币大小或呈手掌大小、形状不规则的淡褐色或暗褐色斑，境界明显或模糊不清，可融合成大片，无自觉症状，慢性经过，日晒后加重，部分由于分娩后或停用避孕药后可缓慢消退。

● 化斑汤 （四川名医艾儒棣方）

【组成】南沙参 30g，制何首乌 30g，黄芪 30g，当归 20g，川芎 10g，白芍 20g，菟丝子 15g，泽泻 15g。每天 1 剂，水煎服，分 2～3 次温服。

【功效主治】滋补肝肾，益气养血，活血化瘀。主治黄褐斑。

【方解】化斑汤方中用黄芪、南沙参补脾肺之气，以资气血生化之源；当归补血活血；制何首乌补肝肾，益精血，且不寒、不燥、不腻；川芎辛散温通，活血行气，与黄芪、当归相配，气血足而血瘀化，祛瘀而不伤正；菟丝子温阳化气行水，且具宣通、辛润之功，促使已经形成的瘀血得化，与泽泻相配，更增温阳化气行水之力。现代药理研究认为，当归、川芎、白芍皆有改善体内环境、降低血液黏度、促进血液循环等功效。当归、菟丝子对酪氨酸酶活性有较强的抑制作用，从而抑制黑色素形成。全方具有滋补肝肾、益气养血、活血化瘀之功，获得较好的临床疗效。

【验案】刘某，女，37 岁，因双侧面颊部出现棕褐色斑点、斑片 1 年就诊。1 年前双侧颜面出现散在棕褐色斑点，无瘙痒、疼痛等自觉症状，伴月经色黑，夹杂血块。曾自服中成药治疗，无明显效果。3 个月前劳累后颜面斑点逐渐加深，面积扩大融合成片，形状不规则，境界较清楚，伴烦躁、失眠。自患病以来，二便正常，精神尚可。诊其面部棕褐色斑片明显，境界清楚，舌质暗红，有瘀点，苔黄腻，脉弦。辨证属肝肾亏虚、血虚夹瘀，治以补益气血、滋养肝肾、活血化瘀。方药：南沙参 30g，制何首乌 30g，黄芪 30g，当归 15g，川芎 15g，白芍 20g，益母草 15g，菟丝子 15g，泽泻 15g，女贞子 30g，墨旱莲 15g，冬瓜仁 30g，地肤子 30g，茯神 30g，甘草 6g。

患者服药 1 周后烦躁、失眠症状改善，月经色红，无血块，黄褐斑无明显变化。原方去益母草、茯神后继续服药 2 周。治疗 3 周后斑片颜色逐渐变淡，继续守方加减治疗。服药同时嘱患者调整情绪，保持心情舒畅，避免日晒，睡眠充足。服药 2 个月后面部斑片颜色消退，随访未复发。

● 八物祛斑汤 （四川名医段渠方）

【组成】党参 30g，黄芪 30g，鸡血藤 30g，菟丝子 20g，枸杞子 30g，制何首乌 30g，黄精 30g，熟地黄 30g。每天 1 剂，水煎服，分 2～3 次温服。

【功效主治】补肾健脾，益气养血。主治黄褐斑。

【方解】方中党参、黄芪健脾益气，生化气血；黄精健脾益肾、补气养阴，《本草纲目》称其可"补诸虚……填精髓"；制何首乌补益精血，《开宝本草》称其可"黑髭鬓，悦颜色"，配熟地黄、菟丝子、枸杞子补益肾精、温肾助阳；鸡血藤补血行血。诸药合用，共奏益气健脾、滋肾填精、益气养血之功，使气血调和而斑消。

【验案】

例 1：何某，女，45 岁，2009 年 2 月 12 日初诊。面部黄褐斑3 年余，近年来明显加重，面色萎黄，双颊及太阳穴处散在分布暗黑色斑片，边界清楚。畏寒肢冷，月经延后 3～4 天，4 天干净，经量少、色暗，痛经，腰痛及经期恶寒，纳可，小便调，大便量少难解，眠欠安，多梦，舌体小边有齿印，苔薄黄，脉沉细弱。辨证为脾肾不足，气血亏虚。治以温肾健脾、养血益气。方用八物祛斑汤加减。方药：党参、黄芪、鸡血藤、熟地黄各 30g，菟丝子、杜仲各 20g，当归 20g，泽泻 15g，僵蚕 10g，冬瓜仁、白术、茯苓、枳壳、炒麦芽、珍珠母各 30g，陈皮 10g，炙甘草 6g。7 剂，水煎服，服药 1 周，睡眠、大便均有好转。上方去杜仲、泽泻、枳壳、炒麦芽，加枸杞子、怀山药各 30g，女贞子、墨旱莲各 20g，郁金10g。再服 2 周，月经基本规则，两颊和太阳穴处色斑明显淡化，随症加减续服 3 个月，半年后随访，黄褐斑基本消退，未再复发。

例 2：陈某，女，37 岁，2009 年 5 月 10 日初诊。面部黄褐斑1 年余，双颊、眼周散在黄褐色斑片，边缘清晰，伴面色无华，倦怠乏力，月经尚规则，有血块，经前乳房胀痛，白带多色黄，多梦，纳可，便调，舌淡边齿印，苔黄腻，脉沉细数。辨证为脾肾不足，气虚气郁。治宜健脾益气，行气活血。方用八物祛斑汤加减。

方药：党参、黄芪、鸡血藤各 30g，菟丝子、枸杞子、山茱萸各 20g，山药 30g，茯苓 15g，白术 30g，黄连、肉桂各 15g，首乌藤 45g，柴胡 10g，薤白 15g，枳壳 30g，丹参 20g，炙甘草 6g。7 剂，水煎服。1 周后，面部色斑变淡，疲倦感及睡眠均有所好转，二便调，舌淡边有齿印，苔薄黄，脉沉弱。上方去枸杞子、山茱萸、柴胡、薤白、枳壳、丹参，加女贞子 30g、白蔻仁 10g、冬瓜仁 30g、陈皮 15g、红花 10g。再服 2 周，色斑明显变淡，上方随症加减续服 3 个月，半年后随访黄褐斑基本消退，未再复发。

● 大力消斑汤 （云南名医沈家骥方）

【组成】金银花 15g，野菊花 15g，连翘 15g，柴胡 15g，炒厚朴 30g，黄芩 15g，郁金 15g，茵陈 10g，刺蒺藜 15g，薏苡仁 30g，黄芪 30g，川芎 15g，三棱 6g，莪术 6g，枸杞子 30g，大枣 30g，生甘草 10g。每天 1 剂，水煎服，分 2～3 次温服。

【功效主治】疏肝理气，润燥祛斑。主治黄褐斑。

【方解】方中金银花、野菊花、连翘等清解里热毒邪、疏通气血之品，尤为独特。配伍少量三棱、莪术以破瘀行血行气，消除气滞血瘀，使颜面气血调和而祛斑。方中用柴胡疏肝解郁，黄芩清泄里热，厚朴运中焦之气而疏利气机，茵陈清利脾胃肝胆，郁金活血行气解郁，刺蒺藜疏肝解郁，薏苡仁健脾清热，黄芪补气生血，川芎活血行气，大枣补脾胃生血养血，枸杞子补肝肾益精血，生甘草益气健脾、补益肺气、清热解毒、调和诸药。

【加减】气滞血瘀者：颜面出现黄褐色斑片，面色黑，腰膝酸软，或急躁易怒，胸胁胀痛，妇女可见乳房胀痛、痛经，舌质暗，有瘀点、瘀斑，苔薄白，脉弦涩，投以基础方。肝肾阴虚：颜面黄斑褐黑，伴腰膝酸软，头晕耳鸣，口燥咽干，胁痛，五心烦热，身体羸瘦，舌红，苔少，脉细数，投以基础方去茵陈，加黄柏、知母、女贞子、墨旱莲等。肾阳虚：颜面斑片泛黑，腰膝酸软，形寒肢冷，乏力神疲，舌淡胖，脉沉弱，投以基础方去金银花、野菊花、连翘，加巴戟天、锁阳、肉苁蓉。肝胃不和：颜面斑片黄褐色，胃脘、胸胁胀满而痛，呃逆嗳气，烦躁易怒，纳食减少，苔薄黄，脉弦，投以基础方去连翘、金银花、野菊花，加藿香、苍术、法半夏、竹茹、鸡内金等。肺气失宣：颜面黄褐色斑片，呼吸不利，胸闷气短，鼻塞，无汗，舌淡，苔薄白，脉浮，投以基础方去金银花，加麻黄、杏仁、白芷等。

湿　疹

所谓湿疹，缘于本病损害处具有渗出潮湿倾向之征，故名。湿疹可发生在全身任何部位，但往往较易见于头部、四肢屈侧、阴部、手足背等部位。常呈对称分布，一般局限在某些部位，而全身泛发性湿疹甚少见。皮肤损害表现为多形性，即红斑、丘疹、丘疱疹、水疱、糜烂、渗出、结痂、脱屑等各种皮疹可互见。也就是说，在同一病变处，于同一时期内，可出现上述 3～4 种以上损害。患处炎症反应通常较明显，尤其中央部位更为显著，往往伴有糜烂、渗出，但病损境界不清楚，肿胀也较轻。自觉痒甚，其瘙痒程度因发病部位、个人耐受性的不同而有所差异。痒以夜间尤甚，症情厉害，可影响睡眠。还有因瘙痒而易并发细菌感染，从而引发毛囊炎、疖肿、脓疱疮、淋巴管炎、淋巴腺炎等化脓性皮肤病。

● 三黄百蛇汤 （贵州名医冯先波方）

【组成】黄连 10g，黄芩 15g，盐黄柏 20g，百部 20g，蛇床子 15g。每天 1 剂，水煎服，分 2～3 次温服。

【功效主治】清热燥湿，止痒。主治黄褐斑。

【方解】三黄清热燥湿、解毒，百部、蛇床子杀虫止痒，虽仅五味，可共奏标本兼治之效。

【加减】常加白鲜皮、地肤子、苦参、土茯苓、海桐皮。白鲜皮、地肤子清热祛风、燥湿止痒。

【验案】张某，男，24 岁，2010 年 9 月 14 日初诊。患者近日左侧大腿内侧发生棕红色湿疹，奇痒难忍。初起时仅仅觉瘙痒不适，未经治疗，后瘙痒愈加严重，难忍时在公共场合亦搔抓会阴部，常觉难堪。自行在药房买皮康王外涂，虽可止一时止痒，但极易复发，且愈发愈严重。因长期搔抓，局部有手掌大小皮损，皮损处色素沉着，并有黄色液体渗出，量不多，伴有瘙痒时心烦易怒，常常搔抓出血才觉爽快，口苦，小便黄。查：舌质红，苔薄，脉滑微数。辨证属心火过旺，肝脾湿热为患。治宜清心降火、燥湿止痒，拟三黄百蛇汤加味。

处方：黄连 10g，黄芩 15g，盐黄柏 20g，牡丹皮 15g，紫草 15g，苦参 15g，百部 20g，蛇床子 15g，白鲜皮 15g，地肤子 20g，海桐皮 20g，土茯苓 50g，木通 10g，泽泻 20g，甘草 10g。

嘱服 5 剂，每日 1 剂，忌辛辣、饮酒及肥甘厚味，穿宽松纯棉透气内裤。

二诊：服前方 5 剂后，痒感已缓解，大部分皮损渗出已停止，皮损平复，色素转淡，未见新生之皮疹，纳食已增，二便正常。再以前方 5 剂治疗。

三诊：再服 5 剂后痒感已止，皮损已恢复正常，色素浅淡，舌质转淡红，脉象平和，心烦易怒消除，再以上方 3 剂减量巩固疗效。

自拟湿疹汤 （河南名医孙一民方）

【组成】湿疹方：冬瓜皮 30g，冬瓜仁 30g，赤小豆 30g，薏苡仁 24g，赤茯苓 15g，滑石 12g，金银花 15g，连翘 15g，黄柏 6g，苍术 6g，胡黄连 9g，甘草 3g。每天 1 剂，水煎服，分 2～3 次温服。

外洗方：蛇床子 120g，地肤子 9g，白鲜皮 9g，苦参 15g。煎水洗局部，每日 1 剂，洗 2 次，每次 10min。内外兼治，疗效更好。

【功效主治】利湿，清热，解毒。主治湿疹。

【方解】方中冬瓜皮、冬瓜仁、赤小豆、薏苡仁、赤茯苓、滑石利湿；金银花、连翘、甘草清热解毒；苍术、黄柏、胡黄连燥湿。诸药共奏利湿、清热、解毒之功。

【加减】感染化脓，加蒲公英、紫花地丁、大青叶清热解毒、抗菌消炎。瘙痒，加桃仁、当归尾、苍术、地肤子、白鲜皮、蛇床子活血燥湿、利湿止痒。小便短赤，加栀子、淡竹叶、赤茯苓、滑石清热利尿。

【验案】景某，男，30 岁，干部。7 月 16 日初诊。患者下肢及阴囊部皮肤有疱疹，流水，瘙痒甚剧，已有月余，皮肤表面有抓痕、血痂，纳食不佳，身体倦怠，舌苔黄腻，脉滑数。诊断：湿疹。辨证：内蕴湿热，客于肌肤，发为湿疹。治则：利湿，止痒，清热解毒。处以湿疹汤加减。方药：冬瓜仁 30g，冬瓜皮 30g，赤小豆 30g，薏苡仁 24g，赤茯苓 15g，苍术 15g，金银花 15g，连翘 15g，栀子 9g，竹叶 9g，地肤子 9g，牡丹皮 9g，当归尾 9g，白茅根 30g，白鲜皮 9g，甘草 3g。3 剂，水煎服。

另蛇床子 60g，水煎，外洗，每天 1 次。

7 月 29 日复诊：服上药后，瘙痒减轻，湿疹流水减少。照上方又服 3 剂，并照外洗方取 3 剂，每天洗 1～2 次。后经随访，湿疹已痊愈。

● 附：婴幼儿湿疹——荆防扫毒汤 (上海名医顾丕荣方)

【组成】荆芥穗、防风各 6g，地肤子、刺蒺藜各 10g，白鲜皮 6g，丝瓜络、板蓝根各 10g，金银花 6g，茜草、九里光各 10g，蝉蜕 6g，土茯苓、川芎各 10g，苦参 6g，甘草 3g。每 2 日 1 剂，水煎服，分 6～8 次服完。

外洗方：蛇床子、明矾、苦参、茵陈、地肤子、金银花、薄荷、黄芩、臭椿、九里光、野菊花各 10g，花椒 6g，冰片 3g。每 2 日 1 剂，水煎 2 次，每次煎汁 150ml 左右，分 2 次，外洗或涂搽患处，每日早晚各 1 次。

【功效主治】清热利湿，祛风止痒。主治婴幼儿湿疹。

【方解】荆防扫毒汤中板蓝根、金银花、土茯苓、苦参清热利湿；荆芥穗、防风、地肤子、刺蒺藜、白鲜皮、丝瓜络、茜草、九里光、蝉蜕祛风止痒，祛除在表之风邪；久病必瘀，故在方中加入川芎，可改善皮肤局部循环，促进皮损恢复；甘草清热解毒并调和诸药。根据"外治之理，即内治之理"，外洗方中蛇床子、明矾、苦参、茵陈、地肤子、金银花、薄荷、黄芩、臭椿、九里光、野菊花、花椒、冰片也可清热利湿、祛风止痒。外用药物直接作用于患处，可减轻患儿的自觉症状，使局部皮损迅速消退。

【加减】若纳差，烦哭不宁，加栀子、藿香；发热加石膏、黄芩。

【验案】患儿李某，男，1岁。患儿生后3个月起，头面部即出现红斑、水疱，甚至糜烂，滋水淋漓，有结痂。院外治疗无好转于2008年7月来本院诊治。皮疹遍布躯干，烦哭不宁，小便短赤，大便干结。舌质红，苔黄腻，指纹紫，脉滑数，诊为湿疹，证属风湿热浸型，拟清热利湿、祛风止痒法。予荆防扫毒汤，加薏苡仁10g；牡丹皮、赤芍各6g。3剂，每2日1剂，水煎服2次，并用外洗方3剂洗患处。6天后湿疹明显好转，舌质红，苔黄腻减轻，继续以上方治疗15天后痊愈。之后再予健脾剂10天健脾开胃，食欲、精神及面色好转，随访1个月无复发。

白 癜 风

　　白癜风是一种常见多发的色素性皮肤病，该病以局部或泛发性色素脱失形成白斑为特征，是一种获得性、皮肤色素脱失形成的白色斑片。本病各年龄组均可发病，但以青少年好发，发病年龄在20岁以内者约占半数。全身各部位皮肤均可发病，皮损为局部色素脱失斑，常为乳白色，也可为浅粉色，表面光滑无皮疹，白斑境界清楚，边缘色素较正常皮肤增加，白斑内毛发正常或变白。病变好发于受阳光照晒及摩擦损伤部位，如面部、上腿部、颈部、前臂伸侧及手背、腰腹及骶尾部、腋下及阴部、肘膝关节等均为好发部位。病损多对称分布，白斑还常按神经节段（或皮节）分布而呈带状排列，此类为单侧发病，除皮肤损害外，口唇、阴唇、龟头及包皮内侧黏膜也常受累。

● 如意黑白散 （黑龙江名医王玉玺方）

　　【组成】墨旱莲90g，白芷60g，制何首乌60g，沙苑子60g，刺蒺藜60g，紫草45g，重楼30g，紫丹参30g，苦参30g，苍术24g。诸药研为细末，收贮勿泄气，每日3次口服，每次6g，温开水送下。

　　【功效主治】祛风活血，除湿清热，补益肝肾。主治白癜风。

　　【方解】方中墨旱莲、制何首乌补肝肾，益精血；白芷芳香通窍，散风除湿；沙苑子补肾强阴；刺蒺藜祛风散结，平肝开郁；紫草入血分，凉血解毒；重楼有消炎止痛、清热解毒之功；紫丹参活血养血，祛瘀生新；苦参清热燥湿，祛风杀虫；苍术除湿发汗，散风疏郁。诸药相伍共奏祛风活血、除湿清热、补益肝肾之功。以"如意黑白散"为基础方，随症灵活应用，或为散剂，或适当减量改为汤剂，用于治疗白癜风，收效颇良。

【加减】若伴易感冒、常汗出、舌淡红苔薄白、脉细等，为表虚腠理不固，易为风邪所袭，卫虚不固，营阴不能内守，而致津液外泄，酌加生黄芪、防风、白术以益气固表止汗，取"玉屏风散"之意；若伴汗出恶风、发热等，为外感风邪，营弱卫强，故使汗出，酌加桂枝、白芍以调和营卫，取"桂枝汤"之意；若伴头晕耳鸣、腰膝酸软明显、舌红少苔、脉细弱等，为肝肾不足，精血亏虚，髓海失养，重用墨旱莲以加大补益肝肾之功；现代医学认为本病与自身免疫有关，若伴有自身免疫性疾病，可加大重楼、紫草的用量，两者现代药理研究证明均有抗肿瘤作用。

【验案】

例1：刘某，女，8岁，2009年7月10日诊。患者在外院诊为白癜风治疗14个月。现腹股沟见5.6cm×3.5cm白斑，不痒，肛门上方有白斑，手足心热，大便2日一行，易感冒，常汗出，舌淡红苔薄白，脉略细小滑。诊断：白癜风。治以补益肝肾、祛风活血、益气固表止汗。方药：生黄芪20g，生白术20g，防风6g，制何首乌15g，白蒺藜15g，沙苑子15g，重楼10g，墨旱莲15g，川牛膝10g，丹参15g，苍术10g，白芷10g，土鳖虫6g，甘草6g。14剂，水煎服，每日1剂，早晚分服，外用复方卡力孜然酊（维阿露），肌内注射补骨脂注射液3盒。二诊：药后未再感冒，食欲增加，大便日1次，脉沉滑小数，上方加牡丹皮10g、赤芍15g、补骨脂10g，墨旱莲改为20g，14剂。三诊：白斑内可见大片色素岛，肛门白斑缩小，予上方20剂。四诊：白斑缩小，中有大片色素岛，肛门白斑消失，大便日一行，食欲旺盛，舌淡红，左舌面微有剥脱，脉沉细，上方墨旱莲改为30g，30剂。五诊：白斑消失。

例2：矫某，女，9岁，2009年8月3日诊。在外院诊断白癜风3月余，左腋下白斑近3年，左眼角新发，常汗出，手足心热，便干，日2次，舌淡红，薄白苔，脉沉细。诊断：白癜风，治以补益肝肾、祛风活血、益气固表。方药：制何首乌20g，黑芝麻20g，沙苑子20g，白蒺藜20g，白芷10g，补骨脂15g，自然铜30g（先煎），当归10g，川芎10g，重楼10g，苦参15g，墨旱莲20g，苍术15g，黄芪20g，乌梢蛇15g，防风6g，丹参15g，牡丹皮10g，赤芍15g，甘草10g。20剂，水煎服，每日1剂，早晚分服。二诊：白斑内可见色素岛，手足热减，大便日2～3次，舌淡红，薄白苔，脉沉细，上方加怀山药30g，20剂。三诊：白斑内可见大片色素岛，眼角白斑消失，大便调，日1次，手足热，舌淡红，薄白苔，脉沉细小滑，上方加红花5g、桔梗10g，赤芍改为10g，20剂。四诊：仅左腋下可见小片白斑，大便调，舌淡红，薄白苔，脉沉细小滑，上方加羌活6g，15剂。五诊：白斑消失。

● 白驳汤 （北京名医张作舟方）

【组成】羌活10g，独活10g，防风10g，白芷10g，桃仁10g，红花10g，骨碎补10g，威灵仙10g，川芎10g，补骨脂15g，女贞子15g，墨旱莲15g，制何首乌15g，菟丝子15g，鸡血藤15g。每天1剂，水煎服，分2～3次温服。

外治法：①补骨脂30g，菟丝子20g，当归10g，以75%酒精150ml，浸泡1周后取汁擦于色素脱失处；②丹参30g，何首乌30g、紫草10g，以75%酒精浸泡1周后同前法外用。

【功效主治】滋补肝肾，祛风和络。主治白癜风。

【方解】方中女贞子、墨旱莲、制何首乌、菟丝子、骨碎补补益肝肾；羌活、独活、防风、白芷、威灵仙祛风，引药走皮表；桃仁、红花、川芎、鸡血藤活血化瘀。

【加减】痰多者加陈皮9g，法半夏9g，白芷10g，厚朴10g；气虚乏力者加黄芪15g，党参15g；瘀血明显者加丹参15g，三棱6g，茜草10g；头晕耳鸣，腰膝疼痛明显者可加杜仲20g，桑寄生15g；恶风者加桂枝10g，白芍15g；瘙痒者加白鲜皮15g，刺蒺藜10g，浮萍10g；冬季加重者加细辛3g，制附片10g。

【验案】刘某，男，55岁，初诊日期：2005年7月7日。主诉：右腹及右背部小片白癜风半年。患者素患失眠多梦，膝酸软，不耐劳累。诊见：右腹及右背部散在数片大小不等的色素脱失斑，最大者约 23 cm，边缘色素增加，界限分明，食欲尚可，二便正常，舌质淡红苔薄白，脉细弦。诊断：白癜风（中医诊断为白驳风），辨证属肝肾不足，肌肤失养型。治则：滋补肝肾，祛风和络。方选白驳汤加减。药用：羌活 10g，独活 10g，白芷 10g，当归 10g，防风 10g，川芎 10g，补骨脂 15g，夏枯草 15g，骨碎补 10g，女贞子 15g，墨旱莲 15g，制何首乌 15g，菟丝子 15g，远志 10g，鸡血藤 10g，桃仁 10g，红花 10g，威灵仙 10g，甘草 10g。水煎服。连服 1 个月。同时配合外用①方外擦患处。

8 月 7 日二诊：眠增梦减，自觉乏力。上方加生黄芪 15g，丹参 15g。8 月 21 日三诊时背部躯干部皮损已消退，睡眠增加。前方减鸡血藤、威灵仙，加党参 15g、三棱 10g、茜草 10g。继服半个月后，患者睡眠正常，劳则腰困，余无不适。首用方去远志、威灵仙，加黄芪 15g、党参 15g、白鲜皮 15g、刺蒺藜 15g、丹参 15g。

服用 30 剂后，右腹部皮损范围缩小，偶有轻微瘙痒。调整处方为：党参 15g，黄芪 15g，鸡内金 10g，羌活 10g，独活 10g，防风 10g，当归 10g，川芎 10g，补骨脂 15g，骨碎补 10g，焦山楂 30g，焦神曲 30g，炒麦芽 30g，制何首乌 15g，菟丝子 15g，鸡血藤 10g，女贞子 15g，墨旱莲 15g，白鲜皮 15g，刺蒺藜 15g，浮萍 10g，甘草 10g。服用 1 个月后皮损基本消退，一般情况均好。上方焦山楂减至 10g、焦神曲减至 10g、炒麦芽 10g、白鲜皮减至 10g，加入厚朴 10g、陈皮 10g、白芷 10g、桃仁 10g、红花 10g。继予 14 剂以巩固善后。随访 3 个月无复发。

● 祛白固本汤 （山西名医马志平方）

【组成】制何首乌 10g，生地黄 10g，黄芪 15g，茯苓 15g，白术 15g，当归 10g，川芎 10g，白芷 10g，防风 10g，补骨脂 10g，柴胡 10g，枳壳 10g，郁金 10g，黑芝麻 30g。水煎服，每日 1 剂，每日 2 次。2 个月为 1 个疗程，治疗 1~2 个疗程。

【功效主治】滋补肝肾，调和气血。主治白癜风。

【方解】方中生地黄、制何首乌、补骨脂、黑芝麻滋补肝肾，填精补髓，以补先天之本。黄芪、白术、茯苓健脾益气，以补后天之本。故扶正固本的同时祛邪外出，从而达到消斑目的。《诸病源候论》认为"白癜风"是"风邪搏于肌肤，血气不和所生"，李中梓《医宗必读》记载"治风先治血，血行风自灭"，故用当归、川芎等养血活血以祛风。皮疹色白，发于体表，《素问·阴阳应象大论》记载"肺生皮毛……在色为白"，故用白芷、防风宣肺祛风。柴胡、枳壳、郁金行气解郁，肝郁解而气机条达，肾精充而肝血自旺，使其皮毛腠理得于血之濡养而利于促进脱色斑的消退。现代中药药理研究证实，何首乌对酪氨酸酶有激活作用，补骨脂、白芷可促进黑色素细胞黏附与迁移，上调酪氨酸酶活性，促进黑色素细胞增殖，补骨脂中含补骨脂素和异构补骨脂素等呋喃香豆素类物质，能提高皮肤对紫外线的敏感性，抑制表皮中巯基，增加酪氨酸酶活性，刺激黑色素细胞恢复功能而再生色素。

【加减】畏寒肢冷，便溏，舌质淡，苔薄白者，去茯苓、制何首乌，加党参 10g；性情烦躁、焦虑失眠则可加酸枣仁 15g、合欢皮 10g、生龙骨 15g；大便秘结，心烦易怒，舌质红或红绛，苔黄，脉弦滑者，去茯苓、制何首乌，加龙胆 10g、黄芩 10g、麦冬 15g；瘙痒者，加白鲜皮 10g、地肤子 10g。

痤　疮

痤疮俗称青春痘，为慢性炎症性毛囊皮脂腺疾病，是皮肤科最常见的疾病之一。本病好发于青春期的男性和女性，男性略多于女性，但女性发病早于男性。有 80％～90％的青少年患过痤疮，青春期后往往能自然减退或痊愈，个别患者也可延迟到 30 岁以上。虽然痤疮是有自愈倾向的疾病，但是痤疮本身以及痤疮治疗不及时引起的瘢痕可以严重影响患者的生活质量，造成精神压力和经济负担，需引起关注。痤疮好发于面颊、额部、颏部和鼻唇沟，其次是胸部、背部和肩部。痤疮皮损一般无自觉症状，炎症明显时可伴有疼痛。

●黄连解毒汤合白虎汤 （贵州名医冯先波方）

【组成】黄连 10g，黄芩 15g，盐黄柏 20g，牡丹皮 15g，紫草 15g，木通 10g，白鲜皮 15g，地肤子 20g，生石膏 50g（先煎），知母 15g，生大黄 10g（后下），马齿苋 30g，大血藤 30g，重楼 15g，甘草 10g。每天 1 剂，水煎服，分 2～3 次温服。

【功效主治】清热解毒，通腑泻火。主治痤疮。

【方解】方用清三焦火毒证之黄连解毒汤及清胃腑实热之白虎汤加减。然阳明腑实，非大黄不能收其功，临床上有些患者尽管没有便秘，冯老亦常加少量生大黄，谓其有很好的泻热作用，使邪有出路，往往大便一泄，患者顿觉舒畅。白鲜皮、地肤子、大血藤、重楼乃取其清热解毒之效，前两味兼有止痒功效，后两味加强清热泻火之力。重楼者，《滇南本草》谓其"消诸疮，无名肿毒"，临床用之确有较好清热解毒消疮功效。此外，冯老亦常加用天冬，认为本病多为年轻患病，多有相火偏旺表现，用天冬既可清过旺之相火，又可防苦寒燥湿之品伤阴。

【验案】张某，男，22 岁，2010 年 9 月 10 日初诊。患者两颊、额部、鼻两侧及背部可见红粟样痤疮，可挤出乳白色样物质伴有脓疱及小黑点结节损害，面部出油较多，反复发作半年余。近日来进食火锅及烧烤较多，新的皮疹不断增多，并向肩背部发展，时有瘙痒，按之疼痛难忍，曾内服、外用多种西药，效果不明显。口干，大便干结恶臭，4～5 日一行，舌尖质红，苔薄白，脉可。辨证属肺胃火毒，上蒸面部，治宜清热解毒，兼以通腑泻火。方用黄连解毒汤合白虎汤加减。处方：黄连 10g，黄芩 15g，盐黄柏 20g，牡丹皮 15g，紫草 15g，木通 10g，白鲜皮 15g，地肤子 20g，生石膏 50g（先煎），知母 15g，生大黄 10g（后下），马齿苋 30g，大血藤 30g，重楼 15g，甘草 10g。嘱服 5 剂，每日 1 剂，忌辛辣上火之品。

二诊：药后大便得通，日 2～3 次，顿觉舒畅，面背部痤疮无新长出者，疼痛明显减轻，此为火邪作祟，大队苦寒之品直捣病穴，实乃对证之方，故疗效明显。前方加减继服。处方：黄连 10g，黄芩 15g，盐黄柏 20g，牡丹皮 15g，紫草 15g，木通 10g，白鲜皮 15g，地肤子 20g，生石膏 50g（先煎），知母 15g，生大黄 5g（后下），天冬 20g，大血藤 30g，重楼 15g，夏枯草 15g，野菊花 20g，甘草 10g。上方服用 15 余剂，痤疮消退。

● 祛痘方（上海名医吴昆仑方）

【组成】 生枇杷叶 15g，桑白皮 18g，黄芩 15g，夏枯草 15g，蒲公英 30g，豨莶草 15g。每天 1 剂，水煎服，分 2～3 次温服。

【功效主治】 清宣肺热，化湿解毒，散郁消结。主治痤疮。

【方解】 祛痘方中枇杷叶、桑白皮同入肺经，清宣肺热，两药共用苦降泻热之效强；黄芩入肺、脾、胆、大肠、小肠经，清热燥湿，泻火解毒，又喜入肺经，长于清肺热，《本草纲目》中言黄芩得桑白皮泄肺火，临床每多用于热在肌表之证，医家赞之为清上焦邪热之要药；夏枯草入肝、胆两经，善清泻肝火，散郁消结，黄芩、夏枯草同配，能清肝之旺火、肝阳上亢之火；蒲公英清热解毒利湿，对热毒痈肿疮疡疗效甚佳；豨莶草苦、寒，既能清解疮毒，又能祛除风湿，善治蕴阻肌表之瘙痒。本方药味精简，相配得宜，力专效宏，共奏清宣肺热、化湿解毒、解郁散结之功。研究表明枇杷叶、桑白皮煎剂对金黄色葡萄球菌有明显的抑制作用。蒲公英对痤疮丙酸杆菌和表皮葡萄球菌有抑制作用。黄芩中的一种单体成分黄芩素，能显著抑制鼠耳模型的皮脂腺脂质分泌。现代药理充分证实了中药治疗本病的优势和良好前景。

【加减】 若大便干结不畅者可加厚朴、枳实、制大黄；苔黄腻，湿热重浊者可加藿香、佩兰、苍术、砂仁；脾湿不运者可加炒白术、炒薏苡仁、炒谷芽、炒麦芽；皮肤痒甚者可加苦参、地肤子、白鲜皮；月经不调者可加六味地黄丸、益母草。

【验案】 刘某，女，36 岁。2009 年 8 月 24 日初诊。主诉：外出海滨城市旅游后面部出现丘疹 3～4 个月，以额部和口周显著，色红，痛痒并作，少数可挤出白色碎米样粉汁，皮肤较油腻，平时喜食甜食和海鲜，大便较干，舌质偏红，苔薄黄腻，脉浮数。诊断：痤疮，辨证属肺胃蕴热，治宜清宣肺热、化湿解毒、散郁消结。用祛痘方加炒苍术 15g、炒栀子 9g、藿香 9g、佩兰 9g、制大黄（后下）6g，连服 7 剂。嘱饮食清淡，调畅情志，睡眠充足。

二诊：面部丘疹改善，大便较前通畅，皮肤仍较油腻，纳可，舌脉同前。前方加生山楂 15g，荷叶 12g。10 剂。

三诊：面部丘疹明显消退，剩余少量结节已变软，皮肤油腻好转，大便通畅，前方去制大黄、藿香、佩兰，加浙贝母 10g、莪术 9g。10 剂。其后随访 2 个月，面部丘疹基本消退，未再复发。

● 自拟消痤汤 （陕西名医杨雪洁方）

【组成】蒲公英 15g，野菊花 15g，金银花 10g，连翘 10g，杏仁 10g，僵蚕 10g，薄荷 6g，片姜黄 10g，牡丹皮 10g，芦根 15g。每天 1 剂，水煎服，分 2～3 次温服。

【功效主治】清热解毒，宣肺消痈。主治痤疮。

【方解】方中金银花、连翘、薄荷辛凉清解，疏风泄热，透邪疏卫；僵蚕、片姜黄清热散邪，发散郁热；杏仁宣肺利窍，宣气透邪；蒲公英、野菊花泻火解毒；牡丹皮"泻血中伏火"；芦根清热生津，宣气散郁。

【加减】此方用于温热属性者较妥，若皮疹量多、个大、起脓，舌红苔黄厚腻，脉滑数，辨为湿热内蕴者，加炒栀子、白芷、滑石、泽泻、白茅根等疏风胜湿、清利湿热；若皮疹色红，心烦急躁，夜寐欠安、梦多，舌尖红起刺，脉弦数者，为兼见心肝火旺、气郁化火，加用淡竹叶、柴胡、黄芩、川楝子、竹茹等清心降火、疏肝泻热；若夜寐欠安，大便干结，舌红苔黄燥，脉数有力者，为兼见热扰心神、热伤津液、腑气不降，加用全瓜蒌、龙齿、珍珠母镇肝潜阳、宁心安神、润肠通便；若皮疹色暗红，或瘢痕，舌绛者，为兼见热伤营阴、气血瘀滞，加用玄参、川芎、赤芍、白花蛇舌草凉营泻热，活血散瘀；若皮疹色淡红，量少，乏力，食欲缺乏，月经量少，脉细或弱者，为兼有气血亏虚，加用党参、茯苓、白术、苍术、鸡血藤、茺蔚子等益气养血。

丹　毒

丹毒（急性网状淋巴管炎）是一种累及真皮浅层淋巴管的感染，是由 A 族 B 型溶血性链球菌侵入而致，其诱发因素主要有皮肤或黏膜擦伤或其他轻微外伤，也可由血行感染引起，常继发于鼻炎、口腔黏膜及牙齿感染病灶。足癣、小腿溃疡、瘙痒性皮肤病、接种、放射性损伤及皮肤皲裂或轻微摩擦、搔抓及轻微外伤均可诱发，尤以不清洁的伤口更易感染，有些伤口可小至不易被发现，如面部丹毒可由鼻腔内被抓破的小伤口引起，复发性丹毒系由于细菌潜伏于淋巴管内，当机体抵抗力降低时，即可复发。

● 蜈蚣白果解毒汤 （内蒙古名医王绍臣方）

【组成】白果 10g，蜈蚣 3 条，金银花 30g，连翘 20g，蒲公英 30g，紫花地丁 15g，紫草 15g，生桑白皮 30g，牡丹皮 15g，赤芍 15g，土茯苓 30g，大青叶 15g，生甘草 10g。每日 1 剂，水煎约 600ml，分早、中、晚 3 次口服。将前煎剩药渣加芒硝 30g，加水煎取 1500ml，待温后分早、中、晚 3 次敷洗患处，每次 10～15min，7 天为 1 个疗程。

【功效主治】清热解毒，凉血通络。主治丹毒。

【方解】方中金银花、连翘、蒲公英、紫花地丁、大青叶清热解毒，透邪于外；紫草、牡丹皮、赤芍凉血活血，清热于内；肺主皮毛，桑白皮清肺热，利水消肿以去皮表之肿痛；土茯苓、蜈蚣、白果解毒祛湿、活血通络止痛；生甘草解毒，调和诸药。全方重在解毒，佐以凉血活血、祛湿通络，使内外之邪祛而病解。"内用之理即外用之理，内用之药即外用之药"，内服本方的同时，煎汤敷洗患处，直达病所，内外同治，故获速效。现代药理研究表明，清热解毒中药具有抗菌消炎作用；活血化瘀中药能改善毛细血管通透性，减轻炎性肿胀。

【加减】颜面丹毒加菊花 30g；躯干丹毒加柴胡 15g；下肢丹毒加怀牛膝 15g；真菌感染引起者加炙百部 15g；水疱明显加车前草 30g；发热加水牛角 30g；小便短赤加白茅根 30g；大便干燥加大黄 10g。

● 萆薢胜湿汤 （上海名医阙华发方）

【组成】生地黄 15g，赤芍 15g，牡丹皮 9g，紫草 15g，白花蛇舌草 30g，萆薢 15g，黄柏 15g，薏苡仁 15g，土茯苓 30g，牛膝 30g，车前草 15g，丹参 30g，生甘草 6g。每天 1 剂，水煎服，分 2～3 次温服。

【功效主治】清热解毒，活血通络。主治丹毒。

【方解】方中生地黄、赤芍、牡丹皮之类凉血活血通络；白花蛇舌草、紫草、黄柏清热泻火解毒；薏苡仁、土茯苓、车前草通腑利尿，导毒从大、小便排出，以直折病势，截断病邪传变；牛膝清热通络，消肿止痛。诸药合用，血分火热之毒可清，络脉畅通，切中丹毒病机，诸症俱除，而收全功。

【加减】早期局部红斑甚，多热毒较甚，加水牛角、生石膏、大青叶等清热解毒消斑；红斑上出现紫癜，压之不退色者，多为热毒炽盛，迫血妄行而成血瘀，加黄连、丝瓜络等；红斑之上有水疱者，多兼夹湿毒，加重薏苡仁、土茯苓等的用量；局部坏死者，为湿热毒盛，加重薏苡仁、土茯苓、紫草等的用量。发病早期，红肿热痛明显，或伴高热，为热邪较重，可加半枝莲、紫花地丁等增强清热解毒凉血之效；中后期，发热已退，局部暗红肿胀疼痛，或反复发作，皮肤较硬，热毒渐清，然络中湿邪未尽，瘀血化水，泛溢肌肤，当以益气活血、利水退肿为主，方用补阳还五汤，可加皂角刺、益母草、刘寄奴、路路通、白芥子、水蛭、蜈蚣、地龙等增强通络利水之功。临证时，根据发病部位、经络的不同，局部皮损的特点以及发病的不同阶段，辨证用药。发于头面部者，多兼夹风热化火，加菊花、黄芩等散风清火；发于胸、腹、腰部者，多兼夹肝火，加柴胡、夏枯草等清肝泻火；发于下肢者，多兼夹湿热化火，加苍术、虎杖等清热利湿。

【验案】王某，女，67 岁。初诊日期：2008 年 10 月 8 日。主诉：右下肢焮红肿痛 1 周伴皮肤血疱、破溃 4 天。现病史：7 天前患者在无明显诱因下突发高热，无寒战，体温 38.9℃，伴右小腿后侧片状发红，灼热作痛，未予特殊处理。次日局部皮肤红肿蔓延成大片，满布右小腿后侧，疼痛加剧，身热不退，遂至某西医院就诊，查血：WBC $13.5×10^9$/L，N 90%，诊断为"丹毒"，予青霉素静脉滴注 3 天后，身热已平，然右小腿后侧红肿疼痛未有明显改善，此后 1 天内右小腿后侧红肿皮肤上出现多处水疱及血疱，且逐渐增大，再至该院就诊，继予抗生素静脉滴注，局部水疱、血疱予针筒抽吸，经治疗后，局部肤色稍转暗，肿痛灼热仍明显，血疱亦出现破溃，遂至中医门诊就诊。刻下症：患者右小腿后侧暗红肿胀，灼热疼痛，身热平，口不干，纳可，胃脘舒，夜寐因局部疼痛，辗转难安，二便调。舌边尖红，苔薄白中根部黄腻，脉弦数。既往有脚癣病史。专科检查：右小腿后侧大片皮肤暗红肿胀、僵硬，范围约 10cm×15cm，边界清楚，压之退色，皮肤灼热，其上散在大小不等水疱及紫血疱十数枚，其中最大紫血疱约 5cm×5cm，中央皮肤糜烂、破溃，见约 2cm×2cm 疮面，黄水溢出，少量脓腐，触痛明显；右侧腹股沟可及肿大淋巴结一枚，约 1.5cm×1.5cm 大小，质韧，与皮肤无粘连，触痛明显；右足各趾缝间糜烂、脱屑。

西医诊断：①右下肢丹毒；②足癣。中医诊断：丹毒（湿热毒蕴）。治疗以凉血清热，利湿解毒为主，方用犀角地黄汤合萆薢渗湿汤加减。方药：生地黄 15g，赤芍 15g，牡丹皮 9g，紫草 15g，白花蛇舌草 30g，萆薢 15g，黄柏 15g，薏苡仁 15g，土茯苓 30g，牛膝 30g，车前草 15g，丹参 30g，生黄芪 15g，生甘草 6g。共 7 剂，水煎服，每日 1 剂。嘱多饮水，清淡饮食，忌辛辣；注意休息；适当抬高患肢。

2008 年 10 月 15 日二诊：患者自诉局部肿痛明显减轻，自觉皮肤紧绷作痛，胃纳佳，胃脘舒，夜寐尚安，二便调畅。舌淡，苔薄腻，脉弦数。查体：右小腿后侧红肿范围较前明显缩小，约为 7cm×9cm，肤色转淡，肤温如常，质地较前松软；十数枚水疱、紫血疱已干燥结痂，遗留 2cm×1cm 大小疮面，脓腐尽，疮面较干燥，稍有触痛；腹股沟淋巴结已消退，右足各趾缝间糜烂不显。四诊合参，仍辨为"湿热毒蕴"，但患者血中热毒已去十之六七，故前方去牡丹皮、紫草、丹参，加忍冬藤 30g 以清热通络、消肿止痛。续予 7 剂，水煎服。

2008 年 10 月 22 日三诊：患者自诉诸症可，右小腿后侧红肿已基本消退，散在淡褐色色素沉着，皮肤松软，疼痛不显，破溃疮面已结痂愈合。继予前方 7 剂以巩固疗效。

脱　发

脱发是指头发脱落的现象。正常脱落的头发都是处于退行期及休止期的毛发，由于进入退行期与新进入生长期的毛发不断处于动态平衡，故能维持正常数量的头发。正常人每天适当掉发属于正常现象，数量在 50～100 根之间，以上就是正常的生理性脱发。病理性脱发是指头发异常或过度脱落。

● 生发煎 （江苏名医孟澍江方）

【组成】桃仁 10g，红花 8g，赤芍 9g，川芎 9g，当归须 10g，生姜 2 片，大枣 7 枚，老葱 5 根。每天 1 剂，水煎服，分 2～3 次温服。

【功效主治】活血化瘀。主治络窍瘀阻，营养失供的脂溢性皮炎脱发、斑秃等。

【方解】脱发症，其发生原因甚多，证候表现有虚有实，也有虚实并见者。一般医生拘于"发为血之余"之说，认为脱发是阴血不足所致，所以治疗每用滋补阴血之法，其中获效者固然有，但多数疗效并不满意。殊不知临床上因阴血亏乏而致本病者较少，多数是因为皮肤血络瘀阻不通，致使发根失却血液的滋养所致。对于这类脱发，徒用滋养阴血法，不能望其生效。所以用赤芍、川芎、桃仁、红花、当归须等活血除瘀之品，再配合生姜、大枣调和营卫，老葱通阳入络。全方配合，络通瘀去，头发自能生长，这是祛瘀生新之意。如方中能加入麝香以开通诸窍，则活血通络之力更强，收效更著。本方源自王清任通窍活血方，在临床上用来治疗脱发，每获良效。

【加减】如兼有阴虚血少者，可加生地黄、熟地黄各 15g；如肝肾阴虚者，可加枸杞子 10g，潼蒺藜、白蒺藜各 15g，黑芝麻 20g。

● 生发饮 （山东名医周鸣岐方）

【组成】生地黄、熟地黄、侧柏叶各 15g，当归、黑芝麻各 20g，制何首乌 25g。每天 1 剂，水煎服，分 2～3 次温服。

【功效主治】养血生发。主治脱发。

【方解】本方重在养血益精、滋补肝肾，佐以生地黄、侧柏叶凉血润燥，当归养血活血，根据病情辨证加减用药，共奏养血生发、止脱之效。

【加减】风盛血燥者去熟地黄，生地黄改用 30g，加牡丹皮、蝉蜕、川芎各 10g，蛇床子 15g，苦参、白鲜皮各 20g；气滞血瘀者加红花、桃仁、川芎各 10g，赤芍 15g，鸡血藤 20g；无论哪种证型，凡头部皮肤瘙痒且有头屑者，均要加苦参、白鲜皮、地肤子。

【验案】杨某，男，47 岁。脱发 3 月余，经皮肤科诊为"脂溢性皮炎"，经服谷氨酸、维生素类药物治疗无效。遂到中医科求治，诊见：头发脱落严重，伴有瘙痒，皮屑多，烦躁不安，失眠，尿黄，便秘，舌红无津，苔黄，脉弦。辨证为风热血燥所致脱发。治以清热凉血，祛风止痒。方用生发饮加减。方药：苦参、当归各 20g，白鲜皮 50g，制何首乌 30g，生地黄 25g，牡丹皮 20g，紫草、蛇床子、川芎各 15g。服药 7 天后，瘙痒减轻，头屑减少，睡眠稍好。继再服 6 剂，瘙痒、头屑、失眠等症悉除，心情舒畅，头部已有绒毛状毛发长出，唯感腰膝有酸软之感，五心烦热，舌红，脉细数。此乃风燥之邪伤阴之故，再以育阴清热、养血生发之剂。药用生发饮：生地黄、熟地黄、当归各 20g，侧柏叶 10g，黑芝麻、制何首乌各 25g。服药 30 剂后，诸症皆除。头发全部长出，且色泽乌黑。随访，发如常人，未再脱落。

药物过敏性皮炎

药物过敏性皮炎可简称为药疹，系指药物通过内服、注射或别的途径进入机体后，引起皮肤黏膜炎症反应。病情严重的患者，可伴有内脏损害，甚至死亡。本病症状多样，表现复杂，但基本上都具有以下特点：①发病前有用药史，原因除去易于治愈；②有一定的潜伏期，第一次发病多在用药后 5～20 天内，重复用药常在 24h 内发生，短者甚至在用药后瞬间或数分钟内发生；③发病突然，自觉灼热瘙痒，重者伴有发热、倦怠、全身不适、纳差、大便干、小便黄赤等全身症状；④皮损分布除固定型药疹外，多呈全身性、对称性，且有由面颈部迅速向躯干四肢发展的趋势，皮损形态多样。

● 荆防汤 （江苏名医王智兰方）

【组成】金银花 20g，荆芥、防风、浮萍、薄荷、黄芩、僵蚕、蝉蜕各 10g，牛蒡子、当归、制何首乌各 9g，生甘草 6g。每天 1 剂，水煎服，分 2～3 次温服。

【功效主治】清热解毒，祛风止痒。主治药物过敏性皮炎。

【方解】方中荆芥辛苦而温，芳香而散，气味轻扬入气分，祛散风邪；防风能散入于骨肉之风；薄荷轻清凉散，散解风热之邪，又能疏表透疹解毒；蝉蜕凉散风热，开宣肺窍，善于透发。以上 4 味主药清热疏风作用强。牛蒡子疏散风热、解毒透疹，浮萍轻浮开散、祛风止痒，僵蚕祛风散结，协助上述主药以透达表热之邪，与荆芥、防风合用内外风邪得散；金银花、黄芩解毒清肺热以泄皮毛之邪；当归、制何首乌养血和血，"治风先治血，血行风自灭"；生甘草调和诸药。本方既能养血和血，又能祛风止痒、清热解毒。

【加减】热盛加生石膏 20g，蒲公英 10g；湿盛加苦参 10g、黄柏 10g；血燥加生地黄 15g，玄参 10g；血瘀加红花 10g，地龙 10g。

鱼 鳞 病

鱼鳞病是一种角质细胞分化和表皮屏障功能异常的皮肤疾病，在临床上以全身皮肤鳞屑为特点。鱼鳞病根据发病原因分为获得性鱼鳞病及遗传性鱼鳞病，其中以遗传性鱼鳞病较为常见，其遗传模式多样，包括常染色体显性遗传、常染色体隐性遗传和 X 染色体-连锁遗传方式。

● 鱼鳞汤 （山东名医周鸣岐方）

【组成】生地黄 20g，熟地黄 20g，黑芝麻 40g，枸杞子 15g，制何首乌 15g，白鲜皮 15g，地肤子 15g，当归 20g，川芎 10g，桂枝 10g，丹参 15g，苦参 15g，防风 15g，蝉蜕 10g，甘草 10g，大枣 3 枚。每天 1 剂，水煎服，分 2～3 次温服。

【功效主治】养血祛风退鳞。主治鱼鳞病。

【方解】方中生地黄、熟地黄、黑芝麻滋阴补肾为君，枸杞子、制何首乌、当归养血润肤为臣；白鲜皮、地肤子、防风、桂枝、蝉蜕、苦参走皮表，川芎、丹参活血化瘀共为佐；甘草、大枣调和为使。

【加减】心悸、气短、失眠、健忘者，加炒酸枣仁、合欢花、党参、生黄芪；纳呆脘胀者，减生地黄、熟地黄，加白术、鸡内金、砂仁；便溏者，减黑芝麻、枸杞子、生地黄、熟地黄，加白术、山药；服药后自汗多者，减防风，加生黄芪；初春、深秋和冬季，可加麻黄 10g、威灵仙 15g。

【验案】胡某某，男，19 岁，学生。1977 年 6 月 2 日初诊。患者自述据父母言，生后不久即见全身皮肤干燥，随年龄增长而加重，色灰，糙裂。若浴后皮鳞翘起则更为明显，且微痒，冬重夏轻，曾经多方治疗，内服外搽多种药物均不见效，而失去治疗信心。现头晕、耳鸣、腰酸、倦怠无力，因汗腺分泌减少，感觉周身不适，食欲尚可，二便自调。查其四肢，胸腹、躯干皮肤为鱼鳞状，鳞屑且色泽深灰，干而不润，用手摸之刺手似甲错，舌苔白腻，舌质红，脉来虚。拟用鱼鳞汤或丸剂加减，治疗 8 个月而愈。

● 祛鳞汤（河南名医卢俊芳方）

【组成】党参 10g，生黄芪 30g，黄精 20g，怀山药 20g，生地黄 15g，熟地黄 20g，制何首乌 15g，黑芝麻 30g，女贞子 15g，生麻黄 10g，蛇蜕 10g，蝉蜕 10g，鸡血藤 30g，红花 10g，威灵仙 10g，苍术 20g，甘草 10g。每天 1 剂，每剂药前 2 煎早晚分服，第 3 煎外洗患处 20min（小儿用量酌减）。

【功效主治】补气养血，活血润燥，祛风止痒，补益肝肾，畅荣肌肤。主治鱼鳞病。

【方解】党参、生黄芪、黄精、怀山药温补脾肺、益气通阳，以温补宣通之性畅行周身，温煦充养皮肤腠理，共为君药；制何首乌、生地黄、熟地黄、黑芝麻、女贞子滋补肝肾、益精养血、滋阴润燥，以濡养滋荣为性助主药行使充养皮肤之功，同为臣药；生麻黄、蛇蜕、蝉蜕疏达皮肤、宣达肺郁，兼有祛风止痒之功；鸡血藤、红花、威灵仙活血散邪，通络行经；苍术发汗畅表，共为方中佐药。诸药合用，相得益彰，共奏补气养血、活血润燥、祛风止痒、补益肝肾、畅荣肌肤之功。

【加减】气虚甚者加人参、白术；血虚甚者加阿胶；皮腠血滞甚者加当归、川芎、醋柴胡；大便干燥加肉苁蓉、火麻仁；痒甚者加白鲜皮、苦参；失眠多梦、心悸怔忡加炒酸枣仁、合欢皮；服药后见壅胀腻膈者，减生地黄、熟地黄、黑芝麻、女贞子，加炒白术、鸡内金。

【疗效】用上方治疗 118 例患者，痊愈 78 例（66.1%），显效 20 例（16.9%），好转 16 例（13.6%），无效 4 例（3.4%），总有效率为 96.6%。

酒 渣 鼻

酒渣鼻是一种主要发生于面部中央的红斑和毛细血管扩张的慢性皮肤病。因鼻色紫红如酒渣故名酒渣鼻。

● 消渣汤 （山西名医李德龙方）

【组成】白花蛇舌草、丹参、金银花各 30g，生地黄、当归各 20g，玄参 15g，赤芍、黄芩、栀子、虎杖各 10g，川芎 9g。每天 1 剂，水煎服，分 2～3 次温服。2 个月为 1 个疗程。

【功效主治】清热凉血，活血化瘀。主治酒渣鼻。

【方解】方以生地黄、玄参、当归、丹参、赤芍、川芎凉血，养血，活血；黄芩、栀子清肺胃之热；白花蛇舌草、虎杖、金银花清热解毒。给予颠倒散凉茶水调匀外搽，可清营散瘀，以增强疗效。

【加减】红斑期加枇杷叶、桑白皮各 10g；丘疹脓疱期加野菊花 30g，白芷、牡丹皮各 10g，蒲公英 20g；鼻赘期加夏枯草 30g，皂角刺 10g。

【疗效】以上方治疗 76 例，其中痊愈 46 例，占 60.5%；显效 12 例，占 15.8%；有效 9 例，占 11.8%；无效 9 例，占 11.8%；总有效率为 88.2%。

● 清热祛脂汤 （江苏名医管汾方）

【组成】黄芩 10g，栀子 10g，桑白皮 10g，白花蛇舌草 10g，丹参 25g，蒲公英 30g，赤芍 15g，半枝莲 15g，生石膏 20g，生山楂 15g，决明子 15g，牡丹皮 10g，葛根 10g，橘叶 10g，生甘草 6g。每天 1 剂，水煎服，分 2～3 次温服。

【功效主治】清热活血。主治酒渣鼻。

【方解】清热祛脂汤中重用黄芩、桑白皮、栀子、生石膏清肺胃之热，辅以蒲公英、半枝莲、白花蛇舌草清热解毒，丹参活血祛瘀，牡丹皮清热凉血，决明子、生山楂祛脂，甘草调和诸药。可同时配服维生素 C、维生素 E 以促进脂质代谢。

【加减】鼻部痒甚者，加蝉蜕 5g、白鲜皮 10g；大便秘结者，加大黄 10g；皮损浸润肥厚呈紫红色者，加桃仁 10g、红花 10g、当归尾 10g。

【验案】朱某某，男，53 岁。3 年前开始，鼻部发生皮肤潮红而痒，以后日渐扩大至两颊部，相继发现红斑，平素嗜烟酒，常有便秘史，检查：鼻尖、鼻翼及两颊部有弥漫性红斑，其上可见毛细血管扩张及少数丘疹，苔薄黄。诊断为酒渣鼻，系肺胃积热证，治宜清热解毒。中医治疗用清热祛脂汤加当归尾 10g、大黄 10g；西药口服维生素 B_1 2 片、维生素 C 2 片，每天 3 次。上法治疗 1 个月，丘疹红斑明显减退，后改服黄连上清丸，每次 6 丸，每日 2 次以善后。

参 考 文 献

[1] 张崇泉，张炜宁．张崇泉临床经验集．长沙：湖南科学技术出版社，2013.

[2] 姚祖培，陈建新．朱良春治疗痛风的经验．中医杂志，1989，145（3）：16-17.

[3] 邓红．王多让从气血论治高血压病临床经验．中国中医药信息杂志，1999，6（2）：63-64.

[4] 谢雪姣，王立凤，黄政德，等．郭振球教授高血压病辨治特色．湖南中医药大学学报，2009，29（2）：46-48.

[5] 吴焕林．邓铁涛治疗冠心病临床经验剖析．辽宁中医学院学报，2005，7（4）：313-314.

[6] 谭勇，罗卫东．冠心病奇效良方．2版．北京：人民军医出版社，2010.

[7] 郭美珠，严骥，黄国毅．严世芸教授辨治慢性充血性心力衰竭临证经验方．辽宁中医药大学学报，2012，14（2）：82-85.

[8] 魏孟玲，曹方，张永康．原明忠教授治疗急慢性心力衰竭经验拾萃．中国中医急症，2014，23（3）：451-452.

[9] 刘建和．王行宽教授宁心定悸汤治验．中医药导报，2011，17（9）：113-114.

[10] 陈开文．清热类中药防治感染性疾病的作用机理与应用．中国药业，2011，20（20）：84-86.

[11] 毛丽．胡毓恒治感冒经验．湖南中医学院学报，1999，15（3）：38-39.

[12] 徐新毅．陈清维教授治疗流行性感冒经验．贵阳中医学院学报，2006，28（3）：20-21.

[13] 郭永来．杏林集叶．1版．北京：中国中医药出版社，2010.

[14] 余国俊．中医师承实录——中医师承学堂．1版．北京：中国中医药出版社，2014.

[15] 吕景山．施今墨医案解读．北京：人民军医出版社，2006.

[16] 王志英，郭立中，叶放，等．周仲瑛教授治疗肺系病证的经验．中华中医药杂志，2009，24（1）：53.

[17] 张伟伟．周耀庭教授治疗喘证经验．中国医药导报，2012，9（20）：107-108.

[18] 陈素云．临床中医家陈景河．北京：中国中医药出版社，2002.

[19] 畅达，席温殿，畅通．名老中医畅平医论医案．太原：山西科学技术出版社，2009.

[20] 姜良铎.姜良铎医案选.北京：中国中医药出版社，2005.

[21] 高建忠.临证传心与诊余静思：从张仲景到李东垣.北京：中国中医药出版社，2010.

[22] 陈志强，蔡光先.中西医结合内科学.北京：中国中医药出版社，2012.

[23] 史宇广，单书健.当代名医临证精华.北京：中国古籍出版社，1988.

[24] 张云鹏.中国百年百名名医临床家丛书——张云鹏.北京：中国中医药出版社，2002.

[25] 郑小伟，石镇东.郑小伟教授治疗喘证经验.河南中医，2008，28（4）：25.

[26] 郭维琴.郭维琴临证精华.北京：人民军医出版社，2006.

[27] 郑大坤.中医药临床速查手册.南京：江苏科学技术出版社，2007.

[28] 张琼林，张善堂.临证碎金录.北京：中国中医药出版社，2006.

[29] 邵念方.中国现代百名中医临床家丛书——邵念方.北京：中国中医药出版社，2006.

[30] 黄云.顾丕荣治疗肺结核的经验.四川中医，1989，12：13-14.

[31] 石恩骏.教授治疗难治性肺结核的经验.广西中医学院学报，2010，13（3）：17-18.

[32] 陈晶晶.张念志主任医师扶正祛邪法论治原发性支气管肺癌经验撷萃.浙江中医药大学学报，2013，37（9）：1076-1078.

[33] 李艳鸽.刘怀民教授养金护肺汤治疗肺癌经验.中国中医药现代远程教育杂志，2015，13（3）：36-38.

[34] 侯立玲.四逆散加味治疗反流性食道炎.吉林中医杂志，2007，27（8）：10.

[35] 尹国有.胃肠病中医验案点评与误案分析.北京：人民军医出版社，2010.

[36] 陈吉全.庞景三治疗慢性胃炎经验介绍.光明中医，2013，28（2）：254-256.

[37] 李文才.自拟胃炎汤治疗慢性胃炎60例.福建中医杂志，2006，37（5）：28.

[38] 王克勤，王孝堂.王德光老中医治疗胃溃疡的经验.黑龙江中医杂志，1982，（3）：5-6.

[39] 高振华.孙秉严治疗胃癌经验撷著.中医药临床杂志，2009，21（2）：105-106.

[40] 李晓萍.王福仁主任医师治疗溃疡性结肠炎经验.中国中医急症，2013，22（25）：749-750.

[41] 占新辉，王微．符思教授从六郁论治功能性消化不良经验．四川中医，2014，32（9）：8-10.

[42] 潘光强，叶剑．陈颖异治疗慢性腹泻经验．中华中医药杂志，2010，25（7）：1030-1031.

[43] 范琴琴，王德惠．刘文峰以温清并用止泻汤治疗慢性腹泻经验．上海中医药杂志，2013，47（2）：18-19.

[44] 蒋琴芳．降脂理肝方治疗脂肪肝　舒肝理气丸治疗脂肪肝．中医文献杂志，2006，5（3）：10-12.

[45] 张毅，李金田．周信有教授辨治乙型肝炎的临证思路与经验．云南中医杂志，2006，27（6）：4.

[46] 刘锡惠，李兴卫．孙定隆老师运用降酶汤治疗乙肝谷丙转氨酶升高的经验．贵阳中医学院学报，2008，30（4）：15.

[47] 张彦秋，陈晓慧．张林主任医师治疗乙肝经验浅述．名老中医临床荟萃，2008，36（11）：67.

[48] 代建忠，崔敏．陈仁贵运用以通为补法治疗乙型肝炎经验．浙江中医杂志，2006，41（1）：12-13.

[49] 蔡敏，程亚伟，蔡媛媛，等．罗凌介治疗肝硬化经验．辽宁中医杂志，2010，37（11）：2102-2104.

[50] 范先基，杨子玉．王三虎治疗肝癌经验．中国中医药信息杂志，2009，16（8）：86-87.

[51] 陈鸣．柴芩承气汤治疗急性胰腺炎经验．中医研究，2010，23（1）：57-58.

[52] 李会波．参芩半夏汤治疗慢性胰腺炎 56 例体会．基础医学论坛，2013，17（35）：4754-4755.

[53] 姚新新，尤建良．尤建良治疗胰腺癌经验．辽宁中医杂志，2008，35（9）：1303-1034.

[54] 李军．健脾利水汤治疗急性肾小球肾炎 43 例．河南中医杂志，2009，29（2）：165-166.

[55] 朱亚利．姚树锦老师治疗慢性肾炎的经验．陕西中医，1989，10（4）：145.

[56] 史宇广．当代名医临证精华：肾炎尿毒症专辑．北京：中医古籍出版社，1988.

[57] 赵佐．慢性肾小球肾炎激素撤减过程中的中医药治疗经验．中医杂志，1990，31（10）：27.

[58] 昊俊喜．田乃庚治疗慢性肾炎蛋白尿的经验．中医杂志，1993，34（7）：243.

［59］ 杨宗善．脾胃学说在治疗慢性肾炎中的应用．陕西中医，1990，11（6）：243.

［60］ 许德甫．洪竹书老中医运用茯苓、鹿角霜对药的经验．陕西中医，1988，9（6）：245.

［61］ 史宇广．当代名医临证精华：肾炎尿毒症专辑．北京：中医古籍出版社，1988：19.

［62］ 周鸣岐．慢性肾炎证治．中医杂志，1986，27（10）：15.

［63］ 郭维一．慢性肾炎证治．中医杂志，1988，21（10）：21.

［64］ 洪钦国．慢性肾炎证治．中医杂志，1986，27（10）：21.

［65］ 张经生．张海峰教授学术思想与临床经验简介．新中医，1988，20（6）：8.

［66］ 张镜人．慢性肾炎证治．中医杂志，1986，27（12）：15.

［67］ 王行宽．王行宽临床经验集．长沙：湖南科学技术出版社，2012.

［68］ 赵喜连，周荣峰，孙秀成．疏肝健脾汤治疗缺铁性贫血的临床研究．广州中医药大学学报，2005，22（1）：10-11.

［69］ 鲁维德．裴正学教授治疗再生障碍性贫血经验．中医研究，2011，24（1）：55-56.

［70］ 王晓丽．裴正学教授治疗再生障碍性贫血经验．甘肃中医学院学报，2006，23（1）：3.

［71］ 蒋健，橘井流芳．上海曙光医院经典医案赏析．上海：上海科学技术出版社，2013.

［72］ 戴西湖，欧阳学农．经方内科应用集成．北京：人民卫生出版社，2013.

［73］ 李富生．中西医结合治疗再生障碍性贫血．北京：中国中医药出版社，1994.

［74］ 万友生．万友生医案选．上海：上海中医药大学出版社，1997.

［75］ 孙平．益气升白汤为主治疗 Graves 病伴粒细胞减少症 30 例．山西中医，1999，15（14）：29-30.

［76］ 马志忠．参芪杀白汤治疗白血病 40 例．湖南中医杂志，2010，22（2）：20-21.

［77］ 许玉鸣．白血病中医治疗三例．贵阳中医学院学报，1986，（4）：15-16.

［78］ 陈素云，陈素玉．临床中医家陈景河．北京：中国中医药出版社，2006.

［79］ 郝晶．益肾生血汤治疗骨髓增生异常综合征 38 例．光明中医，2009，24（12）：2301-2302.

［80］ 罗竖莹．张培宇主任中医治疗恶性淋巴瘤的经验总结．北京：北京中

医药大学，2012.

[81] 李文峰．活血降红汤治疗真性红细胞增多症．四川中医，1997，15（10）：29-30.

[82] 许毅，郑岚，曹和欣．夏翔治疗过敏性紫癜临床经验．新中医，2015，47（1）：15-16.

[83] 周信有．中国百年百名中医临床家丛书·内科专家卷．北京：中国中医药出版社，2007.

[84] 康慧萍．益肾固崩汤治疗尿崩症32例临床疗效观察．辽宁中医杂志，2009，36（4）：562-563.

[85] 周吉珍．自拟夏枯散结汤治疗结节性甲状腺肿疗效观察．医学信息，2012，12（4）：3852.

[86] 邱仕君．邓铁涛医案与研究．北京：人民卫生出版社，2009.

[87] 李瑾，刘荔，朱法永．刘启廷自拟益气养阴活血汤治疗糖尿病前期经验．湖南中医杂志，2014，30（6）：13-14.

[88] 杜丽，赵泉霖．郭宝荣运用清热解毒法治疗糖尿病经验．湖南中医杂志，2014，30（7）：28-30.

[89] 李承．低血糖症从大气下陷论治．光明中医，2010，25（2）：282-283.

[90] 殷利娜．自拟温阳健脾祛脂汤治疗单纯性肥胖症60例．基层医学论坛，2011，15（2）：1054.

[91] 高克学．自拟"轻身汤"治疗单纯性肥胖症80例疗效观察．中医中药，2010，8（215）：161-162.

[92] 朱雪琼，林希，朱建龙．疏肝调脂汤结合立普妥治疗高脂血症的临床观察．中医中药科技，2014，21（5）：562-563.

[93] 姚祖培，陈建新．朱良春治疗痛风的经验．中医杂志，1989，145（3）：16-17.

[94] 赫伟彦．盖国忠教授论治急性痛风关节炎经验．中国中医急症，2004，13（9）：606-607.

[95] 王小芳，张恩树．任达然用"化浊祛瘀痛风方"治疗痛风的经验．江苏中医药，2005，26（6）：9-10.

[96] 赵书锋，龙旭阳，段富津．段富津教授治疗痛风经验．中医药信息，2006，23（1）：45-46.

[97] 杨佳．田玉美教授治疗痛风经验．光明中医，2011，26（11）：2198-2199.

[98] 石卫华，李寿彭．坚骨汤治疗骨质疏松症体会．实用中医药杂志，2014，30（5）：457-458.

[99] 钱锐，李建萍．庆龄馆医粹．北京：人民军医出版社，2008.

[100] 吕景山. 施今墨医案解读. 北京：人民军医出版社，2006.

[101] 赵智强. 200 例疑难杂症病症诊治实录. 北京：人民卫生出版社，2013.

[102] 王鹤，徐伟楠. 黄煌教授运用柴归汤治疗系统性红斑狼疮经验. 四川中医，2013，31（5）：2-3.

[103] 张志礼. 跟名师学临床系列丛书. 北京：中国医药科技出版社，2010.

[104] 孟玲洁，范冬梅，马玉兰，等. 温阳化瘀汤治疗系统性硬化病 12 例. 河南中医，2013，33（9）：1513-1514.

[105] 陈红英. 芪附延胡索汤治疗雷诺病 28 例临床观察. 河南中医，2008，30（11）：1173-1174.

[106] 杨永勤，李凤. 当归四逆汤加味治疗雷诺病 36 例. 实用中医药杂志，2009，25（12）：802.

[107] 邓铁涛. 古今名医内科医案赏析. 北京：人民军医出版社，2005.

[108] 张镜人. 古今名医内科医案赏析. 北京：人民军医出版社，2005.

[109] 杜怀棠，中国当代名医验方大全. 石家庄：河北科技技术出版社，1991.

[110] 严世芸，郑平东，何立人. 张伯臾医案. 上海：上海科学技术出版社，2008.

[111] 于世伟，邵明宇，孙矢电. 蛛网膜下腔出血辨证施治举隅. 长春中医药大学学报，2010，26（2）：231.

[112] 孙洽熙. 麻瑞亭治验集. 北京：中国中医药出版社，2011.

[113] 刘小斌，黄子天主编. 癫痫（古今名医临床证实录丛书）. 北京：中国医药科技出版社，2013.

[114] 何振纲. 何世英儿科医案. 银川：宁夏人民出版社，1979.

[115] 赵心波，阎孝诚. 中医中药治疗 40 例癫痫初步分析. 中级医刊，1979.

[116] 景斌荣，葛安霞. 中国百年百名中医临床家丛书——赵心波. 北京：中国中医药出版社，2003.

[117] 戴克敏. 姜春华教授运用当归四逆汤验案. 广西中医药，1987，10（4）：27-28.

[118] 陶昔安. 徐氏烧伤外用方"赤石丹"简介. 四川中医，1985，4：53.

[119] 方勇，丁晓雯. 倪毓生主任医师诊治蝮蛇咬伤经验. 新中医，2012，44（9）：138-139.

[120] 谢玉萍，梁培干，马馨. 陈锐深运用加减通窍活血汤治疗脑瘤经验. 新中医，2014，31（2）：312-314.

[121] 刘苓霜. 刘嘉湘治疗脑瘤经验. 新中医, 2006, 47 (8): 513-514.

[122] 王艳阳, 孙倩. 瓜蒌连翘汤联合针刺治疗早期急性乳腺炎 60 例. 中医研究, 2014, 27 (4): 46-47.

[123] 李济民. 温中通幽汤治疗幽门梗阻 60 例. 湖南中医杂志, 1988, (4): 46-47.

[124] 倪海军, 杨爱英. 枳术汤加味治疗完全性幽门梗阻 36 例. 国医论坛, 1998, 13 (4): 11-12.

[125] 叶毅, 范荣光. 自拟乌梅汤治疗消化道息肉 7 例. 江西中医药, 1997, 28 (3): 26-27.

[126] 薛盟举. 周信有教授治疗胆囊炎、胆结石的临床经验. 环球中医药, 2010, 3 (5): 376-377.

[127] 李建超. 大黄牡丹汤内服加芒硝外敷治疗慢性阑尾炎 32 例. 现代中医药, 2014, 34 (5): 32-34.

[128] 周辉. 消肿活血定痛汤为主辨证治疗炎性外痔 158 例. 陕西中医, 2006, 27 (5): 534-535.

[129] 李树康. 治疗胆囊息肉的经验. 浙江中医学院学报, 1995, 19 (4): 17-18.

[130] 罗志昂. 许芝银教授治疗急性乳腺炎经验. 中华中医药杂志, 2012, 27 (11): 2872-2873.

[131] 杜同仿. 老中医邓锦生治疗杂症经验举隅. 新中医, 1994, 4 (2): 3-4.

[132] 沈凤臣. 加味三草汤治疗尿石症的体会. 齐齐哈尔医学院学报, 2007, 28 (1): 67-68.

[133] 刘君. 自拟化痰通腑醒脑汤治疗高血压脑出血 2 例. 内蒙古中医药, 2010, 10 (12): 26-27.

[134] 钟燕梅, 谭雯涓, 段培培. 曾倩"六味四妙丸"加减治疗老年性阴道炎经验. 辽宁中医杂志, 2014, 41 (4): 641-642.

[135] 刘格, 冯晓玲, 田明健. 韩百灵教授治疗慢性盆腔炎经验介绍. 新中医, 2007, 39 (6): 10-11.

[136] 晋献春, 谢德娟, 罗海鸥. 戴裕光教授治疗月经不调经验. 中国疗养医学, 2012, 21 (2): 136-137.

[137] 郑丽丽, 陈丽文. 两地汤加减治疗功血. 吉林中医药, 2007, 27 (10): 21.

[138] 赵旭. 化瘀通络法治疗多囊卵巢综合征的疗效分析. 中医临床研究, 2014, 6 (11): 108-109.

[139] 陈生贵, 方放. 沈志庵运用二仙汤治疗更年期综合征经验. 江西中医

药，1998，29（1）：5-6.

[140] 涂安燕，刘国云．中药益气提升法治疗Ⅰ、Ⅱ度子宫脱垂的临床观察．湖北中医杂志，2015，37（3）：31-32.

[141] 刘秀芹，李兴波．自拟止呕汤治疗妊娠剧吐效果观察．社区医学杂志，2013，11（7）：31.

[142] 王晓卫．王自平教授治疗习惯性流产经验．河南中医，2006，26（1）：32-33.

[143] 殷世美，薛洪喜．天麻钩藤饮加减治疗早期妊娠高血压综合征60例．山东中医杂志，2007，26（5）：321.

[144] 陈淑音．当归芍药散矫正胎位异常239例．陕西中医，1998，19（12）：534.

[145] 吴惠敏．五草红藤汤治疗产褥感染72例临床研究．时珍国医国药，1999，10（12）：944-945.

[146] 李雪冬．通乳汤治疗产后缺乳50例临床观察．世界中西医结合杂志，2012，7（8）：690-691.

[147] 李有田．当归补血汤加味治疗产后便秘19例．吉林中医药，1999，12（5）：22.

[148] 李玉梅，江文文，林季文．林季文老中医运用"清透汤"治疗小儿发热经验．中国中西医结合儿科，2013，5（5）：405-406.

[149] 陈睿，张振尊．蒿芩清胆汤加减治疗小儿感冒100例临床观察．国医论坛，2007，22（4）：28-29.

[150] 郑邦本．郑惠伯治疗小儿肺炎经验．中国中医急症，1993，2（6）：269-270.

[151] 李华．王霞芳运用宣肺通络平喘汤治疗发作期小儿哮喘经验．上海中医药杂志，2011，45（1）：6-7.

[152] 雷同森，南红梅．清热归源汤治疗小儿口炎88例．吉林中医药，1997，5（1）：18.

[153] 张贵春．史正刚教授运用曲麦枳术丸治疗小儿积滞的经验．中医儿科杂志，2010，6（4）：1-2.

[154] 王承琳，黄文辉．清暑利湿汤治疗小儿痢疾52例．中医儿科杂志，2012，8（1）：29-30.

[155] 张敏涛，段海楠．田惠民主任医师治疗小儿咳嗽经验．陕西中医，2010，31（9）：1200-1201.

[156] 闫丽丽．赵历军教授治疗小儿厌食经验．辽宁中医药大学学报，2012，14（6）：140-141.

[157] 王连波．加味小柴胡汤治疗小儿腮腺炎140例．湖北中医杂志，

2004, 26 (11): 42.

[158] 赵蓉, 史正刚. 史正刚教授治疗小儿癫痫经验. 中国民族民间医药, 2011, 5 (2): 125-126.

[159] 司振阳, 隆红艳. 张骠治疗小儿多动症经验. 中国中医药信息杂志, 2012, 19 (1): 85.

[160] 蒋芸, 胡巍鹏, 杨东魁. 宋启劳主任医师治疗小儿多动症经验介绍. 陕西中医学院学报, 2010, 33 (5): 25-26.

[161] 刘玉清. 丁樱教授治疗小儿遗尿经验介绍. 天津中医药, 2012, 29 (5): 427-428.

[162] 梦令栋. 冯松杰治疗小儿遗尿的经验. 江苏中医药, 2011, 43 (2): 16-17.

[163] 赵颖莉, 赵建宗. 自拟夜啼平安饮治疗小儿夜啼症 98 例. 现代中医药, 2009, 29 (6): 45-46.

[164] 王利民. 李宗智治疗角膜炎的经验. 浙江中医杂志, 2005, 12 (4): 59-60.

[165] 王利民. 李宗智治疗青光眼的经验. 江西中医药, 2005, 36 (5): 10-11.

[166] 王冰凌, 张国华. 消翳自拟方治疗糖尿病性白内障的经验总结. 内分泌代谢病中西医结合研究, 1998, 12 (4): 475.

[167] 田悦越. 周凌治疗分泌性中耳炎经验. 湖北中医杂志, 2015, 37 (5): 30-31.

[168] 陈广峰. 宋绍亮教授治疗复发性口腔溃疡经验. 四川中医杂志, 2012, 30 (5): 5-6.

[169] 郑柳飞. 张善举教授治疗复发性口腔溃疡经验. 中医临床研究, 2015, 7 (2): 65-66.

[170] 杨艳. 李家凤 "化扁方" 治疗小儿急性扁桃体炎经验. 云南中医学院学报, 2006, 29 (3): 34-35.

[171] 姜胤辉, 仝庆忠, 陈珊珊, 等. 翘荷汤加味治疗急性咽炎 62 例. 中国实验方剂学杂志, 2013, 19 (8): 296-297.

[172] 罗茵. 李宗智教授诊治慢性咽炎经验琐谈. 中国现代药物应用, 2012, 6 (14): 116-117.

[173] 李英帅, 倪诚, 王济, 等. 关于 "前列舒通汤" 治疗前列腺增生症医案的探讨. 中医药通报, 2012, 11 (6): 5-7.

[174] 郭军, 宋春生, 韩强. 滋阴通闭汤治疗良性前列腺增生症的临床观察. 中国中西医结合杂志, 2008, 28 (12): 1082-1083.

[175] 王宏竹, 刘映, 张哲. 郑清莲活用三妙丸治疗慢性前列腺炎经验. 山

西中医，2012，33（10）：1375-1376.

[176] 蔡燕磊，孙自学.桂枝茯苓汤合五味消毒饮加减联合抗生素治疗急性附睾炎 40 例.中医学报，2014，29（1）：88-89.

[177] 孙志兴，薛建国.加味四妙勇安汤治疗瘀热型精索静脉曲张 32 例.四川中医，2014，32（8）：109-110.

[178] 王飞，黄晓朋，岳宗相，等.内外合用血府逐瘀汤治疗精索静脉曲张性不育 102 例.实用中西医结合临床，2014，14（4）：73-74.

[179] 王春明.逐瘀补肾汤治疗男性性功能障碍 95 例临床观察.中国当代医药，2013，20（36）：118-119.

[180] 邱毅，王磊光，王作立，等.丹参首乌汤治疗男性性功能障碍性不育.中国计划生育学杂志，2003，11（97）：681-682.

[181] 张志礼.张志礼临床经验辑要.北京：中国医药科技出版社，2000.

[182] 来春茂.来春茂医话.昆明：云南人民出版社，1984.

[183] 杨进等.中国百年百名中医临床家孟澍江.北京：中国中医药出版社，2001.

[184] 张琪.张琪临床经验辑要.北京：中国医药科技出版社，1998.

[185] 上海市卫生局.上海老中医经验选编.上海：上海科学技术出版社，1980.

[186] 中医研究院广安门医院.医话医论荟要.北京：人民卫生出版社，1982.

[187] 杨世兴等.陕西省名老中医经验荟萃第 6 辑.西安：陕西科学技术出版社，2005.

[188] 陈经宝，陈银结.黄振民老中医治疗带状疱疹经验介绍.新中医，2003，35（11）：14-15.

[189] 北京中医医院.房芝萱外科经验.北京：北京出版社，1980.

[190] 李玉奇，张文康.中国百年百名中医临床家李玉奇.北京：中国中医药出版社，2001.

[191] 孟景春.孟景春临床经验集.长沙：湖南科学技术出版社，2007.

[192] 朱良春.中国百年百名中医临床家朱良春.北京：中国中医药出版社，2001.

[193] 朱晓鸣.临证秘验录.北京：中医古籍出版社，1999.

[194] 孙一民.临证医案医方.郑州：河南科学技术出版社，1981.

[195] 余国俊.中医师承实录.北京：中国中医药出版社，2006.

[196] 北京市老中医经验选编编委会.北京市老中医经验选编.北京：北京出版社，1986.

[197] 连莉阳，樵书宏，李娟.李治牢教授治疗斑秃经验介绍.云南中医学

院学报，2010，33（3）：51-52.

[198] 郑蓉. 钟以泽主任医师治疗黄褐斑经验. 四川中医，1999，17（12）：10-11.

[199] 现代著名老中医名著重刊丛书. 龚志贤临床经验集. 北京：人民卫生出版社，2012.

[200] 杨素清，杨枫. 王玉玺教授运用如意黑白散治疗白癜风的临床经验. 中医药学报，2012，40（1）：99-100.

[201] 卢俊芳，卢军亚. 祛鳞汤治疗寻常鱼鳞病118例疗效观察. 世界今日医学杂志，2002，3（5）：469-470.

[202] 李德龙，耿春梅，段世军. 消渣汤治疗酒渣鼻. 山西中医，2010，26（11）：3-4.

[203] 梁浩云. 管汾治酒渣鼻经验. 江西中医药，2001，32（4）：45-46.

[204] 周韶虹. 黄振翘治疗过敏性紫癜经验. 浙江中医杂志，2012，47（3）：165-166.

[205] 郑楠，张宇波，刘伟玲，等. 李治牢教授治疗老年皮肤瘙痒症经验介绍. 新中医，2008，40（7）：165-166.

[206] 贾翠霞，甲状腺功能亢进症反复发作案. 针灸临床杂志，2012，28（3）：23-24.

[207] 姚晓军，刘伦旭. 肺癌的流行病学及治疗现状. 现代肿瘤医学，2014（8）：1982-1986.

[208] 郝希山，魏于全. 肿瘤学. 北京：人民卫生出版社，2010：322-324.

[209] 柏正平，邓湘生. 鸦胆子油乳注射液经支气管动脉灌注治疗晚期肺癌的临床研究. 中国中西医结合杂志，2010，30（8）：838-840.

[210] 陕西省中医管理局，陕西省中医药学会，陕西省中医药研究院. 陕西省名老中医经验荟萃第6辑.1版. 西安：陕西科学技术出版社，2005.

[211] 章真如. 章真如临床经验辑要.1版. 北京：中国医药科技出版社，2004.

[212] 邹孟城. 三十年临证经验集.1版. 上海：上海科技出版社.

[213] 周信有. 周信有临床经验辑要.1版. 北京：中国医药科技出版社，2000.

[214] 何任. 中国百年百名中医临床家何任.1版. 北京：中国中医药出版社，2001.

[215] 陈熠. 中国百年百名中医临床家陈苏生.1版. 北京：中国中医药出版社，2001.

[216] 柴瑞霭. 中国百年百名中医临床家柴浩然.1版. 北京：中国中医药出版社，2009.

[217] 辽宁市卫生局.沈阳市老中医经验选编第一集.沈阳市卫生局，1978.

[218] 廖敦.王琦男科用药经验介绍.新中医，2003，35（7）：10-11.

[219] 焦树德.焦树德临床经验辑要.1版.北京：中国医药科技出版社，2001.

[220] 颜德馨.颜德馨临床经验辑要.1版.北京：中国医药科技出版社，2002.

[221] 李俊龙.中国百年百名中医临床家魏龙骧.1版.北京：中国中医药出版社，2001.

[222] 张云鹏.中国百年百名中医临床家姜春华.1版.北京：中国中医药出版社，2002.

[223] 高光震，单书健.吉林省名老中医经验选编.1版.长春：吉林科学技术出版社，1985.

[224] 彭慕斌.彭景星医论医案.1版.北京：中国医药科技出版社，2004.

[225] 李静.名医师承讲记——临床家是怎样炼成的.1版.北京：中国中医药出版社，2007.

[226] 上海市卫生局.上海老中医经验选编.1版.上海：上海科学技术出版社，1980.

[227] 夏小军.夏小军医学文集.1版.兰州：甘肃科学技术出版社，2007.

[228] 丹初.湖北名老中医经验选.1版.武汉：湖北名老中医咨询服务中心编，1985.

[229] 詹文涛.长江医话.1版.北京：北京科学技术出版社，1996.

[230] 张文康.中国百年百名中医临床家蔡小荪.1版.北京：中国中医药出版社，2002.

[231] 孟景春.孟景春临床经验集.1版.北京：湖南科学技术出版社，2007.

[232] 刘弼臣.刘弼臣临床经验辑要.1版.北京：中国医药科技出版社，2002.

[233] 孙松生.孙朝宗临证方药心得.1版.北京：人民卫生出版社，2006.